孕产全程
有问必答

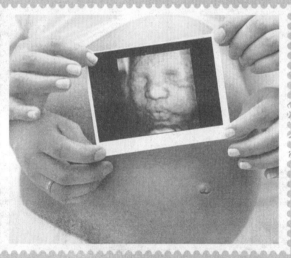

第三军医大学第一附属医院
妇产科教授

陈诚⊙编著

中国人口出版社
China Population Publishing House
全国百佳出版单位

记录下自己
当时的心情吧……

● 盖上宝宝的小脚印作为这本书的藏书章吧！

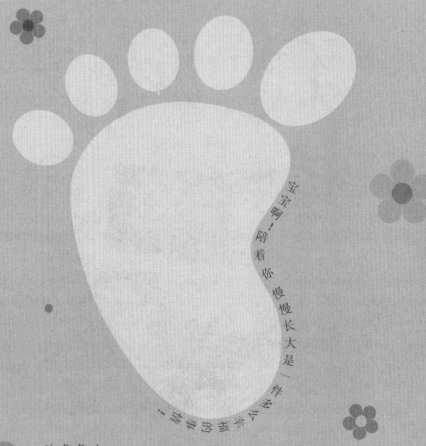

宝宝，加油！陪着你慢慢长大是一件幸福的事情！

许多年后，
在宝宝的成人礼上，
这本书会是一件意义非凡的礼物呢！

● 为宝宝的未来写下寄语

前言

　　女性一生最幸福的时刻莫过于结婚怀孕、生儿育女之时。这无疑是女性一生中最宝贵、最值得珍惜的日子。

　　当获知自己体内有一个小生命开始孕育的那一刻起，一种由然而生的激情，一种庄严神圣的使命感便会涌上心头。从此，心头上有了一份牵挂，生活中有了一种希冀，身体的每一根神经都牵挂于那个在肚子里慢慢成长的神奇生命。

　　随着时代的发展、科学的进步，特别是近十几年来，优生优育的要求越来越高。宝宝既要平平安安地出生，还要健康聪明，这就使得准父母们面对因妊娠带来的各种身心改变，尤其对宝宝未出生前的猜测和想象，感到紧张、焦虑与不知所措。因此，妇产科医生会遇到准父母们提出的各式各样千奇百怪的问题，应该承认，医生在有限的门诊时间里是不能满足人们的所有需要的。

　　本书针对准父母们在孕前和孕后可能产生的一系列疑问（生理学、病理学、心理学、遗传学、营养学、妇产科学等），以一问一答的形式，用通俗的语言和科学的方法，为准父母们提供DIY（do it yourself）式的自我学习。这本书将告诉准父母在产前和产后这一时期不知道的、想知道的、应该知道的一切；帮助准父母们能够更明白、更踏实地度过孕期。

　　愿每个家庭都能拥有一个健康可爱的小宝宝，愿每位孕妇都能做一个健康靓丽而又有知识的准妈妈，这就是编书人的初衷。

编　者

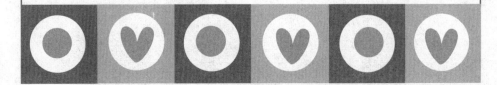

目录
CONTENTS

Part 1 孕前准备有问必答

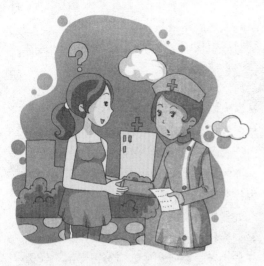

Chapter 5　孕前药膳食谱

2　妊娠早期有问必答

Chapter 1　怀孕早期心理保健

Chapter 2 怀孕早期营养须知

Chapter 3 怀孕早期疾病防治

Chapter 4　怀孕早期运动保健

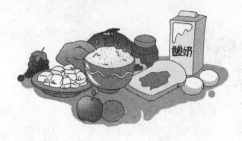
Part 3　妊娠中期有问必答

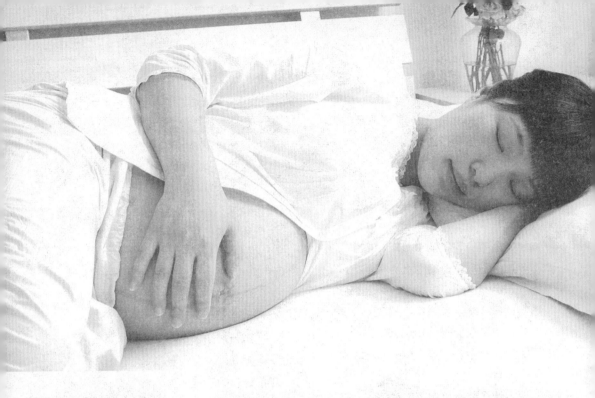

Part 4　妊娠晚期有问必答

Chapter 4　怀孕晚期运动保健

Chapter 5　怀孕晚期生活与食疗

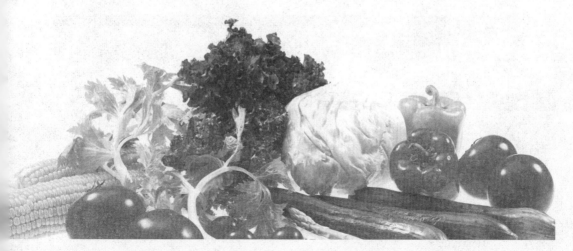

Part 5 分娩前后有问必答

Part 6 产后保健有问必答

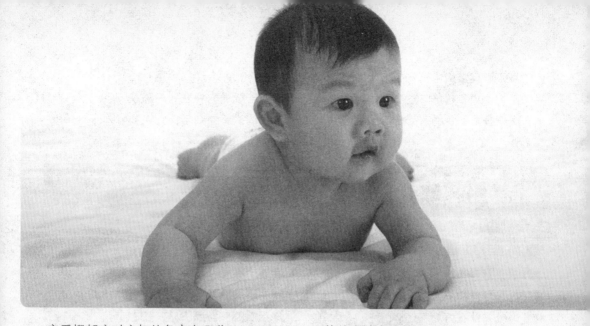

Chapter 2　产后性生活与运动饮食

Part 7　婴儿养护有问必答

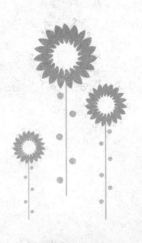

PART 1

孕前准备
有问必答

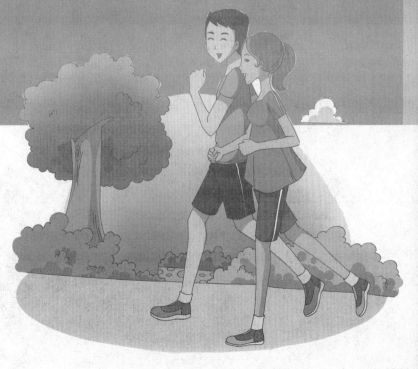

怀孕对于增加夫妻间的感情，延续彼此生命等诸多方面，均有着十分重要的意义。但由于怀孕期间妻子在饮食、心理、疾病、身体、体形等方面都会发生巨大的变化，因此会给双方的生活造成各种问题。孕前夫妻双方要做好一些准备，以平安度过孕期，迎接小宝宝的来临。一般来说，怀孕的准备事项有如下几个方面：

❶心理准备。怀孕前要求在心理的因素上确保受精卵的质量。

❷营养准备。怀孕前夫妻双方应确保各种营养的合理吸收，比如钙、铁、锌、维生素等营养物质，必须及时合理供给。以良好的营养状况确保夫妻双方提供的精子与卵子的营养水平，利于受精卵发育。

❸疾病预防。怀孕前夫妻双方应该进行必要的疾病预防，尤其是对于家族遗传性疾病更应该进行科学检查，从而保障后代的健康水平。

❹妊娠知识储备。怀孕前夫妻双方应该掌握一些妊娠知识，从而科学地应对怀孕中出现的各种问题。只有知其所以然，才可运用合理的方法加以妥善地解决。

❺制订一份科学的饮食方案。通过饮食的合理搭配，提高怀孕前的健康水平与营养供给，从而为正式孕期的开展，在饮食上作出基本、科学的保证。

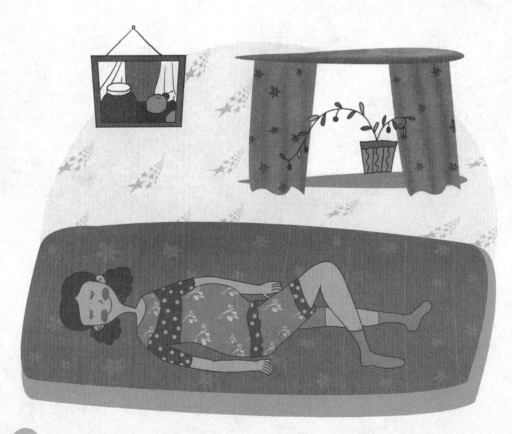

孕前心理准备

我们应该知道：受孕之后，妻子会在身体上和心理上发生较大的变化，因此，为了能够很好地适应变化，就应该在怀孕前做好必要的心理准备。婴儿的诞生会带来家庭生活的转变，原本自由自在的日子便要终止，随之而来的是要为孩子的孕育、出生、成长等付出各自的时间和精力。因此，有些夫妻面对这些压力作出不要孩子的选择是可以理解的。另外，亦有许多夫妻一想到将为人父母，很自然地便会有些忧虑，比如面对子女的教育、健康及安全等问题而焦虑是很自然的；还有经济的压力、母亲对事业与孩子间的权衡取舍、将会为孩子失去自由的失落感等问题，都要妥善地加以解决。不过，即使压力如此众多，也只有到你为人父母时，才会明白你将要付出多少。在孩子出生后到幼年期间，你会觉得他不断占用你的时间，需要花费很大的心血。但我们所得到的经验是：孩子会给你带来无法替代的欣喜及乐趣，而且当孩子逐渐长大后，你便会知道你为孩子付出得越多，所得到的回报也越多。鉴于此，下面我们就来谈谈有关怀孕前的心理准备问题。

 为什么要做好孕前心理准备?

答 所谓孕前心理准备，是指夫妻双方应在心理状态良好的情况下完成受孕。凡是双方或一方受到较强的劣性情绪刺激，如心绪不佳、抑郁、苦闷，或夫妻之间关系紧张、闹矛盾等时间段，都不宜受孕。应该等到双方关系融洽、心情愉快时再完成受孕。研究结果表明，在心理状态不佳时受孕，可能对胎儿产生有害的影响。

 孕前应具备怎样的心理?

答 在孕育小生命之前，你必须有足够的心理准备，因为小孩子的降临意味着你目前生活方式的转变，而且儿女的降生，也会使你负担更重的压力。

首先，应当消除忧虑心理。

一些年轻女性对怀孕怀有一些担忧，如怕怀孕会影响自己优美的体形；怕分娩时会产生难以忍受的疼痛；怕自己没有经验带不好孩子，或是担心产后工作后无人照料孩子，等。其实，这些顾虑都是没有必要的。毫无疑问，怀孕后，由于生理上的一系列变化，体形也会发生较大的变化，但只要注意进行锻炼，产后体形很快就能得到恢复。事实证明，凡是在产前做孕妇体操，产后认真进行产后健美操锻炼的年轻母亲，体形都能很好地恢复原状并有所改善。

另外，分娩时所产生的疼痛也只是很短暂的一阵。只要能够很好地按照要求去做，同医生密切配合，就能减少痛苦，平安分娩。

其次，孩子是夫妻爱情的结晶，是夫妻共同生命的延续。

因此，为了夫妻间诚挚的爱，为了夫妻生命的不断繁衍，做妻子的应当有信心去承担孕育、生育的重担。有强烈的责任感和坚定的信念，就一定能够克服所遇到的一系列困难，迎来小宝宝的诞生，从而体验到人类最美好的情感——母爱。

最后，妻子怀孕之后，由于生理发生变化，在心理上也会产生许多变化，如烦躁不安、唠叨、爱发脾气、对感情要求强烈或冷淡等。

对于这些变化，丈夫应当理解和体谅，并采取各种方法使妻子的心情愉快，顺利地度过孕期和产期。丈夫尤其要主动从事家务劳动，对妻子更加体贴，这既可减少妻子的疲劳，又可让妻子心情愉悦。妻子怀孕后，对食物的要求千奇百怪，对此，做丈夫的要有心理准备，要做好频繁采购、挑选、更换食物的思想准备。总之，想想自己将要降临的小宝宝，一切的付出都是值得的。

Q 为什么孕前要调适夫妻关系?

答 如果夫妻双方经商量决定要孩子，则无论从心理上还是生活上，都应更多地为对方着想，尤其是丈夫对妻子应体贴、照顾，给孕妇创造一个愉快舒适的环境，让她有平和愉快的心态。日常家庭生活要以孕妇为中心，以利于顺利度过孕期。生孩子不仅仅是妻子一个人的事，同样也是丈夫的事，更确切地说是整个家庭的大事。

从性生活上说，怀孕初期受精卵着床不久，胎盘尚未完全形成，过度强烈的性生活会使子宫出血与收缩，容易造成流产。所以，此时尽管女方体态没什么改变，不妨碍过性生活，但还是应该减少性生活次数与强烈程度。怀孕后期，孕妇体态改变较大，要避免撞击膨大的腹部，而且孕妇外阴、阴道柔软充血，容易受伤，动作应轻柔些。预产期前1个月，子宫对外界的刺激较为敏感，易导致早产、羊水早破或感染，所以应停止性生活。所有这些都需要夫妻双方考虑，特别是做丈夫的，心理上更要有所准备。

如何正确把握孕前的心绪、情绪及心境?

答 心绪是指夫妻孕前在情绪和心境方面所持的状态,它对女性孕期母子健康有着微妙的影响。

情绪是人的反映性心理活动的表现。从性质上说,它可以分为积极的、消极的或不确定的3种状态。这3种状态的形成,与一个人的期望值和实现值之间所表现的关系有着密切联系。比如,有一对夫妻,希望很快能顺利怀孕,但由于某种原因未能如愿,就有可能导致消极的或不确定的情绪状态产生。相反,如果这对夫妻持坦荡、乐观的态度,即使没有及时妊娠,也仍然会保持积极的情绪状态。

心境是使人的一切体验和活动都染上情绪色彩的一种持续时间较长的心理状态。它有暂时的和稳定的两种表现形式。夫妻之间,彼此的心境有强烈的感染性。心境的形成,同社会、家庭、生活、工作等环境因素相关。因此,善于协调上述各种因素,特别是善于处理上述因素所导致的夫妻间的矛盾,就成为保持良好的孕前心境的前提。

✳ 温馨提示

有一种态度是真正要不得的:有些夫妻婚后关系不融洽,婚姻处于危险的边缘,而想以生孩子来改善双方的关系,把孩子作为婚姻的纽带。这样会产生两种结果:一是确实使婚姻关系得到改善;二是孩子的到来并没有给摇摇欲坠的婚姻带来转机,反而起反作用,这对孩子来说是极不公平极不负责任的。

知识拓展

心 理 健 康

世界卫生组织认为:健康是一种在身体上、心理上和社会上的完好状态。心理健康指没有心理疾病,保持心理健康,具有良好适应性的一种主体状态。心理健康的标准应当包括如下内容:良好的智力活动;拥有朋友,能够与人有效合作;高度的自律性,遵守社会规范,养成良好习惯;完整的人格和开放的性格;健全而适度的情绪反应;积极丰富的情感;顽强的意志;正确的自我观和积极的态度;生理、心理年龄基本同步;性心理健康。

2 chapter 孕前营养储备

怀孕前夫妻双方应保证获得均衡的营养。比如蛋白质、钙、铁、维生素等与受精卵发育紧密相关的营养元素，必须确保足量摄入。另外，要多吃些新鲜的蔬菜、水果及高纤维食物，少吃工业化加工过的食物；要养成良好的饮食习惯；受孕前的食物不要太精细，食用五谷杂粮最好，如花生、芝麻等含有丰富的促进生育的微量元素和各种维生素；要多吃含动物蛋白质较多的猪肝、瘦肉，这些会对男性精子的产生起到良好的促进作用。总之，怀孕前的饮食营养安排十分重要。下面，我们就此问题进行如下探讨：

Q 怀孕前需作好哪些营养准备？

答 怀孕前夫妻双方保证获得均衡的营养，保持较好的身心状态，对胎儿的健康发育至关重要。由于卵子和精子的生长发育期约为3个月，故在怀孕前3个月就应开始为妊娠作准备。

❶ 增加蛋白质的摄入

计划怀孕的夫妇，应增加蛋白质的摄入量。蛋白质是人类生命的基础，是脑、肌肉、脏器最基本的营养素，占总热量的10%~20%。人体平时每天每千克体重需摄入1~1.5克，而现在要增加至1.5~2.0克，故应多进食鱼、肉、蛋、奶、豆制品等。

❷ 增加钙的摄入

钙是骨骼与牙齿的重要组成成分，怀孕时的需要量约为平时的2倍。如果孕前摄入钙不足，怀孕以后孕妇因失钙过多可患骨质软化症、抽搐，而胎儿易发生佝偻病、缺钙抽搐。故孕前开始补钙，且钙在体内储藏时间较长，对孕期有好处。孕前应多进食含钙丰富的食品，如鱼类、牛奶、绿色蔬菜等。

❸ 增加铁的摄入

铁是血红蛋白的重要组成成分，一旦缺乏就会发生贫血。怀孕期间，孕妇血容量较非孕时约增加30%，即平均增加约1500毫升血液；加之胎儿生长发育每天需从母体吸收约5毫克铁质，故孕妇如不注意补铁，极易发生贫血。铁在体内可储存4个月之久，因此，在孕前3个月即开始补铁很有好处。牛奶、猪肉、鸡蛋、大豆、海藻等均含有丰富的铁，最好用铁锅做饭炒菜。

❹ 注意补充锌

锌是人体新陈代谢不可缺少的物质——酶的重要组成部分。缺乏锌可影响生殖系统功能，导致女性闭经、男性无精与少精，还可影响生长发育，致使身材矮小，故孕前应多吃含锌的食物，如鱼类、小米、大白菜、羊肉、鸡肉、牡蛎等。

❺ 增加维生素的摄入

维生素不仅为人体生长发育所必需，而且是维持正常生理功能所必需。曾有人用小鼠做实验，发现缺乏维生素的小鼠易发生不孕、死胎、畸形、生长发育缓慢等。人体如果缺乏维生素也会发生同样的情况，怀孕后容易发生各种胎儿缺陷，如骨骼发育不全、抵抗力弱、贫血、水肿、皮肤病等问题，还可能发生流产、早产、死胎或影响子宫收缩，导致难产。故在怀孕前应有意识地补充各种维生素，多进食肉类、牛奶、蛋类、肝脏、蔬菜、水果等。

❻ 补充叶酸

叶酸不足可导致胎儿畸形，甚至葡萄胎、神经管畸形等，还可引起巨细胞性贫血。对此，在怀孕之前半年和孕早期，特别是已生过畸形儿的女性，要补充叶酸，或多进食肝脏、绿叶蔬菜、谷物、花生、豆类等，能有效地预防胎儿畸形的发生。

Q 孕前怎样饮食才合理？

答 首先，在饮食方面，要多吃些新鲜的蔬菜、水果及高纤维食物，少吃工业化加工过的食物，这样有助于改善健康状况。

孕前饮食要为男女双方提供合格的精子和卵子服务。

其次，要为妻子做好孕期营养储备。

男女双方因为精子和卵子不合格而引起受孕失败的例子较为常见。在改善不利因素对精子和卵子的影响时，如果适当地注意饮食、加强营养，即会改变精子和卵子的某些缺陷。

第三，计划受孕前的食物不要太精细，食用五谷杂粮最好。

如花生、芝麻等含有丰富的促进生育的微量元素和各种维生素。要多吃含动物蛋白质较多的猪肝、瘦肉、新鲜蔬菜和各种水果，这些会对男子精子的产生起到良好的促进作用。

最后，合理的饮食除了能提供合格的精子、卵子外，还给准备受孕的妻子提供了在体内储存一定养料的机会。

因为在妊娠早期，胚胎需要的养料还不是靠母亲每日饮食和胎盘来输送到胎儿体内的，主要是从子宫内膜储存的养料中取得的。

Q 怀孕前宜吃的食物有哪些？

适宜怀孕前吃的食物有如下几种：

核桃

核桃的营养丰富，其中脂肪占63%～65%，蛋白质占15%～20%，糖类占10%左右。据测定，0.5千克核桃仁相当于5千克鸡蛋或9.5千克牛奶的营养价值，特别是对大脑神经细胞有益。其他如磷、铁和维生素A、维生素B_1、维生素B_2等营养成分，含量也比较高。

小米、玉米

每100克小米和玉米中，蛋白质、脂肪、钙、胡萝卜素、维生素B_1及维生素B_2的含量均是粳米、面粉所不及的。营养学家指出，小米和玉米是健脑、补脑的有益主食。

海产品

海产品可为人体提供易被吸收利用的钙、碘、磷、铁等无机盐和微量元素，对于大脑的生长、发育，维护脑部健康，防治神经衰弱等，均有着较高的效用。

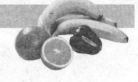

水果

水果中富含维生素，因此，多吃水果对大脑的发育有很大的好处。胎儿在生长发育过程中，细胞不断生长和分裂，需要大量的热量和蛋白质。但合成细胞的每一个步骤，都需要大量天然的有机化合物来促成，而这种具有催化作用的特殊物质就是维生素。所以，经常食用水果的人，体内是不会缺乏维生素的。

黑木耳

每100克黑木耳含糖量高达65.5%，含钙量高于紫菜，含铁量高于海带。所含胶质可以把残留在消化系统的灰尘和杂质吸附集中起来排出体外，从而起到清胃涤肠的作用，还具有帮助消化纤维类物质的特殊功能。木耳还具有滋补、益气、养血、健胃、止血、润燥、清肺、强智等疗效，用于滋补大脑和强身，还可以和其他菜肴配合烹调。黑木耳炖大枣，具有止血、养血之功效，是孕产妇的补养品。木耳黄花菜共炒，可收到补上加补之效。

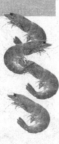

芝麻

《本草纲目》中说芝麻具有"补气、强筋、健脑"的效果。黑芝麻含有丰富的钙、磷、铁，同时含有19.7%的优质蛋白质和近10种重要的氨基酸，这些氨基酸均为构成脑神经细胞的主要成分，必须随时进行补充。

花 生

花生具有极易被人体吸收利用的特殊蛋白。花生米产生的热量高于肉类，是牛奶、鸡蛋无法媲美的。花生中还富含各种维生素、糖类、卵磷脂，以及人体必需的氨基酸、胆碱等。孕妇可经常食用花生仁（其红衣可治疗贫血，不可抛弃），可与大枣、桂圆肉、糯米一同煮食。

Q 孕前子宫内膜的营养状况是怎样的？

答 生孩子需要做好充分的准备，唯有这样，才可能拥有一个健康、聪明的孩子。不少人认为在妻子怀孕后再加强营养就行了，这是一个错误的观点。因为妊娠早期，是脑细胞的生成数目能否达到正常指标量的关键期，胚胎所需的营养是直接从子宫内膜储存的养料中取得，而子宫内膜所含营养的状况是在孕前就形成的，这样它的营养状况就自然影响到胚胎发育的质量。因此，在准备妊娠前的几个月即需要开始加强营养调配，特别是应多吃一些青菜、水果、肉类和豆制品类，以通过蛋白质及多种维生素的摄取，为子宫内膜充分输送胚胎发育所必需的各类氨基酸及其他营养物质。

Q 普通体形的人，孕前饮食有哪些原则？

答 一般来说，从原则上对食物没有限制，但为了使身体更健康，并能在孕产后过上更加健康的生活，还要注意以下几点，这些对于防止身体功能失去平衡也很有效。

❶用餐时要注意情绪，不要边吃边想工作，应保持愉快的气氛。例如，在桌上放喜爱的花作装饰，或吃最想吃的食物等。

❷事前已知将会忙碌，或有过分疲劳的倾向，就应避免吃辛辣等刺激性食物，

可以贝汤类食物为主，如此不但恢复得快，也能预防疲劳。

❸将盛产期的水果连皮制成果汁，每次服用100～200毫升，早晚各饮用1次。

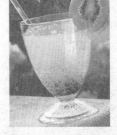

❹早餐和午餐应尽量多吃，晚餐则少吃一点。睡前3小时不吃东西，每天早上起床时，脑子会清醒些。

❺吃饭时，应恪守细嚼慢咽的原则。

肥胖体形的人，孕前饮食有哪些基本原则？

答 请在怀孕前不要过量饮食。若你已是肥胖的体形，请按照以下的饮食建议，尽快采取措施。吃过量的食物，会留在体内成为负担，所以应避免过量地饮食，并减少进食营养价值高的食物。另外，要调整排便的功能，将多余的体内废物排出。食物要细嚼慢咽，不要因肚子过饿而狼吞虎咽。应该注意的饮食如下：

❶ 有效的食物

生食：新鲜生蔬菜、萝卜、土豆、豆腐、水果、蔬菜汁、生鱼片。
酸的食物：醋拌菜、酸梅、美乃滋、柠檬、橘子类等。
其他食物：荞麦、海藻类、白菜制的泡菜、大芥菜、南瓜、牛蒡、木耳、竹笋。

❷ 应少吃的食物

油腻的食物：油炸类、炒菜、肥肉、奶油等。

❸ 尽量避免吃的食物

甜食：砂糖、点心类。
烤焦的食物：烤土司、锅巴、烤鱼、烤肉。
辣的食物：姜、辣椒、胡椒、咖喱。
其他：葱、胡萝卜、火腿肉、香肠。

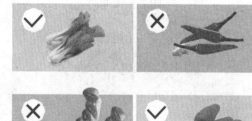

❹ 三餐安排

早餐（肉类）、午餐（鱼类）、晚餐（蔬菜、水果），禁止消夜。

 消化不良型的人，孕前饮食有哪些基本原则？

答 日常生活中，如果生活无规律，极易产生肠道消化不良的毛病。这在工作紧张、常食用方便食品、饥饱无度的职业女性中最多见。这种类型的人因为体内热量过高或体力不足，连带胃肠功能也弱，所以要将少量营养价值高的食物，制成易消化状来摄取，而酸味的食物应尽量避免。

饭前饭后要躺下来休息10~20分钟。最好采取少量多餐的方式，一天分4~5次。

要尽量避免拿太重的东西或长时间地站立，饭后要充分休息。喝水一次为100毫升左右的量，不要摄取过多。应该注意的饮食如下：

❶ 有效的食物

煮菜、汤类：肉类、鱼类、贝类、蛋类、蔬菜类。

内脏：肝脏、牛肚、鸡肫。

甜食：点心类（要于饭后吃）。

❷ 尽量避免吃的食物

酸味食物：醋拌菜、酸梅、料理（做菜用）、柠檬、番茄酱、美乃滋、凤梨、草莓、梅酒。

生食：生水、生蛋、生菜、鲜奶油、萝卜泥。

凉性食物：荞麦、豆腐、竹笋、白菜渍的泡菜、大芥菜、南瓜、牛蒡。

Q 素食型的人，孕前饮食有哪些基本原则？

 如果孕妇是一个素食主义者，甚至严格到不喝或不吃任何奶类制品，那么在日常饮食中，必须确保能吸收均衡而充足的营养素，以供母体及胎儿发育所需。

如果要从植物性食品中获得平衡而足够的蛋白质、维生素及矿物质，只要针对各类食物的特有营养科学地搭配着吃，力求均衡，即是可行的饮食方式。以下的饮食建议对素食者孕前、孕中都极有帮助。

食物中有互补的植物蛋白质，只要菜式力求变化，相互搭配，也可以得到全部所需的氨基酸。譬如在吃壳物食品时（如米、麦、玉米），应兼吃脱水豆类、豌豆或一些硬壳果的果仁。煮食新鲜蔬菜时，亦可加入少许芝麻、果仁或蘑菇，来弥补欠缺的氨基酸。

素食孕妇在补充钙质、铁质、维生素D及叶黄素方面，更需注意如下几点：由于不能喝牛奶、吃鸡蛋，更要多吃海藻类食物、花生、核桃及各类新鲜蔬果，以补充钙及各种维生素；维生素D可通过晒太阳光获得，但维生素B_{12}的吸收却难以解决，因为，它只存在于动物性食品中，虽然身体需要量极小，但缺乏便容易导致贫血。因此对铁质的吸收更是重要，但是每一份植物性食物中的铁质相当少，即使绿叶蔬菜及豆类亦是如此，而且当中还含有妨碍胎儿吸收铁质的物质，所以吃得太少，作用不大。因此，必须大量进食如海藻、麦片、菠菜、芹菜等含铁食品。

Q 与宝宝智能有关的微量元素有哪些？

答 人的智能来源有两种：一是先天智能，由遗传基因决定；二是后天智能，由接触外部环境经学习而得。人们普遍认为，先天智能即所谓天赋是不可改变的，因为它是由父母遗传基因决定的，至于后天智能，则由学习条件或学习环境能决定，因此有着一定的可塑造性。这种观点有一定的道理，但不够确切。我们认为，先天智能也是可以改变的，因为先天智能变化主要发生在从开始受精到胎儿神经系统初步形成这一关键时期。在此期间，如某些药品、病毒、微量元素等均可影响胎儿的脑神经发育。所以说，天才父母的孩子未必都是天才。研究表明，与智力发育关系尤为密切的微量元素有锌、铜、铁和碘等。

碘

碘是人们生活中比较熟悉的一种微量元素。碘是甲状腺素中的重要成分，甲状腺素可促进生长发育。孕妇及胚胎早期缺碘可造成生长发育停滞，而且胎儿出生后即会出现克汀病（呆小病）。在妊娠第10～18周间的神经元增殖期中，碘缺乏可导致神经系统的损害。出生后至2岁，缺碘可导致神经元树突的分枝、轴突及细胞数减少，使髓鞘形成迟缓，从而使脑重量减轻，脑回发育异常，智力低下。

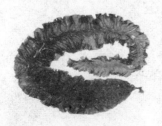

锌

锌是大脑发育所必需的微量元素。锌在脑中之所以重要，是因为它影响着遗传物质脱氧核糖核酸的合成、染色体的结构和细胞分裂。它也是促使其他营养物质能够被有效地消化、吸收和利用所必需的。同时锌也是许多酶的辅助因子。锌在脑中主要存在于杏仁核、脉络丛、海马回、松果体和血管中。海马回中锌的浓度非常高，与记忆力有关。孕妇缺锌可严重影响胎儿的脑发育。

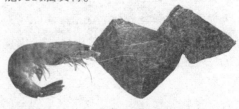

铜

铜参与细胞色素氧化酶及超氧化物歧化酶的电子转移。新生儿供给失调，如身体缺乏平衡感，主要是因为运动神经缺乏细胞色素氧化酶，而铜可以保护神经不受超氧阴离子的过氧化作用，从而维护正常的运动协调功能。在胎膜及生命形成初期若缺铜，可引起神经系统髓鞘形成不全等一系列综合征。由于缺铜，会造成大脑皮质下脱髓鞘状态，且伴有大脑和小脑萎缩，即可导致小儿脑髓体积和重量均变小。与此同时，形成小脑运动失调和智力迟钝。孕妇缺铜，可引起胎膜早破，导致早产。早产儿也常出现神经及精神方面的异常，如出现肢体张力不全、对周围环境缺乏反应、精神发育障碍、运动迟缓及视力反应迟钝等症状。

铁

铁是机体重要的必不可少的微量元素。脑部神经基底核及相关的结构，如锥体外系运动神经元含有丰富的铁。铁参与造血蛋白、血红蛋白与肌红蛋白的运输和储存氧参与酶代谢及电子传递等。转铁蛋白-mRNA（信使核糖核酸）的转录复制，即是在刚出生后便开始进行有关神经元营养因子的供给活动。孕期缺铁对胎儿神经系统的发育极为不利。

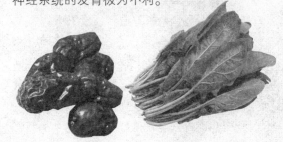

✳ 知识链接

生活中常见的精子杀手

❶穿紧身牛仔裤。紧身牛仔裤不但压迫男性生殖器官，影响睾丸正常发育，还因不透气、不散热，而不利于精子的生存。

❷久骑赛车。赛车车把的高度低于车座，重心前倾，腰弯曲度增加，会阴部的睾丸、前列腺紧贴在坐垫上，受到长时间挤压后会缺血、水肿、发炎，影响精子的生成以及前列腺液和精液的正常分泌而致不育。因此，不宜久骑赛车，保护会阴部坐垫应用海绵套。

❸洗澡温度过高。正常情况下精子必须在 34~35℃恒温环境中才能正常发育，洗澡时水温过高往往暗伏"杀机"。如桑拿浴时室温可高达 70~80℃，比正常浴室温度要高1倍以上，很不利于精子的生长，或造成"死精"过多而致不育。因此，年轻人应慎洗桑拿浴，平时洗澡的水温也应控制在 37℃左右为宜。

❹缺锌少硒饮食。微量元素锌可促进精子的活动力，能防止精子过早解体，利于与卵子结合，可见锌对生育有重大影响。硒也是人体不可或缺的微量元素，几乎全都来自食物。因此，男性不可偏食，应注意多吃含锌、硒多的食物，如鱼、牡蛎、肝脏、大豆、糙米等。

❺吸入厨房油烟。近期同济大学医学院（原上海铁道大学医学院）研究发现，厨房油烟中竟有74种化学物质能致细胞发生突变，导致不育，成为"家庭杀手"新"罪证"。他们发现，喂服了厨房排油烟机油杯中的冷凝油的果蝇，细胞染色体的突变率为0.54%，并有28%的果蝇不育，这表明其生殖系统受到明显破坏。

❻大豆中的某些成分能造成精子数量下降，从而影响男性的生殖功能。研究人员认为，大豆中所含的化学成分可以模拟雌激素雌二醇的功能，从而导致精子数量减少。

❼长期食用某些加有亚硝酸盐类食物防腐剂或磺胺类食物有色剂的食品、生棉籽油等，亦可导致精子数量和质量下降。

❽芹菜也是精子杀手，男性多吃芹菜会抑制睾酮的生成，从而有杀精作用，会减少精子数量。据报道，国外有医生经过实验发现，健康良好、有生育能力的年轻男性连续多日食用芹菜后，精子数量会明显减少甚至减低到难以受孕的程度，在停食芹菜后几个月，精子数量又会恢复正常。

❾医疗药品刺激精子。药物中的镇静剂、安眠药、抗癌药物、激素类药等有碍于精子的生长，因此男性应尽量避免长期、大量接触这类有害物质。

✳ 温馨提示

在计划怀孕之前3个月，夫妻双方都应保证合理、均衡、充足的营养，尤其是男性，孕前的营养更为重要，因为其在孕育下一代过程中的作用是精子的提供者。所以，男性在计划妻子怀孕前半年就应补充一些有利于精子生长发育的营养物质，如锌、铜、钙、蛋白质、维生素A等。营养状况良好的指标是：夫妻双方体重均有一定的增加，但不能过胖。

孕前夫妇在日常生活中应当重视饮食卫生，防止食物污染。应尽量选用新鲜天然食品，避免食用含食品添加剂、色素、防腐剂等物质的食品。蔬菜应吃新鲜的并要充分地清洗干净，水果应去皮后再食用，以避免农药污染。尽量饮用白开水，避免饮用各种咖啡、饮料、果汁等饮品。在家庭炊具中，应尽量使用铁锅或不锈钢炊具，避免使用铝制品及彩色搪瓷制品，防止铝元素、铅元素等对人体细胞的伤害。

孕前疾病防治

夫妻双方想要生育一个健康、聪明的孩子，夫妻双方身体必须是健康的。如果夫妻在某一方面患有疾病，就会影响胎儿的形成和健康发育；如果夫妻一方患有影响怀孕的疾病，应当认真治疗后再怀孕。同时，在怀孕前，必须提前3个月对服药问题特别慎重，不可盲目用药。另外，对于患有结核病、贫血、高血压病、心脏病等疾病的女性，如何作好孕前指导也很重要。下面我们结合孕前疾病防治的主题，分别进行讨论。

 ## 孕前须注意哪些药物？

答 有些药物在体内代谢和发生作用的时间比较长，有时会对胎儿产生不利影响。由药物导致的胎儿畸形，有相当一部分是发生在孕妇还未发现妊娠的时期，所以在准备怀孕前的一段时期内，用药要格外谨慎。用药前最好详细了解药物在体内的作用和代谢时间，以及是否会对数月后的怀孕、胎儿的形成和发育产生影响，最好能够认真地请教医生或有关专家。还有一些女性怀孕之后没有早孕反应，身体也没有明显变化，自认为没有怀孕，完全不

考虑药物对胎儿的影响，结果无意之中伤害了非常脆弱的胎儿，以致留下终身遗憾。

为了避免出现上述情况，在计划怀孕之前3个月，服药时就应当特别慎重。如计划在某月怀孕，那么在怀孕的前6个月就应当停服避孕药，因为避孕药中所含的激素成分对精子和卵子的质量都有影响。另外，常见的抗组胺剂和起解热镇痛作用的阿司匹林等药，不宜长期服用。为治疗贫血而服用铁剂时，应征询医生的意见，了解是否会对胎儿产生不良影响等。

 ## 孕前哪些疾病需要治疗？

答 俗话说"好种出好苗"，良种只有在肥沃的土壤上才能茁壮成长。如果夫妻一方患有影响怀孕的疾病，应当认真治

疗后再怀孕，这不仅是生育一个健康聪明孩子的必要条件，也是保证妻子安全度过孕期生活的必要措施。

女性怀孕后，除生殖器官有明显改变外，其他器官的代谢活动也大大增强，以适应妊娠期间胎儿生长发育的需要。如果母体患有某些比较严重的全身性疾病时，就会影响到胎儿的生长发育，还会造成流产、早产或胎儿畸形。此外，怀孕也会影响母体疾病的痊愈，甚至加重。一般来讲，为了慎重起见，男女任何一方患有传染病及较重的慢性疾病，如活动性结核、病毒性肝炎、麻风、伤寒等，特别是女方患有较重的疾病，如心脏病、肾脏病、肝病、糖尿病、血液病、甲状腺功能亢进（甲亢）、中枢神经系统病等，都应积极治疗，康复后再受孕。

 ## 贫血患者何时怀孕较好？

 贫血是一种女性常见病。平时有眩晕，站起来时出现头晕、头痛等症状。严重贫血不仅对孕妇本身有影响，而且会对胎儿发育带来不利。可以采用食疗的方法来减轻症状。可多食用豆制品、猪肝、猪肉松、河蟹、蛤蜊、芝麻酱、海带、木耳等含铁量高的食物。或每日服用一两片硫酸亚铁片。当贫血治疗有所好转，各种指标达到或接近正常时，就可以怀孕了。

结核病患者能怀孕吗？

 目前，结核病的治愈率很高。但没治愈之前不应当怀孕，否则会传染给胎儿，并有导致早产、流产的危险。经过抗结核药物治疗后，还应定期进行健康检查，确认已经完全治愈后，才能考虑怀孕。胎儿在生长过程中，要从母体摄取大量的钙质，若母体患有严重的结核病，会影响疾病的好转或患病部位钙化。此外，分娩后还会把疾病传染给孩子。因此，严重的肺结核或活动性肺结核，都不宜怀孕。

患艾滋病的女性可以妊娠吗？

 艾滋病是由人类免疫缺陷病毒引起的一种性病，其表现为患者的免疫力不断下降，易于发生多种感染和恶性疾病。以往认为，妊娠会加速艾滋病的病程进展，但目前临床研究却给予了否定，即妊娠不会加速艾滋病的病程进展。感染该病的女性怀孕，如果疾病尚处于潜伏期，则对胎儿的影响不大，但如果疾病已处于感染发展阶段，则易于导致早产和胎儿生长迟缓。据统计，患艾滋病的孕妇，其中25%～40%可垂直传播艾滋病病毒给胎儿（即在孕期通过胎盘传染给胎儿），也可通过接触母体的血液、乳汁和产道分泌物而被传染。剖宫产不能降低垂直传播的危险性。在艾滋病的治疗方面，迄今尚无特效治疗。在产科处理方面，分娩时应尽量避免器械助产，保护胎儿的皮肤和黏膜不受损伤。在胎儿娩出后，应给予其身体清洁处理并加以隔离，主张人工喂养、远离母乳。

高血压病患者可以怀孕吗？

高血压病患者如果怀孕，容易出现妊娠高血压综合征，而且会成为重症。有慢性高血压的女性在怀孕后期，很难控制血压的急剧变化，有时血压升得很高，容易发生子痫（即头痛、眼花、恶心、胸闷等症状）或脑出血。同时，慢性高血压患者伴有血管痉挛和血管狭窄，会使母体对胎儿营养代谢受到影响，易发生胎盘早期剥离，造成死胎。孕妇可以多吃含蛋白质高的食物，少吃较咸的食物，以降低血压。

高血压病的起因比较多，其中包括身体素质等因素，因此要注意平时的起居和活动，避免疲劳过度、睡眠不足、精神压抑等不利因素的出现。要按照医生的治疗方案，认真服药和休息，以便尽快恢复正常。血压指数正常或接近正常后，在听取医生意见之后再考虑怀孕。

患心脏病的女性可以妊娠吗？

患有心脏病的女性，如果怀孕，往往在妊娠的晚期、分娩期或产期，因难以承受怀孕分娩的负担而出现心跳、气急、唇色发紫等心力衰竭的症状。但不是所有患有心脏病的女性孕期都会出现这种现象，只是心脏功能属于Ⅲ～Ⅳ级的女性才会出现此种情况。过去有过心力衰竭的女性，一般也不宜怀孕，以免突然发作产生严重后果。

如果有轻微心脏病症状，可请医生诊断能否怀孕。在怀孕期内要加强产前检查，注意休息，每日至少保持有10小时卧

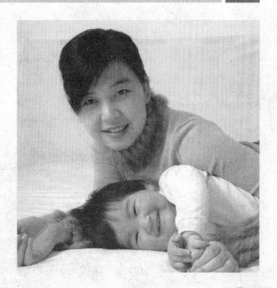

床休息和睡眠，并要注意防止情绪过度激动。妊娠后期，要吃得淡些。每日服一两片硫酸亚铁，以防贫血。要防止感冒，因为感冒容易引起心力衰竭。出现轻微感冒时，应立即治疗。

吸烟为什么不利于孕育宝宝？

 医学专家认为，对女性怀孕影响最大的首推香烟。香烟中的尼古丁有导致血管收缩的作用。而女性子宫血管和胎盘血管收缩，不利于受精卵着床。吸烟与不孕症有很大关系。香烟在燃烧过程中所产生的有害化学物质有致细胞突变的作用，对生殖细胞有损害，而卵子和精子在遗传因子方面的突变会导致胎儿畸形和智力低下。

女性在怀孕20周以前如果减少吸烟支数或停止吸烟，所生婴儿的出生体重可接近于非吸烟者的婴儿，但仍有先天性异常的危险，这是由于在怀孕早期阶段或者怀孕前吸烟所引起的。应注意，不吸烟的女性如果与吸烟的人在一起，也会受到影响。妻子和吸烟的丈夫在一起，会吸入飘浮在空气中的焦油和尼古丁，同本人吸烟一样有危害。

不久前做X线照射的女性能立即怀孕吗？

 女性在怀孕前一段时间内不要行X线检查。如果在怀孕前4周内暴露于X线照射，也会发生问题。医用X线的照射虽然很少，但它却能杀伤人体内的生殖细胞。因此，为了避免X线对下一代的影响，接受

X线透视的女性，尤其是腹部透视者，过4周后怀孕较为安全。调查表明，在1000个儿童中，发现有三色色盲的儿童的母亲腹部大多都曾接受过X线照射。

孕前要去医院作优生咨询吗？

是的，孕前需要去医院请医生为你作一次优生咨询。向优生专家详细说明自己和配偶现在的身体健康状况，并且把家庭中其他成员的健康状况和医生讲清

楚。如果被确认存在家族病史的话，就要提早找出解决方案，从而及时保护宝宝的健康。

如何避免生出"缺陷宝宝"？

答 根据我国的实际情况，应重点推广以下6项预防出生缺陷的措施：避免近亲结婚；预防接种，预防孕早期感染风疹病毒等；增补叶酸和碘，预防孕早期微量营养素缺乏；避免接触铅、苯、农药等致畸物；避免服用某些可致畸的药物；早期进行出生缺陷的产前筛查。

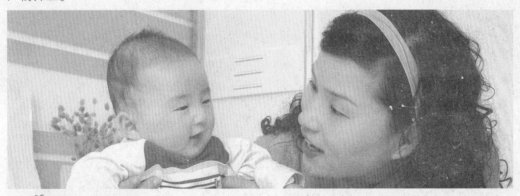

知识拓展

巨幼细胞性贫血和近亲结婚

巨幼细胞性贫血，是由于脱氧核糖核酸（DNA）合成障碍所引起的一组贫血，主要系体内缺乏维生素B_{12}或叶酸所致，亦可因遗传性或药物等获得性DNA合成障碍引起。本症特点是呈巨幼细胞性贫血，骨髓内出现巨幼红细胞系列，并且细胞形态的巨型改变也见于粒细胞、巨核细胞系列，甚至某些增殖性体细胞。该巨幼红细胞易在骨髓内被破坏，出现无效性红细胞生成。约95%的病例系因叶酸和（或）维生素B_{12}缺乏引起的营养性贫血，其早期阶段，单纯表现为叶酸或维生素B_{12}缺乏者临床上并不少见。营养性巨幼细胞贫血具有地区性，我国以山西省和陕西省等西北地区较多见，患病率可达5.3%；恶性贫血在我国则罕见。

2 近亲结婚。《中华人民共和国婚姻法》第六条中规定"直系血亲和三代以内旁系血亲禁止结婚"，就是为了优生。近亲结婚是指具有较近血缘关系的婚配；直系血亲是指"垂直"的血缘关系，即有直接血缘关系的亲属，如兄弟姐妹、父母与子女、祖父母与孙子女、外祖父母与外孙子女等。旁系血亲是指除直系血亲外，在血缘上和中间同出一源的亲属；三代以内旁系血亲指三代以内有共同的祖先，如同一祖父母或外祖父母的堂兄弟姐妹、表兄弟姐妹，以及舅、姑、姨、伯、叔等。这些人互相通婚，会把双方某些缺点或缺陷叠加遗传下去。

为什么长期服用药物的女性不宜立即怀孕？

答 有些女性身体患病，需要长时间服用某些药物，如激素、某些抗生素、止吐药、抗癌药、治疗精神病药物等，这些都会不同程度地对生殖细胞产生影响。初期卵细胞发育至成熟卵子约需14天，在此期间，卵子最易受药物的影响。

长期服药的女性不宜急于怀孕。一般来说，女性在停用药物20天后受孕，就不会影响下一代。当然，有些药物影响的时间可能更长些，最好在准备怀孕时向医生咨询，请医生确定怀孕时间。

孕前必备的妊娠知识

孕前掌握必要的妊娠知识，对于科学受孕、合理处理怀孕中的各种问题，具有现实的指导作用。一般来说，作为即将计划怀孕的夫妇，应该掌握如下的妊娠知识，如真孕假孕的判断、妊娠试验、宫外孕的形成原因及避免方法、流产尤其是习惯性流产的征象及原因，以及子宫护理、胎儿发育、护胎保健等方面的知识。上述怀孕中常见的现象，对于其发生的原因、症状及预防方法等均应该有所了解，进而科学面对正式怀孕时可能出现的各种问题。下面，我们分别对与此有关的问题进行探讨：

 如何判断真孕、假孕？

答 其判断方法有如下3种征象，以供参考。

❶ 非孕性闭经

虽然不来月经是怀孕的重要征兆，但不来月经并不都是怀孕。因为精神压力

及精神刺激，内分泌功能低下，子宫发育不良或卵巢异常也可能引起月经推迟或闭经；体弱的女性受环境的影响，月经周期也会变化。平常月经不调或月经周期长的女性，有时也会出现非怀孕性闭经。

② 想象妊娠

整日冥思苦想想要孩子的人，或者极度害怕怀孕的，虽然事实上并非怀孕也会出现怀孕的征兆，这就叫做"想象妊娠"。到医院检查确定非孕事实后，各种症状会自然消失，恢复自然。

③ 很难觉察到怀孕的情况

和想象妊娠相反，有人即使已经怀孕了可能未觉察到，例如产后用母乳喂奶仍处于无月经期，接受人工妊娠终结手术，月经不调，有像月经一样出血等情况。类似月经的出血是因为胎盘开始发展而引起其周围出血；也有人到怀孕第12～19周才出现这种出血，这种情况和月经的不同点在于，出血量少、日期短、颜色较浅。另外，如果怀孕初期和月经一样大量流血，有可能是流产的征兆，应到医院妇产科检查。

Q 如何判断已经怀孕了？

答 是否怀孕的自我诊断的方法有如下几点：

① 月经停止

育龄女性月经周期一般都很规律，如果月经到期不来，就应该考虑到怀孕的可能性，因为这是怀孕的最早信号，过期时间越长，妊娠的可能性就越大。

② 早孕反应

停经后出现的一些不适现象叫早孕反应。最先出现的反应是畏寒，并逐渐出现

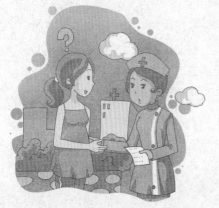

倦怠、嗜睡、头晕、食欲不振、挑食、喜酸、怕闻油腻味、早起恶心，甚至呕吐等现象，严重时还有头晕、疲乏无力等症状。

③ 乳房变化

乳房胀痛，增大，乳头、乳晕颜色加深，乳头增大，周围出现一些小结节。

④ 基础体温升高

测量基础体温的人，可发现晨起的基础体温往往升高0.5～1℃。

⑤ 早孕试纸

在普通药店就能买到早孕试纸。可用此种试纸测试早上第一次尿液，如出现两条红线，就预示着可能怀孕了。

如果怀疑怀孕了，应该去看医生加以证实，排除一些异常情况，切不可仅仅自行诊断而不去医院证实。

知 识 链 接

怎样识别排卵期

1 　　根据月经周期推算法。大部分妇女在下次来月经前2周左右(12～16天)排卵，可以根据自己以前月经周期的规律推算，由于排卵可受疾病、情绪、环境及药物的影响而发生改变，应与其他方法结合使用。

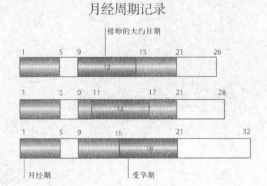

月经周期记录

2 　　测基础体温。女性排卵一般在基础体温上升前由低到高上升的过程中，在基础体温处于升高水平的3天内为"易孕阶段"，但这只能提示排卵已经发生，不能预知排卵将何时发生。经6小时充足睡眠醒后尚未进行任何活动之前测体温并记录：正常情况下排卵后体温上升0.3～0.5℃；如无排卵，体温不上升，整个周期呈低平体温。需反复多次测试，并用看表点线相连进行分析；若月经不规律或生活不规律，如夜班、出差、失眠、情绪变化、疾病等，不能用此法判断有无排卵。

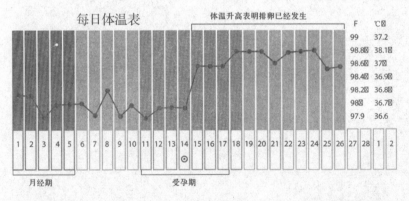

每日体温表

3 　　观察宫颈黏液。月经干净后宫颈黏液常稠厚而量少，甚至没有黏液，称为干燥期，不易受孕。月经周期中期随着内分泌的改变，黏液增多而稀薄，阴道分泌物增多，称为湿润期。接近排卵期黏液清亮，滑润而富有弹性，如同鸡蛋清状，拉丝度高，不易拉断，出现这种黏液的最后一天前后48小时之间是排卵日。因此，在出现阴部湿润感时为易孕期。

4 　　排卵测试纸。首先确定月经周期，从月经周期第11天开始测试，每日一次。每日收量10：00～20：00的尿液进行观察。

Q 什么是妊娠试验？

答 妊娠后胎盘绒毛滋养层的合体细胞会分泌一种激素，称为人绒毛膜促性腺激素（HCG），可由准妈妈血中或尿中测出。测定的方法有很多种，都称为妊娠试验。最常见的方法为快速乳胶凝集抑制试验，根据临床的需要，又可进行定性、稀释或浓缩等试验。另有应用单克隆抗体酶免疫试验及放射免疫测定，其灵敏度高，能测出尿和血中微量的人绒毛膜促性腺激素，可更准确、更早期地得出检查结果。

妊娠试验可以协助诊断早期妊娠及与妊娠有关的疾病，如先兆流产预后的判定，流产后胎盘组织有无残留，是否宫外孕，以及诊断滋养细胞肿瘤（葡萄胎、恶性葡萄胎、绒毛膜癌）。此外，对判定滋养细胞肿瘤的疗效与随访，以及早期发现恶性病变或复发等均有重要意义，该试验为妇产科常用而必需的检查方法之一。

 # Q 如何以验孕试条进行妊娠试验？

答 通常验孕试条（也称为早孕试条）用于检测尿样中的绒毛膜促性腺激素（HCG）。方法是将试条的检测端浸入尿液中（最好取晨尿尿样），5秒后取出，将之放置5分钟后，观察试条上的观察端的显色情况：如仅有一道红线（即对照线），则结果判为阴性；如有两道红线，则结果判为阳性。阳性结果表示怀孕。但对于阴性结果，应结合临床其他情况进行综合判断，例如，在受孕时间较短的情况下，尿液中HCG含量较低，试条检验可能显示阴性结果，如果等待数天后再行检测，就会呈现阳性结果。此外，验孕试条检测只是给出定性结果，即或阴性或阳性，这样的结果虽然能提示未妊娠或妊娠，但并不能鉴别是否为宫内孕或宫外孕。

 # Q 验尿阳性能确定正常怀孕吗？

答 尿妊娠试验呈现阳性，仅说明已经怀孕了，但不能鉴别是否为正常妊娠，故还需结合其他检查进行综合判断。通过妇科检查可了解子宫是否增大、变软以及盆腔是否异常；借助B超盆腔探测，可确定孕囊是否形成以及孕囊是否位于子宫腔内。简单而言，在尿妊娠试验阳性情况下，B超检测证实孕囊存在于宫内，则为宫内妊娠；如B超检测未发现孕囊，则有3种可能，即宫内孕、宫外孕、妊娠试验为假阳性。在此情况下，应间隔数天后再进行B超检测，必要时应对血中绒毛膜促性腺激素进行定量动态检测，以确定是否怀孕以及是否为宫外孕。

哪些女性易发生宫外孕？

答 受精卵本应在子宫腔内着床定居，却意外地在子宫腔以外的地方安家落户，称为宫外孕，医学上叫异位妊娠。其发生部位有输卵管、卵巢、腹腔、子宫颈部及子宫间质部等，其中以输卵管妊娠居多，占异位妊娠的80%左右。

一般而言，发生宫外孕的女性存在于如下几个群体中：

1 患慢性输卵管炎的女性

正常情况下，输卵管通过纤毛的摆动及输卵管平滑肌的蠕动，把受精卵输送到宫腔。但患有慢性输卵管炎的女性，由于炎症及病变，使得孕卵到达宫腔发生困难。

2 输卵管发育不良或畸形的女性

输卵管肌层发育不良、内膜缺乏纤毛等病变，使输卵管输送孕卵的功能减弱。输卵管畸形病变，也不易使受精卵顺利到达宫腔。

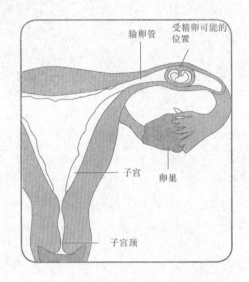

3 患子宫内膜异位症的女性

这是因为：一方面，异位在输卵管间质部的内膜，致使管腔狭窄或阻塞，孕卵难以通过；另一方面，当孕卵与异位的内膜接触时，合体细胞从细胞滋养层细胞分化出来，并分泌一种溶解黏膜的蛋白质分解酶，从而侵蚀异位膜使其形成一个缺口，让孕卵植入其中发育，导致在输卵管间质部发生宫外孕。

4 盆腔内有肿物的女性

由于肿物挤压和牵引，使子宫或输卵

管位置移动，结构异常，这就会影响孕卵正常到达宫腔。

5 输卵管结扎后再通的女性

不论是自然再通还是施行手术再通，输卵管均不像以前那样畅通。由于再通处比较狭窄，孕卵容易被阻留在狭窄处安家落户。

6 有过宫外孕病史的女性

如果准备再怀孕，却没有查出和消除引起前次宫外孕的原因，则此次怀孕后发生宫外孕的风险要比一般女性高。

易发宫外孕的女性应注意哪些问题?

答 需要把握好如下3点:

❶如果确定怀孕,最好在停经后6周内到医院作一次全面的早孕检查。

❷在生育期内,出现短暂停经后,下腹部一侧又出现不明原因的隐痛或酸胀,应高度警惕宫外孕的可能。

❸停经后,从阴道排出膜样的片状或管状物,放入清水中漂浮,表面呈现颗粒绒毛状结构,说明发生了宫外孕,但胚囊已受损流产,应去医院作进一步治疗。

 什么是输卵管妊娠?

答 输卵管妊娠,是因为受精卵挤在狭窄无发展空间的输卵管内,当它长到一定程度时,会挤破输卵管,出现大出血、休克等凶险情况。孕妇腹腔中淤积大量血液,如果抢救不及时,孕妇会死亡。

女性停经后,若及时到医院进行初诊检查,医生会根据停经史、妊娠试验阳性、超声提示宫腔内无妊娠囊等检查结果,在输卵管破裂前作出诊断和治疗。治疗可采用非手术保守疗法。孕妇损伤小、无失血、恢复快,妊娠部位输卵管得以保留,增加日后妊娠概率。如果输卵管破裂,则需立即开腹手术。

 什么是流产?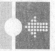

答 流产是指胎儿在发育成熟之前,不能脱离子宫生存时,却从母腹中脱离而出。孕妇中有10%～15%会出现流产,大部分流产发生在妊娠初期第12周以前。过去通过出血、腹痛等症状来判断流产,而现在通过超声波就可以提前知道流产的征兆。另外,还可以由胎儿发育停止、心脏不搏动等来判定胎儿死亡与否。

导致流产的原因大体上可以分为胎儿因素和母体因素两大类。妊娠初期的流产一般是由胎儿引起,妊娠后期由母体引起的情况居多。

Q 流产的征象及原因有哪些?

答 流产的征象及原因有如下几点:

❶ 胎儿异常

胎儿如果存在染色体异常等缺陷,就会在发育过程中死亡,其结果为流产。妊娠初期的流产60%是由胎儿异常引起的,也就是由于受精卵本身存在某种异常引起的。

❷ 母体异常

妊娠中期,胎盘形成,胎儿就可以正常生长。但如果母体子宫发育不全,子宫的大小、构造、位置异常或患有子宫肌瘤、恶性病毒性疾病、梅毒、结核、癌症、高血压、心脏和肾脏等疾病,胎儿流产的可能性还是很大的。

❸ 其他外部原因

剧烈的运动、激烈的性交,环境的突然变化,35岁以上的高龄妊娠,做过多次人工终止妊娠手术等因素,其引发流产的可能性都很大。

Q 何谓习惯性流产?

答 自然流产连续发生3次以上的情况称为习惯性流产。之所以规定为3次,是因为很多人即使已经两次流产了,第3次妊娠时也可以平安生出婴儿,而连续3次流产的人,其第4次流产的概率会达80%。

习惯性流产的原因还不明确,但如果原因在于母体,其由子宫颈管无力症引起而导致习惯性流产的情况最多,即在子宫入口的宫颈管没有收缩变窄的情况下,妊娠继续进行,胎儿长大时子宫口打开,就会造成流产。对于这种情况,如果妊娠后不久,结扎子宫颈管入口,就可以避免流产。习惯性流产的原因很多,已知的治疗方法也很多,最重要的是查明习惯性流产的原因,而后对症治疗。

Q 胎膜中的羊水是怎样形成的?

答 在妊娠的不同时期,羊水来源各不同:早期妊娠时,羊水主要来自母体血清,经胎膜进入羊膜腔。胎儿血循环形成后,水分可通过胎儿皮肤成为羊水的来源之一。中期妊娠以后,胎儿尿液排入羊膜腔,胎儿会吞咽羊水,使羊水量平衡。此时胎儿皮肤已角化，不再是羊水的通道来源。晚期妊娠时，羊水的运转除胎尿的排出及羊水的吞咽外，又增加了胎肺吸收羊水这一运转途径。总之，羊水形成的因素较多，母体和羊水之间的转换是通过胎儿间接进行的。

从羊水量上来看，妊娠8周时，羊水只有5~10毫升；妊娠20周，羊水达400毫升；妊娠34~38周，羊水约1000毫升；足月妊娠时，羊水约800毫升；妊娠过期，羊水量明显减少。一般羊水少于300毫升为羊水过少，等于或超过2000毫升为羊水过多。

Q 胎膜中的羊水有哪些作用？

答 羊水是维持胎儿生长的生命水，它如同一个小软垫保护胎儿不受外界冲击，即使用力按压子宫或触碰腹部，胎儿也不会受到直接影响。

胎儿悬浮在羊水中，四肢可以自由移动，也可转身或变换方向。在羊水的帮助下，胎儿的肌肉、肺部发育，以及胎儿呼吸等功能可以正常进行。胎儿移动时，羊水还起到防止脐带打结、缠绕的作用，直到胎儿脱离母体。此外，羊水还起到维护胎盘正常状态，防止胎盘脱落的作用。羊水可以维持胎儿的正常体温，提供胎儿生长和健康状况的主要"情报"。羊水包含了许多胎儿生长过程中的必需物质，抽取少量羊水可以检查胎儿是否患有疾病，是否畸形及是否有染色体异常等。另外，分娩时，羊水首先冲开了宫颈口排出，起到润滑产道的作用。

Q 羊水异常有哪些情况？

 羊水异常情况有如下几方面：

❶ 羊水量过多

羊水量超2000毫升称为羊水过多症。孕妇患上糖尿病、多胎或胎儿消化器官异常，无法吸取羊水时往往会导致羊水过多症。羊水增多，子宫就会变大，从而压迫子宫周围的内脏器官或静脉，产生水肿。

❷ 羊水量过少

羊水量若低于300毫升则为羊水过少症。妊娠初期，胎儿肾脏或膀胱出现异常时，致使胎儿无法小便，从而产生羊水过少症。即使是健康的孕妇，临近预产期或超过预产期时，也可能出现羊水过少症。

❸ 羊水变浑

胎儿缺氧会导致胎儿大便增加，羊水变浑，颜色变为淡豆色。胎儿吸取变脏的羊水后，用肺呼吸会引发呼吸障碍，这时应尽快实施剖宫产术。

 # 胎盘是怎样构成的？

答 胎盘是胎儿与母体间物质交换的主要器官，自受精7~8天开始，胎盘的绒毛开始出现。妊娠3个月形成完整的胎盘，随妊娠时间的推移而逐渐长大。足月胎盘直径16~20厘米，厚1~4厘米，呈圆形或椭圆形，重450~650克。胎盘的母体呈暗红色，有10~15个胎盘小叶；胎盘的胎儿面呈光滑的浅蓝色，脐带居中或偏心。脐带的血管呈放射状向四周分散，有胎膜包围着。胎盘的结构好像根须伸入土地，以吸取营养及水分，树茎干相当于绒毛，土地相当于母亲的胎膜及血管内的血液。因此，胎盘由母子共同形成。

 # 为什么说脐带是胎儿的生命带？

答 脐带是联系胎儿及胎盘的纽带，具有重要作用。加之脐带柔软、细长，容易受压及扭曲，因此，各种原因中断脐带的连贯及通畅，都将危及胎儿的生命。

脐带向胎儿运输血液。血液中含有胎儿生长所必需的养分、氧气和免疫物质。脐带每分钟能运输400毫升血液，经常处于饱满坚硬状态。神奇的是脐带中有着特殊的细胞组织，在胎儿出生后，用剪刀剪断脐带，母体和胎儿没有丝毫疼痛感。脐带血在胎儿出生后，还能起到救助其他生命的作用。通常所说的脐带血就是从脐带中流出的血液，割断后的脐带冷冻保存，可代替骨髓移植治疗白血病。这样，脐带无论在子宫或分娩后都起到延续生命的重要作用。

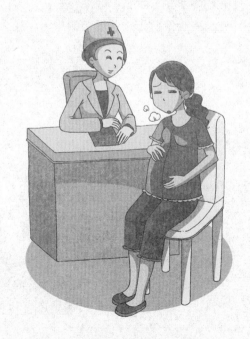

脐带可能出现的问题有哪些?

答 一般会形成如下问题:

或者羊水破裂后脐带首先娩出。子宫收缩时会压迫胎儿使情况危急,须实施剖宫产。

① 脐带缠绕

如果脐带缠绕胎儿身体就会阻碍正常分娩,并且脐带受压会导致胎儿缺氧。妊娠过程中,脐带缠绕情形占20%~25%,其中大部分情形是脐带缠绕胎儿颈部。脐带过长或胎动频繁,常出现脐带缠绕。

② 脐带首先娩出

出现羊水过多、孕妇骨盆狭窄、胎儿臀位等情形时,脐带会先于胎儿头部娩出,

③ 脐带过长或过短

脐带长约50厘米时,胎儿很难下移,从而导致分娩时间过长。脐带长度超过70厘米时,会出现脐带缠绕或脐带先于胎儿娩出;脐带缠绕胎儿手脚会阻碍血液输送,可能导致胎儿缺氧。

脐带出现的上述症状就像胎盘、羊水出现症状一样,很难在产前预测,分娩时会有危险。为了胎儿的安全,出现上述情况时多须实施剖宫产手术。

 胎动有规律吗?

答 在正常情况下,胎动是有一定规律的。胎儿在子宫内有其活动的节奏和规律,也就是睡觉和苏醒的时刻,即所谓的生物钟。一般早晨活动最少,晚上活动6~10次。据观察,正常明显的胎动每小时应不少于3次,12小时胎动数为30次以上,多者达100次以上。妊娠28~38周是胎动最活跃的时期。临近足月时,由于胎头下降到骨盆,胎动次数常常减少,这是正常现象,但不能少于每12小时20次。

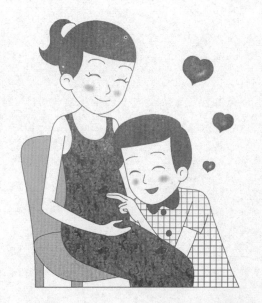

Q 什么是骨盆，有何作用？

答 骨盆对于人体来说是至关重要的，它能够支持人体的上身，联系下肢，承托和保护腹腔脏器，担负着承上启下的重要责任。对于妊娠女性来说，骨盆是分娩时胎儿的必由之路，它的大小、形态直接影响胎儿娩出的难易程度。

骨盆是由四块骨头组成的，即后面的骶骨和尾骨，前面左右两侧各有一块髋骨。骨与骨之间由软骨和坚强的韧带相连，形成不能活动的关节。每块髋骨又分别由髂骨、坐骨及耻骨融合而成，医学上把这个会合处称为耻骨联合。

耻骨联合是一个重要的标志，对检查测定准妈妈腹中胎儿的生长发育情况具有十分重要的意义。在骨盆的上方有一个形如倒置桃子的开口，称为骨盆入口；下方也有一个开口，称为骨盆出口，是分娩时胎儿的通道。

在妊娠期间，由于激素的作用，女性骨盆的关节略有松弛，其出入口稍稍变大，分娩时尾骨还将往后翘2厘米，这些都为胎儿娩出创造了有利条件。在妊娠期间，胎儿位于骨盆上面；到了分娩时，胎儿就从骨盆入口进入，穿越骨盆，然后由骨盆出口娩出。因此，对于胎儿来说，骨盆是前进途中的一个大障碍，同时又是必不可少的通道。

Q 胎教有科学道理吗？

答 关于胎教，中国古书不乏记载。古人认为，未出生的胎儿可在母体内接受感化，因此要求孕妇应清心养性、谨守礼仪、循规蹈矩、端正品行，这样将使出生的子女日后品德高尚、智力过人、事业有成。随着人类科学研究的进步，胎教的作用正日益被科学所证实。

胎儿的眼、耳、鼻、皮肤等感觉器官在妊娠早期即已形成雏形，妊娠5个月时，胎儿脑结构日趋完善，各种感觉器官开始发挥作用。现代医学借助B超检查已能观察到胎儿在子宫内的活动情况。胎儿能接受外界刺激而作出反应，当胎儿听到音响时，胎心搏动会加速，胎动也会变得频繁；用光线照射孕妇腹部时，可观察到胎儿有眼球活动。新生儿啼哭时，如果母亲将之抱贴左侧胸前，将会很快安静下来，这可能是因为其在母体内早已听惯了母亲心脏搏动和大血管血流的声音，当再次听到熟悉的声音时，将对其产生抚慰和镇静作用。这表明胎儿不仅有感觉，而且在出生后还能记忆某些感觉。

孕妇情绪变化时，由神经所控制的内分泌系统就会在分泌激素的种类和数量上产生相应变化。积极、愉悦的情绪所引起的分泌变化，有利于母儿健康，而消极、悲恐的情绪所引起的分泌变化，则可能有害于母儿健康。临床上常遇到孕妇因极度悲痛或恐慌而引起先兆流产、流产或早产的情况。在孕中期以后，如果孕妇经常处于精神紧张、情绪压抑的状态，则胎儿体重的增加大多受到影响。经常焦虑、抑郁的孕妇，其所生的婴儿往往有多动、易激动和好哭闹的倾向，这在动物实验方面已经得到了证实。

Q 如何进行胎教?

答 胎教的主要内容和方法包括如下方面:

① 积极营造适宜的胎教环境

孕妇应身心舒适，保持健康的心理状态，尽量避开不良因素的刺激。

② 采用音乐胎教

实施音乐胎教有传声器法、哼唱法两种。传声器法即以胎教传声器为胎儿播放音乐。哼唱法是孕妇轻轻哼唱歌曲，使胎儿感知母亲的优美歌声，以达到"母子共鸣"的效果。

③ 对胎儿进行音乐刺激

从孕26周开始让胎儿接受胎教音乐刺激，每次10~20分钟，每天1~3次，孕妇距音箱1~2米，音响强度控制在60~70分贝。在孕32周后，反复播放选定的乐曲，可为出生后的孩子培养音乐爱好。在乐曲选择上，可依据自己的喜好作出选择，也可选用一些优生机构或厂家特制的胎教音乐CD。

④ 与胎儿进行运动感应联系

轻轻拍打、抚摸腹部，每天2~3次，每次10~20分钟。如果腹中胎儿有胎动反应，可继续抚摸一段时间。如果胎动过于频繁猛烈，应停止拍打或抚摸。理想的拍打抚摸时间选择在傍晚为好。

需要注意的是，音乐胎教与抚摸腹部可交替进行，有宫缩时应停止胎教活动。

Q 什么是胎教中的"音乐浴"?

答 音乐浴是把音乐、静坐融为一体，对解除疲乏、心胸郁闷、头昏、头痛有立竿见影的效果，对治病强身也有一定疗效。享受"音乐浴"要求环境安静，头脑力求安宁，感受放在音乐的节奏上，时间尽量不要超过10分钟，长了反而引起疲劳。收录机以及其他音响以正对为好，使两耳平衡感受音乐。其方法如下:

① 做好准备

坐在带靠背的沙发、椅子或躺椅上，双腿放在前面比座椅稍高的凳子上，手放在双

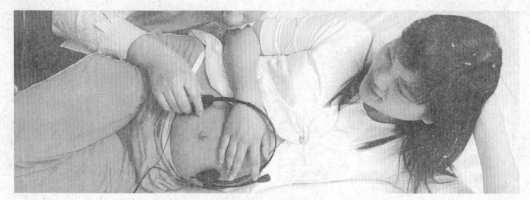

腿两边，闭上眼睛，全身放松。收录机放置在一定距离的地方，音量开到适中，音乐以自己喜爱的为主，节奏较明快为好，太快太慢都会影响效果，先舒缓后明快，更激进也可。音乐要连续播放10分钟左右。

顶向下流动，血液也在从头到脚地来回有节奏地流动（时间约5分钟或以一首乐曲为限）。最后，睁开眼，随着音乐的节奏，头微微地摇动，手、脚、腰身也在有节奏地颤动（时间以2分钟或一首乐曲为限）。

② 享受音乐

随着音乐的奏起，全身自然放松，头脑开始产生感受。首先，感受到音乐如波浪般一次一次有节奏地冲来，冲走了疲乏，冲醒了头脑，血液在全身正随着音乐节奏流动（时间控制在3分钟或一首乐曲为限）。其次，想象音乐如温热的水流自头

③ 活动结束

音乐停止后，起身关掉收录机，走动走动。也可不关，再随音乐轻轻摇动。享受完音乐浴，头脑的昏沉感和身体的疲乏感会一扫而光，变得头脑清醒，神采奕奕，好像换了一个人。

Q 音乐在胎教中有什么作用？

答 音乐是情感的表达，是心灵的语言。它能使人张开幻想的翅膀，随着优美的旋律翱翔于海阔天空。音乐可唤起胎儿的心灵，打开智慧的天窗。

音乐还可以促使孩子性格的完善。苏霍姆林斯基说，音乐教育的主要目的不是培养音乐家，而是培养人。不同的乐曲对于陶冶孩子的情操起着不同的作用。如巴赫的复调音乐，能促使孩子恬静、稳定；欢快的圆舞曲，能促进孩子的欢快、开朗的性情；奏鸣曲，能激发孩子的热情和奔放等。久而久之，音乐可影响孩子气质的形成。

音乐胎教的作用是不可低估的。音乐的物理作用是影响人体的生理功能，音乐可以通过人的听觉器官和神经传入人体。母体与胎儿产生共鸣，影响人的情绪和对事物的评价，影响胎儿性格的形成，锻炼胎儿的记忆能力等。

Q 准爸爸在胎教中的地位重要吗?

答 最新研究成果表明,胎教不仅应由妻子,同样也应由丈夫参加实施。英国科学家通过对胎儿的听觉功能实验得出结论:胎儿最容易接受低频率的声音。他们给分在一组的8个月的胎儿听低音大管乐曲后,胎动大大加强。这组胎儿出生后只要一听到类似男子声音的乐曲,便停止哭闹、露出笑容。

　　美国的优生学家认为,胎儿最喜欢爸爸的声音和爱抚。当爱妻怀孕后,准爸爸应时常与胎宝宝说说话、哼哼歌,还可隔着妻子的肚皮经常轻轻抚摸胎儿,胎儿对父亲手掌的移位动作能作出积极反应。总之,父亲传递给胎儿的信息和情感是母亲无法取代的。

Q 胎儿有记忆能力吗?

答 这是一个有争议的问题。有人认为从妊娠第4个月开始,胎儿的大脑中已经偶尔会出现记忆痕迹;也有人认为,8个月以前的胎儿不可能具备记忆力功能,但同时又认为记忆能力从胎儿期就已经开始萌芽。目前,医学界多数人都认为,胎儿具有记忆、感觉的能力,而且这种能力随着胎龄的增加逐渐增强。

　　人们发现,当婴儿被母亲用左手抱在怀里,听到母亲心脏跳动的声音时,很快就能安然入睡。还有人做过这样的实验:在医院产科的婴儿室播放母亲子宫血流及心脉搏动声音的录音,发现正在哭泣的新生儿很快就安静下来,情绪稳定,饮食、睡眠情况好,而且体重增加迅速。这是因为胎儿在母亲的子宫中早已熟悉母亲的心音,一听到这种音响就感到安全亲切。更为有趣的是一位名叫海伦的女性经常给她腹中7个月的胎儿唱摇篮曲,一听到摇篮曲,孩子立即就安静下来。这些例子说明

了这样一个问题:胎儿具有一定的记忆能力。西班牙萨拉戈萨省成立了一所专门研究产前教育的研究所,研究的中心课题是:腹中胎儿的大脑功能会被强化吗?研究结果表明,胎儿对外界有意识的激励行为的感知体验,将会长期保留在记忆中,并对其未来的个性以及体能和智能产生相应的影响。

知识拓展

胎　教

　　有关研究表明,胎教是教育的启蒙。由于胎儿在子宫内通过胎盘接受母体所供给的营养和母体神经反射传递的信息,使胎儿脑细胞在分化、成熟过程中,不断接受母体神经信息的调节与训练。因此,妊娠期母体情绪的调节与子女才干的发展有很大的关系。

Q 胎儿具有哪些感觉功能？

答 科学研究表明，胎儿期具有如下的感觉功能：

① 听觉、视觉

许多研究表明，宝宝从妊娠第24周开始就已经具备了听觉功能。宝宝在子宫内的听觉正是建立母子依恋的直接通道。在孕期，听比较安静柔和的音乐，能使母子都保持一种平静的精神状态，并且宝宝能在出生后记住他（她）在孕晚期反复听到的歌声，并作出反应。因此，当新生儿哭闹时，父母可以哼唱宝宝未出生前听到的童谣、曲调来让他（她）平静下来。

胎儿在母腹中有着优裕的生活条件。他们生活在羊水的海洋里，外面的世界层层设防，除了羊水、羊膜外，还有绒毛膜，最后又加上子宫。如此"深宅大院"，自然是一般光线很难光顾的角落。因此，子宫世界充满了黑暗。胎儿在这黑暗的条件下没有看东西的需要，也不可能看见什么东西。

然而，胎儿的眼睛并不是完全看不见东西。在妊娠第2个月时，胎儿的眼睛就已开始发育，到了第4个月时，如果用光线有节奏地照射孕妇的腹部，发现胎儿会睁开双眼，把脸转向光亮的地方，胎儿的心率也随之发生有规律的变化。而且，胎儿出生后不到10分钟就能发挥视觉的作用，不但能看见母亲的脸，还具有认识模型和判断图形的能力。有人发现，新生儿的视力只关心40厘米以内的东西。这恰好与他在子宫内位置的长度相等，说明新生儿还保留着子宫内生活的习惯。当然，胎儿的神经系统还不够发达，大概要到出生后7岁才能全部完成。所以说胎儿的视觉功能还是很不完善的。

② 触觉功能

胎儿的触觉出现得早，甚至早于感觉功能中最为发达的听觉。由于黑暗的宫内环境限制了视力的发展，所以胎儿的触觉和听觉就更为发达。妊娠第2个月时，胎儿就能扭动头部、四肢和身体。第4个月时，当母亲的手在腹部触摸到胎儿的脸部时，他就会作出皱眉、眯眼等动作。如果在腹部稍微施加一些压力时，他立刻就会伸小手或者小脚回敬一下。有人通过胎儿镜观察发现，接触到胎儿的手心时，他马上就能握紧拳头作出反应；而接触到其嘴唇时，他又会努起小嘴作出吮吸反应。更为有趣的是，国外一些研究人员根据超声波图像报道，生活在子宫内的男性胎儿阴茎居然能勃起。这一切都充分说明了胎儿触觉功能的存在。

③ 嗅觉功能

胎儿的鼻子早在妊娠第2个月就开始发育，到了第7个月，鼻孔就能与外界相互沟通。但是，由于被羊水所包围，胎儿虽然已经具备了嗅觉，却无法一展身手，自然其嗅觉功能也就不可能得到较大的发展。尽管如此，胎儿的嗅觉一出生就能派上用场，新生儿在吃奶时能闻出母体的气味，而且以后只要他一接近母亲就能辨别出来。

④ 味觉功能

同鼻子一样，胎儿的嘴巴也发育于妊娠第2个月。在妊娠第4个月时，胎儿舌头上的味蕾已发育完全。尽管羊水稍具咸味，胎儿还是能够津津有味地品尝。新西兰科学家艾伯特·利莱通过一个简单的实验证明了胎儿的味觉在第4个月时已经出现。他在孕妇的羊水里加入了糖精，发现胎儿正以高于正常一倍的速度吸入羊水。而当他向子宫内注入一种味道不好的油时，胎儿立即停止吸入羊水，并开始在腹内乱动，明显地表示抗议。所有这些均表明，胎儿的感觉功能是存在的。

胎儿的大脑是怎样发育的？

答 做父母的都想得到一个聪明伶俐、活泼可爱的好孩子。然而，聪明孩子的前提取决于胎儿期大脑的发育情况。现在，我们就来看看胎儿的大脑是怎样发育的。

早在受孕后的第20天左右，胚胎中已有大脑原基存在；妊娠第2个月时，大脑里沟回的轮廓已经很明显；妊娠第3个月，脑细胞的发育进入了第一个高峰时期；妊娠第4～5个月时，胎儿的脑细胞仍处于迅速发育的高峰阶段，并且偶尔出现记忆痕迹；从妊娠第6个月起，胎儿大脑表面开始出现沟回，大脑皮质的层次结构也基本定型；第7个月时，胎儿的大脑中主持知觉和运动的神经已经比较发达，开始具有思维和记忆的能力；第8个月时，胎儿的大脑皮质更为发达，大脑表面的主要沟回已经完全形成。

据有关报道，胎儿的脑从妊娠6个月起就已具有140亿个脑细胞，也就是说基本具备了一生中所有的脑细胞数量。其后的任务只是在于如何提高大脑细胞的质量。由此可见，胎儿期脑的发育是十分关键的时期，仅仅从这一点来看，从胎儿期开始的系统科学的胎教就势在必行。当然，胎儿脑的发育还不够成熟，尤其是起重要作用的脑神经尚未完全形成，大脑要到出生后10岁左右才能全部发育完成。未来的父母在胎教过程中应注意到这一问题，切不可急于求成，否则只能是欲速则不达。

情绪在胎教中有什么作用？

答 孕妇的情绪与胎教是息息相关的，其中对胎教影响最大的，要数孕妇的不良情绪了，比如悲伤、忧愁、抑郁、大怒、过喜、骤惊等，都对胎儿有着损伤性甚至毁灭性的打击。

妊娠后期，孕妇精神状态突然改变，如惊吓、恐惧、忧伤、悲愤、严重的刺激或其他原因所造成的神经过度紧张，均能使大脑皮质与内脏之间不平衡，引起循环紊乱、子宫出血或胎盘早期剥离，造成胎儿死亡。

当孕妇情绪发生改变时，胎儿的胎动次数增加，如果母亲的情绪紊乱持续几个星期，则胎动将一直维持在一个过高的水平上。这样，孕妇生下来的新生儿体重较轻，而且表现为躁动不安，喜欢哭闹，不爱睡觉。此类婴儿又可表现为经常吐奶、

腹泻、消瘦，有的甚至发生脱水。

孕妇的不良情绪，对胎教直接影响非常大，特别是心理影响。在一般情况下，母腹中各种声音的旋律与母亲的心律相吻合：母亲的精神状态良好，则心情舒畅，其心律正常，胎儿在子宫里有一种安定、舒适的感觉；反之，孕妇精神状态不佳、心情郁闷，其心律可能不正常，就会给胎儿一种不安的感觉，从而影响胎儿的正常发育。所以，孕妇在孕期一定要情绪稳定、心情舒畅、精神愉快，这对胎儿发育大有好处。

 Q 怀孕期间父母为什么要与胎儿进行语言对话？

答 胎儿第5个月时，其感觉器官已初具功能，在子宫内已能接收到外界刺激，能以潜移默化的形式储存于大脑之中。实践证明，父母经常与胎儿对话，进行语言交流，能促进胎儿出生后的语言及智能发育。专家们提出，早期教育应从胎儿时期开始，父母与胎儿对话要继续，每天定时刺激胎儿，每天1~2次，对话内容不限，可以问候，可以聊天，可以讲故事、读诗歌。

父亲每天也要在固定的时间和胎儿说话。随着妊娠期的进展，每天可适当增加对话次数，把每天快乐的感受告诉胎儿。父母亲的说话声音通过波长和频率储存在胎儿大脑的感觉区域，可以产生记忆。母子对话内容不必太复杂，且需要重复。实践证明，胎儿能接受父母亲的感情。对话

时一定要把胎儿当做家庭中的成员，认真感受他的感情，才能达到胎教的目的。经过胎教训练的胎儿，出生后3~4天就能用声音与父母交流，连续发出咿咿呀呀的声音。

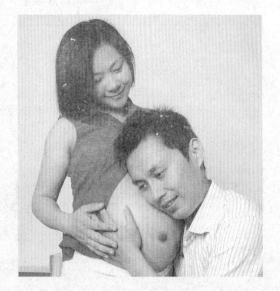

怎样进行运动胎教?

答 所谓运动胎教，主要是指通过抚摸胎儿，帮助胎儿做体操，激发胎儿运动的积极性，从而促进其大脑发育，增强其出生后的运动能力。具体方法介绍如下：每天固定一段时间，一般选在晚饭后较好，孕妇平卧在床上，全身放松，此时可感到胎动；最初胎儿往往表现为躲避，当胎儿对母亲的动作熟悉了，母亲一按压腹部，胎儿便会主动迎合作出反应。由于胎儿反应有快有慢，刚开始的时候，母亲要有耐心，如果胎儿用力挣脱，要立即停止，过一段时间后再进行。随着孕周的增加、胎儿的长大，母亲按摩腹部时可分辨出胎头和胎体，可推动胎儿四肢，使其在宫内"散步"，抚摸胎头表示爱抚等。时间一般以5～10分钟为宜。通过抚摸胎儿，帮助胎儿做操，不但有利于胎儿发育，还有利于促进母子感情的交流。

 知识拓展

运动胎教

平时人们所说的"心灵手巧"，是指通过锻炼使动作协调、敏捷，促进大脑的发育。有大量资料证实，孕期经常帮助胎儿作活动，出生后婴儿动作的发展比一般婴儿要早，而且也更灵活。一般在怀孕4个月的时候，孕妇就可感到胎动了。胎儿在宫内的运动是丰富多彩的，有握拳、蹬腿、吮手指、翻身、翻跟头等。胎儿熟悉了母亲的动作以后，还会"撒娇"、"作游戏"，有时候也会"发脾气"，母亲轻柔的动作可起到爱抚、安慰作用。

 为什么家庭其他成员也需参与胎教?

答 不要以为胎教只是未来父母的责任。实际上，家庭的其他成员，尤其是孩子未来的爷爷、奶奶、外婆、外公等人也需在胎教中占据一席地位。一些老人，尤其是爷爷、奶奶，往往希望生一个虎头虎脑的小孙子，而不想要孙女。这样就给孕妇带来了一定的精神压力，甚至产生心理障碍，以致影响母腹中胎儿的发育。

还有一些老人，往往是孕妇的母亲或婆婆，总是滔滔不绝地介绍自己当年的亲身感受和经验。当然，这样做不无裨益，但是其中也有不少夸大之词，甚至把一切说得困难而又痛苦。这对于孕妇来说无疑是一种不良刺激，甚至使她产生条件反射，怀有痛苦而又沉闷的妊娠和分娩感受。这同样会给胎儿造成极为不利的影响。

此外，还有一些老年人，对怀孕的媳妇不以为然，动辄就说她们那时候如何如何，言外之意就是眼下的媳妇太娇气。这对于孕妇来说也是一种不良刺激，往往是给孕妇原本就烦躁不安的情绪火上浇油，甚至发生口角，进而殃及胎儿。

因此，在孕妇怀孕期间，家庭所有成员都应给予热情的帮助和充分的体谅，不要给孕妇造成压力，也不要"瞎参谋"，更不要随意指责，而应共同努力在孕妇周围造成一个宽松的生活环境，使胎儿在祥和的气氛中健康成长。

遗传性疾病对孩子智力有什么影响？

答 众所周知，孩子的智力在很大程度上是先天形成的，但却很少有人知道所谓的"先天"其实就掌握在父母的手中。所以，在怀孕之前父母就应该考虑和注意孩子的智力问题。

智力的构成相当复杂，它的产生、发展、扩充和完善都离不开大脑这个物质基础，而大脑的生长发育又是受先天遗传因素和后天教育因素的双重影响。只有大脑完好、无疾患、无缺损，才能在后天教育因素的作用下获得较高的智力。通常，父母智商较高者其子女往往比较聪明，反之亦然。也就是说，智力是有一定遗传基础的。

此外，有许多遗传性疾病与儿童的智力发育密切相关，必须予以足够重视。如先天愚型(又称伸舌样痴呆)，属大脑发育不全症中最常见的一种。这些患者有特殊的面部表现，如眼裂小、两眼距离宽、塌鼻梁、流涎水、常伸舌、呆笑等。还常常伴有其他先天性畸形，以先天性心脏病最为常见，易感染疾病而夭折。病情轻度的患儿可以活到成年，但智力低下的成年男女患者均无生育能力。这类患者在婴儿期多伴有如呕吐、湿疹、烦躁不安和尿中有霉味等症状。如婴儿较小，早期治疗可使其智力发育接近正常；如果在2岁以后再治疗，已经发生的脑损伤则难以恢复，智力也会受到严重的影响。

另外，还有呆小症、小头畸形和巨脑症等先天畸形，均表现为智力低下。造成智力低下的原因是孕妇在怀孕期间感染了风疹、水痘等病毒性疾病；或者受到了放射线的照射；或者为病理妊娠，即患有妊娠特发性疾病或合并有其他全身性疾病。以上原因都可影响胎儿的正常发育，使大脑细胞发育不完善。

总之，要想养育一个聪明的孩子，就必须从保证没有先天性遗传病入手，把握好结婚、怀孕、生育的每一个环节，为后天的教育打好基础。这样，即使父母的智力一般，也能孕育出一个聪明、健康的孩子。

知识拓展

如何生一个聪明的宝宝

　　智力与遗传因素有密切的联系。如果因此就认为"龙生龙，凤生凤"，孩子的聪明或愚笨完全是父母造成的，就又有失偏颇了。在我们的周围不乏这样的例子：父母都是高级知识分子，其子女却连中学都不能毕业；而父母文化程度都比较低的，孩子却得到了高等学位。这是因为除了遗传因素外，智力还受环境因素的影响。我们不应夸大遗传的作用而忽视后天环境的影响，也不能只强调后天教育的作用而否认先天遗传的重要，只有两者兼备，才能使孩子的智力得以正常发育。所以，要想生育一个天赋很高的孩子，除要具备遗传因素外，还要从胎儿期、婴儿期、幼儿期开始进行教育，否则就会造成不良的智力发展。

　　此外，吸烟、酗酒的女性所生的孩子也易智力低下，年龄过大的女性所生的孩子患先天愚型者占该病的42%左右。其次是后天性因素，如分娩时的产伤、新生儿早期的脑创伤和神经系统的感染等。

Q　胎教成功的秘诀是什么？　

答　胎教成功的秘诀，是相信胎宝宝的能力和对胎宝宝倾注的爱心与耐心。胎教的各种内容都是围绕一个目的，即输入良性信息，确保胎宝宝生存的内外环境良好。这就要求准妈妈心态要好，情绪稳定、营养均衡。此外，夫妻和睦、定期保健、有病早治、顺利生产也是相当重要的。在此基础上，再给胎宝宝以良性的感觉信息刺激，以开发胎儿大脑的潜能。

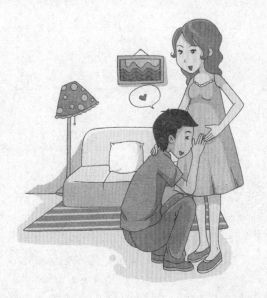

Q 选好受孕时机有哪几种方法？

 选择好的受孕时机，对于孕育优质宝宝非常重要。具体来说有以下几种方法：

① 使用避孕优生检测

检测时用舌尖将一滴唾液滴在载玻片上，待风干或灯下烤干即可目测，每日检测一次，如出现典型的"羊齿状结构"，即表示有排卵。此法对图辨认，可在家使用，既方便又简单。

② 一步法排卵检测

促黄体生成素（LH）约在排卵前24小时达到最高峰，因此LH浓度的增高，成为测试排卵的最佳指标。

③ 测量基础体温

在经过6～8小时的睡眠后，醒来不进行任何活动所测得的口腔温度即基础体温。基础体温一般需要连续测量3个以上月经周期才能得出结论。将每天的体温用曲线标出来，体温升高0.5℃以上的那天即为排卵日。

④ 试纸检测法

测量基础体温的方法比较麻烦。现在药店里有专门的试纸出售，通过试纸颜色的变化确定排卵，方法简便，价格也不是很贵。

⑤ 观察宫颈黏液的变化

还可以通过观察阴道分泌物的变化判断排卵日。当白带出现较多且异常稀薄，呈鸡蛋清样，清澈、透明、高弹性、拉丝度长的这一天很可能就是排卵日。如果你足够细心，甚至能够感觉到：排卵时一侧下腹会有隐痛感。

 知识拓展

精子畸形

指精子头、体、尾的形态变异。头部畸形有巨大头、无定形、双头等；体部畸形有体部粗大、折裂、不完整等；尾部畸形有卷。引起畸形精子症的原因有泌尿生殖道感染、腮腺炎并发的睾丸炎、附睾结核、精索静脉曲张等。精子中有一定数量的畸形精子是难免的，一般认为10%以内可称为正常，超过10%甚至达到20%则会影响生育。如果形态异常的精子超过70%，特别是妻子有习惯性流产时，就应该考虑进行染色体核型检查，男方很可能具有染色体异常，需要排除这种可能性。如果异常精子少于70%，那么，也许是精索静脉曲张、职业或环境、接触毒物、放射线、微波、服用药物、感染及应激等因素影响了睾丸生精过程。

有必要做孕前健康检查吗?

 准备怀孕前,男女双方要做好孕前健康检查。因为女方在怀孕期间生理负担加重,有些原本不易发作的病此时极易发作,而作为丈夫,在妻子怀孕、生育和抚养孩子的过程中,要担负起照顾妻子、宝宝和教育宝宝的重任,身心负担大大增加,也有可能引发一些身心问题,所以孕前半年夫妻双方到医院作一次全面的体格检查很有必要。检查的主要项目如下:

❶有无对妊娠有影响的疾病,如糖尿病、癫痫及心、肝、肾、肺等主要脏器的疾病,以及精神病及性传播疾病。

❷有无遗传性疾病的家族史。

❸是否在服用避孕药。服用避孕药者应在停药后有过5次月经周期后再怀孕,这样也便于推算预产期。

❹在工作中是否接触过会损害胎儿的化学品,如铅、汞、农药、X线等。这些物质会影响受孕机会,一旦受孕还会危及胎儿。所以,应将自己的真实情况如实告诉医生,以获得帮助。

❺了解是否有过不明原因的死胎、死产、新生儿死亡及屡次流产史等经历,以估计此次妊娠的危险因素。

❻生殖器官是否存在疾病感染。

以上问题可通过产前检查查清。如对某一点感到疑虑,一定要请教医生。

✱ 温馨提示

从优生学的角度看,如果新娘在旅途中受孕则是很不妥当的。原因是旅游途中生活无规律,居无定所,在偶尔的长途奔波后可能已很疲惫了。加上新婚后较频的性生活,因受客观条件限制不易保持性器官的清洁卫生,易使新娘患尿道炎、膀胱炎、肾盂肾炎甚至女性生殖器官感染等疾病。因此,这个阶段不宜受孕。

 哪些职业岗位的女性在怀孕前需调换工作?

 劳动条件对孕妇健康至关重要。有资料表明,女工的流产、早产及死产的发病率高于家庭女性。电磁辐射、噪声、振动、化学物质均有害于孕妇和胎儿。

工作中长期接触有毒物质的女士,近期中毒、损伤者,应治愈后再怀孕。接触高浓度铅作业的女士,应经检查后再决定是否怀孕。在怀孕以后,女士应调离有毒有害作业环境。特别是孕早期,是胎儿致畸敏感期,孕妇更应加倍注意。同时不要安排孕妇进行长时间站立、连续巡回、弯腰负重、攀高等作业,孕妇也不宜在阴冷潮湿、高温暑热等环境中工作。同时,应禁止孕妇加班加点及上夜班。对妊娠反应较重的孕妇，应尽量减少工作时间给予工间休息。在孕末期，胎儿发育迅速，孕妇身体负担过大。因此，在产前更要注意照顾孕妇休息。

 ## 什么是人工流产及其危害？

答 人工流产是在避孕失败导致怀孕时的一种补救措施。人工流产可根据妊娠月份的不同而采用负压吸宫术、钳刮术或天花粉引产、水囊引产等方法。一般术后在观察室休息2小时，无异常情况即可回家休息。2周内避免从事重体力劳动和剧烈活动。

① 多次人工流产的危害

反复多次地施行人工流产会引起月经紊乱或闭经；发生子宫腔粘连；易患子宫内膜异位症；子宫穿孔；引发盆腔炎；如严重损伤则会引起子宫内膜硬化而诱发癌变。因此，不少专家建议要采取避孕措施，未婚青年应该避免婚前性行为，防止未婚先孕的发生。当必须要进行人工流产术时，应注意：最好在妊娠10周以内，最

迟不宜超过12周，如超过14周就需用引产术了。

② 未产妇人工流产的危害

据临床观察表明，未产妇人工流产术后并发症可达15%以上，对卵巢功能恢复也有一定影响，容易发生人工流综合征及术后宫颈、宫腔粘连而造成腹痛闭经。如人流后再次妊娠时，前3个月容易发生阴道出血，胎盘容易前置、后置、粘连或残留，导致妊娠晚期出血、早产或引起死产，分娩过程中发生急产、宫缩乏力及产后不明原因的出血增多，新生儿死亡、畸形、低体重儿的发病率明显增高等病症。因此，为了自己和未来孩子的健康，未产妇最好不做或少做人工流产。

 ## 哪些夫妻生育前需做"遗传咨询"？

答 遗传咨询也叫遗传商谈，是遗传病患者或家属提出有关遗传性疾病的问题，由咨询医生就该病的病因、遗传方式、再发风险、防止措施、是否适合生育等问题进行解答，并提出咨询意见，指导如何采取适当措施以避免或减少遗传病和其他先天性异常儿的出生。

一般来说，具有下列特征的夫妇需作遗

传咨询：患有遗传病的夫妇；有遗传病家族史的夫妇；长期接触不良环境的育龄夫妇；父母或者同胞是染色体病患者；性器官发育异常者；已生过严重畸形儿或者跰性疾病患儿的夫妇；不明原因地反复自然流产的夫妇；有不明原因的死胎、死产或者新生儿死亡史的夫妇；生育过原因不明的智力低下儿的夫妇；有致畸因素接触史的孕妇；不孕

夫妇；原发性闭经和原因不明的继发性闭经孕妇；夫妻双方为近亲结婚者。

 ## 哪些夫妇不宜生育？

答 夫妇有下列情况者不宜生育：

❶患有严重遗传性疾病，如先天性痴呆、进行性肌营养不良等。

❷精神病方面，如有精神分裂症、躁狂抑郁型精神病或其他重型精神病。

❸双方虽然无症状，但双方的近亲中，有人患同一种遗传性疾病，如先天性聋哑、全身性白化病等；双方均为先天性聋哑者；双方均为智力低下者。

❹女性患有下列疾病，如糖尿病并伴有严重肾脏病变、心血管病变者；慢性肾炎并伴有肾功能不全者；慢性肾盂肾炎并伴有功能不全或严重高血压者；心脏病心功能Ⅲ～Ⅳ级或既往有心功能衰竭史者；原发性癫痫患者等。

 ## 意外怀孕而孕育的孩子健康吗？

答 随着人们优生观念的增强，为了孕育一个健康的宝宝，应提倡夫妻双方在作好充分准备的前提下怀孕，即计划怀孕。这种准备除了生理和心理方面的准备外，受孕前还应避免服用不利于受孕和胚胎发育的药物，避免接触放射线和有害化学物质等。如果在没有任何准备的情况下怀孕，则有可能会有某些不良因素影响胚胎或胎儿的发育，易导致流产、胎儿畸形或先天性疾病的发生。因此，一旦意外怀孕，应尽快到医院咨询，在医生指导下认真回顾怀孕前后是否存在不利于优生的因素，在听取医生意见的情况下，确定是否应该继续妊娠。

 ## 停止避孕后的最佳怀孕时间的间隔为多少？

答 刚停用避孕药就怀孕不好，因为避孕药是激素类药物，在服用期间对卵巢的分泌功能有一定的抑制作用。在刚停药的几次行经中，由于卵巢分泌性激素的水平尚未恢复到正常，会使子宫内膜变薄，容易导致受精卵着床不牢而流产，所以刚停服避孕药应改用其他方法避孕一段时间，一般以半年左右为佳，待卵巢的功能和子宫内膜的周期变化都恢复正常，这时再怀孕就可以顺利着床，并生育出健康的小宝宝了。

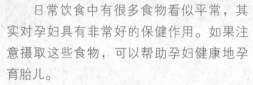

知识链接

日常饮食中有很多食物看似平常，其实对孕妇具有非常好的保健作用。如果注意摄取这些食物，可以帮助孕妇健康地孕育胎儿。

适宜孕期食用的食物有：

❶富含维生素C的果蔬——预防先兆子痫。先兆子痫是孕晚期容易发生的一种严重并发症，影响孕妇和胎儿的安危。有关专家对数百名先兆子痫及健康孕妇的饮食进行调查时发现，每天从食物中摄取维生素C较少的孕妇，血液中的维生素C水平也较低，她们发生先兆子痫的概率是健康孕妇的2～4倍。因此，专家建议孕期应注意摄取富含维生素C的新鲜蔬菜和水果，每天的摄取量最好不低于85毫克。

❷蜂蜜——促进睡眠并预防便秘。在天然食品中，大脑神经元所需的能量在蜂蜜中含量最高。如果孕妇在睡前饮上一杯蜂蜜水，所具有的安神功效可缓解多梦易醒、睡眠不香等不适，改善睡眠质量。另外，孕妇每天上、下午饮水时，如果在水中滴入数滴蜂蜜，可缓下通便，有效地预防便秘及痔疮。

❸鱼类——避免胎儿脑发育不良。营

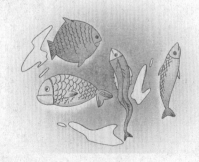

养学家指出，鱼体中含有的二十二碳六烯酸（DHA）是一种必需脂肪酸，这种物质在胎儿的脑细胞膜形成中起着重要作用。一些研究专家对数万名孕妇进行调查，发现在怀孕后经常吃鱼有助于胎儿的脑细胞生长发育，吃得越多胎儿脑发育不良的可能性就越小。如果孕妇在整个孕期都不吃鱼，出现胎儿脑发育不良的可能性会增加1/8。专家建议，孕妇在1周之内至少吃1～2次鱼，以吸收足够的DHA，满足胎儿的脑发育需求。另外，孕期每周吃1次鱼还有助于降低早产的可能性。

❹黄豆芽——促进胎儿组织器官建造。胎儿的生长发育需要蛋白质，它是胎儿细胞分化、器官形成的最基本物质，对胎儿身体的成长就像建造一座坚实大厦的基础一样。黄豆芽中富含胎儿所必需的蛋白质，还可在孕妇体内进行储备，以供应分娩时消耗及产后泌乳，同时可预防产后出血、便秘，提高母乳质量，所以黄豆芽是孕产妇理想的蔬菜。

❺鸡蛋——促进胎儿的大脑发育。鸡蛋所含的营养成分全面而均衡，七大营养素几乎完全能被身体所利用。尤其是蛋黄中的胆碱被称为"记忆素"，对于胎宝贝的大脑发育非常有益，还能使孕妇保持良好的记忆力。所以，鸡蛋也是孕妇的理想食品。除此之外，鸡蛋中的优质蛋白质可以储存于孕妇体内，有助于产后提高母乳质量。在此须提醒的是，多吃鸡蛋固然有益于孕妇和胎儿的健康，但不是多多益善，每天吃3～4个为宜，以免增加肝肾负担。

⑥冬瓜和西瓜——帮助消除下肢水肿。怀孕晚期，孕妇由于下腔静脉受压，血液回流受阻，足踝部常出现体位性水肿，但一般经过休息就会消失。如果休息后水肿仍不消失或水肿较重又无其他异常时，称为妊娠水肿。冬瓜性寒味甘，水分丰富，可以止渴利尿。如果和鲤鱼一起熬汤，可使孕妇的下肢水肿有所减轻。西瓜具有清热解毒、利尿消肿的作用，经常食用可使孕妇的尿量增加，从而排出体内多余水分，帮助消除下肢水肿。

⑦南瓜——预防妊娠水肿和高血压。南瓜的营养极为丰富。孕妇食用南瓜，不仅能促进胎儿的脑细胞发育，增强其活力，还可防治妊娠水肿、高血压等孕期并发症，促进血液凝固及预防产后出血。取南瓜500克、粳米60克，煮成南瓜粥，可促进肝肾细胞再生，同时对早孕反应后恢复食欲及体力有促进作用。

⑧葵花子——降低流产的危险性。葵花子里富含维生素E，而维生素E能够促进脑垂体前叶分泌促性腺激素，增加卵巢功能，使卵泡数量增多，黄体细胞增大，增强孕酮的作用，促进精子的生成及增强其活力。医学上常采用维生素E治疗不孕症及先兆流产，故生育酚由此得名。如果孕妇缺乏维生素E，容易引起胎动不安或流产后不容易再孕。孕期多吃一些富含维生素E的食物，如每天吃两匙葵花籽油，即可满足所需，有助于安胎，降低流产的危险性。

⑨新鲜酸味水果——防止胎儿神经管畸形。杨梅、草莓、樱桃、猕猴桃、石榴、葡萄等，都是带有酸味的水果。这些水果中富含叶酸，而叶酸是胚胎神经管发育的非常重要的物质。如果孕期缺乏叶酸，就会影响胚胎神经管的发育和形成，导致脊柱裂或无脑儿。因此，在孕早期要注意多吃些新鲜酸味水果，降低胎儿发生神经管畸形的风险。

⑩芹菜——防治妊娠高血压。芹菜中富含芫荽苷、胡萝卜素、维生素C、烟酸及甘露醇等营养素，特别是叶子中的某些营养素要比芹菜茎更为丰富，具有清热凉血、醒脑利尿、镇静降压的作用。孕晚期经常食用，可以帮助孕妇降低血压，对缺铁性贫血以及由妊娠高血压综合征引起的先兆子痫等并发症，也有防治作用。

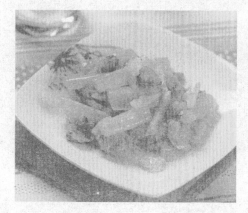

⑪动物肝脏——避免发生缺铁性贫血。孕期血容量比未孕前增加，血液被稀释，孕妇出现生理性贫血，以铁补充不足而发生的缺铁性贫血最为常见。可孕妇、胎儿都需要铁，一旦缺乏容易患孕期贫血或引起早产。所以，在孕期一定要注意摄取富含铁的食物。各种动物肝脏的铁含量较高，但一周吃一次即可，在吃这些食物的同时，最好同时吃富含维生素C或果酸的食物，如柠檬、橘子等，增加铁在肠道的吸收率。

Q 哪些疾病传男不传女？

答 医学研究发现，大约有250种遗传病只在男性范围内发病，而女性则没有或者很少患病，形成独特的单性别遗传方式。比较常见的疾病有以下几种：

❶ 血友病

血友病是先天性凝血障碍中最常见的一种性连锁隐性遗传病，大多是女性传递给男性发病。患者血液中缺乏一种重要的凝血因子，其主要临床症状是出血。皮下、肌肉、肾脏等常常有出血倾向，患者常因创伤流血不止，最终死亡。

❷ 蚕豆病

蚕豆病为性连锁隐性遗传病。患者体内缺少红细胞葡萄糖-6磷酸脱氢酶。本病常因进食蚕豆而引起急性溶血性贫血。据有关资料统计，蚕豆病患者中90%左右为男性。

❸ 红绿色盲病

红绿色盲病是视觉方面异常，不危及生命安全，但对职业和专业的选择有影响。发病率男性比女性高14倍。

❹ 假性肥大型进行性肌营养不良症

假性肥大型进行性肌营养不良症是遗传性家族性疾病，男孩儿发病率明显高于女孩儿，且病症比女孩儿重。患儿大腿肌肉萎缩，进行性加重，小腿变粗而无力，走路姿势很像鸭子，渐渐地发展成瘫痪。患者多在20岁左右死亡。

知识拓展

先天性凝血障碍

血友病是先天性凝血障碍中最常见的一种出血性疾病，由患者血浆中抗血友病球蛋白即因子Ⅷ的促凝活性部分减少或缺乏所致。先天性凝血因子缺乏，以致凝血活酶生成障碍的出血性疾病。其中包括血友病甲[因子Ⅷ、抗血友病球蛋白（AHG）缺乏]，血友病乙（因子Ⅸ缺乏）及血友病丙（因子Ⅺ缺乏）。血友病甲多见，约为血友病乙的7倍。先天性因子Ⅷ缺乏为典型的性连锁隐性遗传，由女性传递，男性发病，控制因子Ⅷ凝血成分合成的基因位于X染色体上。患病男性与正常女性婚配，子女中男性均正常，女性为传递者；正常男性与传递者女性婚配，子女中男性半数为患者，女性半数为传递者；患者男性与传递者女性婚配，所生男孩儿半数有血友病，所生女孩儿半数为血友病，半数为传递者。约30%无家族史，其发病可能因基因突变所致。

Q 哪个阶段是最佳生育年龄？

答 从医学方面讲，女性最佳生育年龄为24～29岁。然而在现代社会，越来越多的职业女性年轻时忙于事业，或是没有找到合适的意中人，到30岁以后才怀孕。她们担心自己的年龄大了，生孩子容易出问题，或者生孩子会很困难。其实任何有生育能力的女性成功分娩的机会都很大。

医学上将35岁以上的孕妇称为高龄产妇，但并非所有的高龄孕妇都会导致难产。只要与医生积极配合，加强保健并保持良好的心态，就会平安顺利地当上妈妈。尽管如此，最好能在最佳生育年龄内怀孕生育。如果做不到，也要尽量在35岁以前怀孕。

Q 为什么要加强孕前锻炼？

答 受孕前，年轻的妻子应下决心先调整好身体，以便在怀孕期和哺乳期间一直都将身体保持在最佳状态，以承受养护胎儿的重任。为了胜任怀孕、分娩时体力的消耗，未来的妈妈们在怀孕前就应该进行身体素质方面的锻炼，如进行游泳、登

山、做广播操、长跑、打球、练健美操、跳舞、武术等活动。每日只需用15分钟，坚持2个月，就可以达到增强身体素质的目的。此后再受胎怀孕，就无大的身体方面的问题。

5 **chapter**

孕前药膳食谱

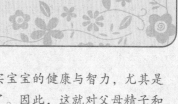

很多孕妇都习惯于在知道怀孕后再补充营养，其实宝宝的健康与智力，尤其是先天性体质往往从成为受精卵的那一刻起就已经决定了。因此，这就对父母精子和卵子的质量，以及受孕时的身体状况提出较高的要求。为了保证母婴健康，必须从孕前准备受孕时就开始调整自己的营养，做到平衡膳食。下面列举出的各种食谱，可以供广大读者结合自身实际情况使用。研究表明，不少食物对胎儿的发育有不同程度的影响，因此，孕前就培养合理的饮食习惯和健康的生活方式，一定会给您带来健康、聪明、可爱的宝宝。

Q 适合普通型孕前女性的食谱有哪些？

答 普通型孕前女性，可结合自身的状况，采用如下的食谱进行饮食滋补：

奶油牛舌（猪舌）

♥ 原料

牛舌（或猪舌）400克，马铃薯400克，胡萝卜200克，海带1片，大蒜1个，豌豆荚100克，味精、麻油适量，水800毫升，盐、奶油各少许。

♥ 制作

❶牛舌（或猪舌）用刷子洗净，放入适量的热水中煮，外皮呈白色后就可以取出，然后用菜刀把白色外皮刮干净，切成大小2～5厘米的丁。

❷马铃薯、胡萝卜切成较大块的丁。大蒜切薄片。

❸平底锅注入麻油加热，按顺序放入牛舌、马铃薯和胡萝卜，加蒜片翻炒，炒完取出置于容器内。

❹锅内放水、奶油、味精煮沸后，再放入海带、牛舌、马铃薯、胡萝卜，用小火煨煮2小时，每隔半小时要搅拌一下。

❺煮沸前加豌豆或豆荚，下盐调味即可。

♥ 功效

强腰补肾，含有丰富的优质蛋白质、脂肪。

榨菜鸡丝汤

♥ 原料

榨菜40克，鸡翅肉80克，竹笋50克，木耳少量，水或高汤800毫升，盐5克，油15毫升，麻油、料酒各少量。

♥ 制作

❶把榨菜外侧红辣椒粉洗去切丝。

❷将鸡翅的骨头剥去，肉切丝后洒少许料酒放着。

❸竹笋纵切两半，切丝。木耳泡软，洗过后切丝。

❹锅内放高汤烧沸，把鸡翅肉摊开放入锅中煮，除去浮于汤面的油渣。后改成中火，加竹笋、木耳，再放榨菜，煮1～2分钟。最后用盐、料酒、麻油调味即可。

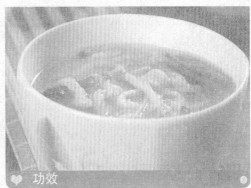

♥ 功效

味道鲜美，汤清爽口。含有丰富的优质蛋白质、多种矿物质及多种维生素。

蛋炒饭

♥ 原料

米饭适量，鸡蛋200克，葱适量，大蒜少量，油、盐、酱油各适量。

♥ 制作

❶蛋打碎加少量的盐，锅内放适量油加热，放入蛋液翻炒，炒好后置于容器内。

❷葱斜切，大蒜切成末状。

❸锅内放3大匙油加热，把大蒜和葱放入翻炒。再把饭放入，用中火慢慢炒透，待饭粒充分分开后加入做好的炒蛋，用盐调味。然后从锅边淋酱油，翻炒均匀即可。

❤ 提示

可以加一点番茄酱。若想要颜色鲜艳，则可放入绿豌豆、甜玉米或胡萝卜，均要细切。

❤ 功效

鲜香柔软，含有蛋白质、脂肪、糖类（碳水化合物）、多种矿物质和维生素。

Q 肥胖女性的孕前食谱有哪些？

答 肥胖型的女性孕前在饮食方面要多加注意，避免摄入过量的食物。下面的食谱适合此类女性孕前食用：

糖醋莲藕

❤ 原料

莲藕1小节，柠檬3个，醋45毫升，高汤45毫升，盐少量，柠檬皮0.5个。

❤ 制作

❶把莲藕的皮削掉，切成薄片，放入加了少量醋的热水中，煮至不失去脆度的程度，捞起放在滤水盆内。

❷把材料混合，作成糖醋。再把莲藕放入糖醋中。

❸把柠檬皮切成细末，洒在上面即可。

❤ 功效

色泽鲜美、香脆酸甜，含有丰富的维生素等营养素。

卤萝卜

❤ 原料

萝卜1根，海带15厘米长，高汤1200毫升，砂糖45克，料酒30毫升，柚子皮1份，盐3克。

❤ 制作

❶选稍粗的萝卜切成4厘米左右的厚度，削皮。在背侧切十字形裂口，放入加了淘米水并充分加热过的汤水，煮至八分熟。

❷另取一锅把萝卜排在上面，加入用海带做的高汤至差不多能掩盖的高度（约6杯量）。加1匙盐，用小火煮熟。

❸将砂糖、料酒、高汤一起混合后，加入磨成泥的柚皮混合调匀。吃时将热萝卜淋上柚味汁吃。

❤ 功效

含有丰富的维生素A，并含有多种维生素及矿物质。

蔬菜炒牛舌

❤ 原料

煮过的竹笋70克，香菇2～3个，白菜叶3～4片，小的花椰菜半个，绿色蔬菜（豌豆荚或豌豆适量），牛舌40克，食用植物油45毫升，盐15克，酒15毫升，酱油15毫升，太白粉10克，水30毫升，虾油15毫升。

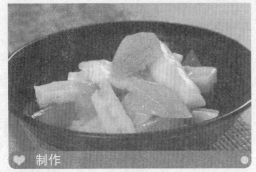

制作

❶将煮过的竹笋切薄片，香菇泡软削切4片，白菜纵切3片。花椰菜分为小穗，不要煮得太软。绿色蔬菜煮过后备用。

❷锅内下油加热，将白菜炒香，再按顺序翻炒煮过的竹笋和花椰菜。再把牛舌薄片放入炒熟，用辅料调味，太白粉溶液勾芡。

❸淋上虾油即可（也可用脂肪少的鸡肉代替牛舌）。

功效

补气血、益力气、开胃口，含蛋白质、脂肪、维生素等成分。

萝卜蚬肉

原料

小胡萝卜1根，蚬肉100克，酒、盐各少量，木耳一大匙，食用植物油适量，酱油5毫升，太白粉3克，水20毫升。

制作

❶萝卜削皮，切成3厘米见方的块。

❷蚬肉放在小滤水盆，用淡盐水洗净。沥干水分，洒上酒与盐，放5～6分钟。木耳泡软，除去硬的柄部。

❸锅内下油加热，用大火把蚬肉炒一会儿，再加萝卜、木耳。萝卜变软后用盐和酱油调味，加太白粉勾芡。

功效

味道鲜美、富有营养，含有丰富的优质蛋白质。同时，胡萝卜素、铁、碘、锌、磷等无机盐含量也很丰富。

油豆腐萝卜丝

原料

油豆腐皮4张，萝卜20克，冬粉1束，猪肉薄片200克，木耳15克，葫芦干30厘米长，高汤或水400毫升，酱油45毫升。

制作

❶油豆腐皮用热水冲去油分，切成两半。

❷萝卜用水洗净，沥干水分，切成约2厘米长的丝。冬粉在水中揉洗，冲洗干净。木耳泡软，和猪肉一样切丝。

❸把萝卜、冬粉、木耳等材料，放入已准备好的高汤中煮，用少量的酱油调味。

❹把萝卜丝装在油豆腐皮中，用泡软的葫芦干绑住。

❺将高汤煮沸，把油豆腐皮、萝卜丝等材料放入，加酱油，用小火慢煮。

功效

味美可口，蛋白质含量高，还含有丰富的胡萝卜素。

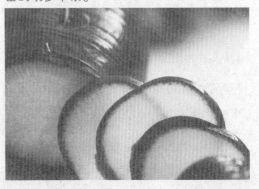

Q 消化不良型女性的孕前食谱有哪些？

答 消化不良多源于胃动力问题，对此饮食上需加注意。下面的食谱可供选用：

红枣茶

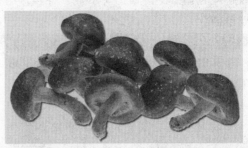

♥ 原料

红枣4个，粗砂糖60克，姜8克，水700毫升，盐、白兰地各适量。

♥ 制作

❶红枣洗净，在前后两处切裂口。

❷锅内放入适量的水和姜，加盐，用大火煮沸，后改小火煮30分钟，把姜拿出，加粗砂糖煮化。

❸吃时加少量白兰地，趁热喝。

♥ 功效

红枣含有丰富的钙、磷、铁，还含有蛋白质、脂肪、糖类及多种维生素。此茶具有健脾胃、补气血的功效。同时，对缺铁性贫血有较好的防治作用。

糯米香菇饭

♥ 原料

糯米400克，猪里脊肉100克，干燥香菇10克（泡软后成50克），姜25克，酒2大匙，盐5克，虾米20克，麻油30毫升，酱油8毫升，水100毫升。

♥ 制作

❶糯米洗净泡一晚，在蒸前先沥干水分，用热的蒸笼蒸40分钟。

❷猪肉切成5毫米宽的肉丝，香菇去柄切丝，虾米洗净放在少量的水中泡软。

❸生姜带皮洗净，用菜刀敲扁后切末。

❹锅内放入麻油加热，放入姜翻炒，再把猪肉加入，炒至变色为止。把虾米、香菇放入，炒至出香味，然后把酒、酱油、盐放入，煮沸后把蒸熟的糯米放入，拌匀，盛出放在容器内（可以洒上点紫菜或蛋皮）。

♥ 功效

益气健脾、补中养元，有很强的改善血液循环、促进消化、增进食欲、促进蛋白质合成的功效。

芝麻面

♥ 原料

煮好的面4束，胡萝卜100克，猪肉100克，葱头半个，大蒜少量，芝麻酱150克，酒、砂糖各一大匙，青椒2个，大白菜40克，蛋2个，盐少量，色拉油大半匙，麻油1大匙，姜1小片，炒过的芝麻30克，酱油15毫升，卤汁30毫升。

♥ 制作

❶青椒、胡萝卜、大白菜切丝，烫一下后放着。加入卤汁，再加入色拉油进行煎烧。

❷芝麻酱中加入麻油，将切末的葱头、姜、大蒜和猪肉放入翻炒，再放入酱

油、糖、酒拌匀。

❷把面加热，并将做好的调料放在上面。吃面时加芝麻、热沸水混合搅拌，洒上辣油。

♥ 功效

李时珍在《本草纲目》中记载，芝麻有"补气、强筋、健脑"的功效。现代科学分析，它含有丰富的钙、磷、铁，同时含有优质的蛋白质和近10种重要的氨基酸，这些氨基酸均为构成人体大脑神经细胞的主要成分。

炒猪肝

♥ 原料

猪肝250克，酒半大杯，太白粉2大杯，盐半小匙，葱末、大蒜末、姜末各适量，酱油、麻油8毫升，酒、砂糖各适量，高汤15毫升。

♥ 制作

❶猪肝去血泡在水中，用布压出水分，切成4～5厘米大的薄片，放入酒、太白粉、盐吃味。

❷将猪肝沾上太白粉，用热油煎炸。

❸炸炒完后，提高油温再把猪肝全部放入炸炒一次，趁热放入葱、大蒜、姜、酱油、麻油、酒、砂糖、高汤，让味道渗入。

❹盘子上铺生菜，放上炒熟的猪肝，再淋上泡汤。

♥ 功效

温经散寒，暖肾回阳，养血活血，化淤止痛，养肝活血。

卤鸡翅栗子

♥ 原料

嫩鸡翅12只，去壳栗子12个，酒毫升，酱油45毫升。

♥ 制作

❶鸡翅放入充分沸腾过的热水中，泡一分钟取出，然后将其从关节部位切成两半。

❷将鸡翅放入锅内，并加入能掩盖住鸡翅的适量清水；煮开后去掉浮在上面的油渣，改成中火煮20分钟左右。

❸鸡翅变软后，放入去壳的栗子、酒、酱油，用慢火煮到栗子熟为止。

♥ 功效

清甜适口，栗味浓郁。栗子有很高的营养价值，含有丰富的蛋白质、脂肪、糖类，此外还含有胡萝卜素及维生素B_1、维生素B_2、维生素C等多种营养元素。鸡肉含有丰富的蛋白质、糖类及钙、磷、铁、B族维生素等多种营养素。

红烧鸡腿

♥ 原料

鸡腿4只，盐、咖喱粉少许，色拉油3大匙，奶油15克，马铃薯2个，植物油30毫升，胡萝卜1个，水2／3杯。

♥ 制作

❶鸡腿撒入盐和咖喱粉，用手将其拌匀。

❷在平底锅中放入色拉油、奶油，加热，把鸡腿放入。用中火煎炒至变色，再翻转煎炒另一面。减弱火候，盖上锅盖将鸡腿煎熟。

❸将炸过的马铃薯片铺在盘子上，把鸡腿摆放在上面，旁边配加上奶油、水、盐、煮好的切成条形的胡萝卜。

♥ 功效

色泽红润，香甜可口。蛋白质含量尤为丰富。此外还含有糖分、维生素及多种矿物质。

葱香土豆丸烧肉

♥ 原料

马铃薯2～3个，红萝卜1个，花椰菜1个，小芫荽1把，水4杯，鸡精半匙，猪肉30克，洋葱1个（切末），大蒜1小片（切末），食用植物油大匙半，酒2大匙，熟芝麻40克，红辣椒粉少许。

♥ 制作

❶马铃薯削皮，切成鸽蛋大小；胡萝卜切成直径5厘米的圆形；花椰菜掰成小块；小芫荽留一点叶茎，削皮。

❷锅内放入水、鸡精，煮沸。按顺序放入胡萝卜、马铃薯、小芫荽。

❸煮至8分钟时，把花椰菜放入，再煮2～3分钟(煮汤要留下)。

❹把煮过的蔬菜放在容器上，淋上肉酱即可。

♥ 提示

肉酱制法：用油炒熟蒜末、洋葱、胡萝卜和猪肉，再放入煮汤3/4杯和酒，分别加上芝麻、红辣椒粉，调匀即可。

♥ 功效

消脾暖肾，消浊扶正，补气养血，润燥化痰。还可强筋骨、健脑髓，含丰富的营养素。

芝麻馅饼

♥ 原料

炒过的芝麻半杯，花生奶油1大匙，面粉1大匙半，葡萄干45克，水少量，面粉200克，砂糖适量，蛋黄1个，猪油8毫升，水约45毫升。

♥ 制作

❶将面粉用不加油的锅炒香至变色后，把炒过的芝麻、花生奶油、葡萄干、水全放在大碗内，混合搅拌成芝麻馅。

❷把面粉和砂糖混合，并按照4与6比例分成两份。对比例占4的部分，加适量的猪油混合搅拌；比例占6的部分，加适量的水混合搅拌。最后将其做成软的面皮。

❸把两种面粉皮各叠起，折成4～6层厚度再压碾，碾压3～4次后做成20等份，并将每一片都压碾成圆形，再在两片皮间包入芝麻馅，周围压花边，涂上蛋黄，用烤箱烤约20分钟即可。

♥ 功效

健脾胃、补肝肾，强筋、健脑、益智。含有丰富的蛋白质、脂肪、钙、磷、铁和近10种氨基酸。

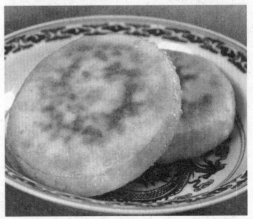

Q 不易受孕型女性饮食的基本原则?

答 对这类女性来说，在怀孕前注意饮食的调整是十分必要的。其应该在饮食上注意如下两点：一是有效的食物有童子鸡、鹿鞭、益母、当归、枸杞子、鸡肝、菟丝子、鹌鹑、姜、虾、韭菜、肉苁蓉、陈皮、鹿筋、灵芝、鹿肾、熟地黄、鹿茸、紫河车、白木耳、鹿角、蛤蚧、红参、茴香、黄花、茯苓、羊肉；二是避免吃的食物有：刺激性食物、辛辣食物、冷凉食物。

下面介绍一些可以借鉴的饮食菜谱，可供选用：

童子鸡露

♥ 原料

童子鸡肉250～300克，料酒、生姜、精盐、白糖各适量。

♥ 制作

❶将鸡宰杀，剖洗干净，切成块，沥干水分，待用。

❷把生姜去外皮，洗净，切成片，待用。

❸将鸡放入大碗内，加入料酒、生姜片、精盐、白糖，但不放水。放入蒸锅内清蒸4小时即可。

♥ 提示

每晚睡前食用。

♥ 功效

益肾填精，大补元气。适用于肾虚精亏、面色萎黄、形体消瘦、心悸失眠、饮食减少、疲惫劳乏、自汗盗汗，以及男子阳痿早泄、精液清冷，女子月经不调、久不孕育等症。

益母当归煲鸡蛋

♥ 原料

鲜益母草60克，当归15克，鸡蛋2个。

♥ 制作

❶将益母草去杂质，与当归一起放入水中洗净，用清水3碗煎制成1碗，用纱布滤渣，待用。

❷把鸡蛋洗净，入锅煮熟，去外壳，用牙签在蛋体上扎小孔数个，再加入益母草药汁，煮半小时即可。

♥ 提示

吃蛋、饮汤，每日2～3次，1个月为1个疗程。

♥ 功效

调经养血。适用于婚久不孕症。饮用此汤，可促进卵子的排出，提高受孕机会。

蜜糖枸杞子粥

♥ 原料

枸杞子20克，粳米100克，蜜糖适量。

♥ 制作

❶将粳米淘洗干净下锅，加清水，烧沸。

❷把枸杞子洗净，放入米锅内，同煮成粥，加入蜜糖调匀即可。

♥ 功效

温肾养血，调补冲任。适用于女性肾气不足而引起的婚后久不孕症。

鸡肝菟丝子汤

♥ 原料

雄鸡肝3个，菟丝子15克。

♥ 制作

❶将鸡肝放入清水中洗净，每个切成4块，待用。

❷把菟丝子略洗一下，装入纱布袋内，扎紧袋口，待用。

❸将沙锅洗净，把鸡肝、药袋放入沙锅内，加入清水850毫升，先用旺火煮沸，再改用文火煮熬30～40分钟，捞出药袋。

♥ 提示

每日当汤饮。

♥ 功效

补肾固精，益气壮阳。适用于肾阳气虚所致的男子阳痿早泄、滑精遗尿和女子久婚不孕或胎漏、习惯性流产等病症。

 知识拓展

胎 漏

胎漏指妊娠之后，阴道不时少量出血，点滴不止，或时有时无但小腹不疼痛者而言。胎漏是妊娠期间最常见的出血性疾患之一，也是妊娠出血性疾病中最早出现的病症。若下血不止，常可导致胎动不安、胎死母腹、堕胎、小产等病症，亦可引起胎儿畸形的发生。《本草纲目》说："下血不止，血尽子死。"因此，重视胎漏的诊治，是预防堕胎、小产的关键，亦是优生的重要措施。胎漏的诊断要点有三：第一，必须明确妊娠之诊断。第二，胎漏之下血，乃非时而下，量少是其特点。常常表现为时下时止，或滴沥不断，色淡红，或呈咖啡色、或呈黄豆汁、或色红。第三，要详询其腹痛之有无。《医宗金鉴·妇科心法要诀》明确指出：孕妇无故下血，或下黄豆汁而腹不痛，谓之胎漏。若下血而有腹痛者，不可诊断为本病，此为胎漏诊断之要诀，不可不察。

青虾炒韭菜

♥ 原料

青虾250克，韭菜100克，精盐、味精、色拉油各适量。

♥ 制作

❶将韭菜择去杂质，清水洗净，切成段，待用。

❷把青虾剪去头足，挤出虾仁，清水洗净，沥干水分，待用。

❸将炒锅洗净，置于火上，入油，倒虾仁入锅，用旺火烧熟，再倒入韭菜及精盐，反复快速翻炒10分钟后，酌加少量味精，炒匀即成。

♥ 功效

补肾壮阳。适用于阳虚所致阳痿、早泄、性欲减退、滑精、遗尿和女性宫冷不孕等症。

Q 适宜素食型女性的孕前食谱有哪些？

答 素食型女性的口味特殊，因此，在烹饪时应注意营养的多样摄入。下面的食谱可供参考：

酥炸甜核桃

♥ **原料**

去衣核桃肉400克，盐1/4匙，白芝麻2汤匙，柠檬汁20毫升，麦芽糖、砂糖各20克。

♥ **制作**

❶核桃肉放入开水中煮3分钟盛起，沥干水分。

❷白芝麻洗净，沥干水分，炒香。

❸水烧沸（量约4杯），加入砂糖及盐，放入核桃煮3分钟盛起，吸干水分。

❹煮溶麦芽糖，加入柠檬汁，放入核桃煮5分钟，盛起滴干。

❺锅中放油烧至微热，加入核桃炸至微黄色盛起，洒上芝麻即成。

♥ **功效**

核桃含有蛋白质、脂肪、矿物质及多种维生素，对胎儿的中枢神经发育、血液形成及骨骼成长很有帮助。"酥炸甜核桃"入口香甜松脆，且含有滋养强身的芝麻，最适宜作为素食者的零食。

素炒三鲜

♥ **原料**

竹笋肉250克，芥菜100克，水发香菇50克，麻油、精盐、味精、水淀粉各适量。

♥ **制作**

❶将竹笋肉切成丝，放入沸水锅里烫一烫，入凉水中洗净，沥干水分，待用。

❷把水发香菇切去老蒂，清水洗净，切成丝，待用。

❸将芥菜除去杂质，清水洗净，切成末，待用。

❹把炒锅洗净，置于武火上，放油，加入笋肉、香菇丝，煸炒数十下，加少许清水，大火煮沸后，转用文火焖煮3～5分钟，再下入芥菜末，炒15分钟后，调味，勾芡，淋上麻油即可。

♥ **功效**

素炒三鲜是食素者的上佳食谱，内含蛋白质、脂肪、糖类、钙、磷、铁、维生素B_2、烟酸等成分，既营养丰富又增强食欲。

PART 2

妊娠早期
有问必答

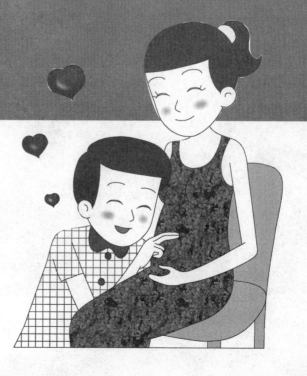

妊娠是女性的一种生理现象，其生理情况与平时大不一样。为了适应妊娠期的生理变化，合理安排和改变日常生活，有利于母亲安全和婴儿健康。因此，在妊娠早期的多方面的护理十分重要，比如：

❶饮食方面。怀孕后，胎儿的生长发育需要大量的营养物质，而所有营养物质都必须从母体摄取。另外，母体为以后的哺乳也必须作一定的储备，这一切都从母体的食物中获得。因此，孕妇的饮食应该多样化，不要偏食。

❷睡眠。怀孕期间，孕妇身体将会发生一系列的变化，总的感觉是体重增加、负担加重。因此，孕妇每天必须保证足够的睡眠。

❸活动。妊娠早期，是胚胎发育的关键时期。这一时期如接触有害物质或生病，对胎儿发育影响较大。因此，妊娠早期不宜外出，避免旅行招致疲劳，且人多拥挤的地方容易发生呼吸道疾病的传染。妊娠期间，过度的活动容易发生早产。

❹舞会、长途旅行、集会等在整个妊娠期都不宜参加。

❺心理。妊娠期情绪稳定性差、依赖性增强、欲望增加等，均需正确面对。应该进行必要的心理疏导。

上面论述的只是怀孕早期应该注意的主要方面，具体的问题还必须结合每对夫妇的不同情况而定，以求在饮食、运动、心理、日常生活等诸多方面作出科学的安排，确保妊娠的顺利进行。

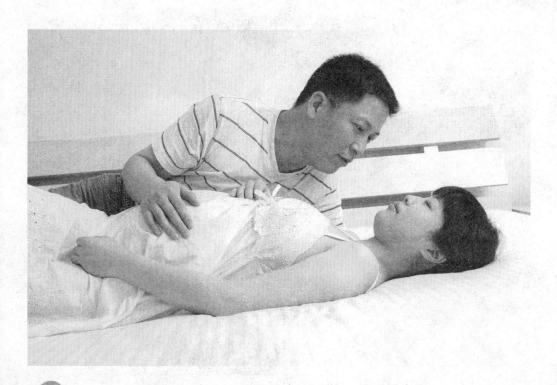

怀孕早期心理保健

妊娠早期的心理，具有如下几个特征：

首先，孕妇的注意逐渐从外部转向为内部。在妊娠早期，虽然孕妇知道自己怀孕了，但身体变化还并不明显。此时，她可能观察人们的反应，寻找内部和外部的证据来证明自己的身体确实与原来不同。

其次，情绪稳定性差。在妊娠早期，无论受孕是自己所希望的，还是不希望的，大多数孕妇都具有矛盾的心理状态。对于自己的怀孕，既有积极的感情，也有消极的感情。心境经常波动，过敏和过度反应时有发生。

第三，孕妇经常反省自己的过去。孕妇会经常反省自己与自己母亲的关系，这是一复杂的心理现象，伴有内疚和矛盾心理。

最后，依赖性增强，欲望增加。由于怀孕，孕妇会感到虚弱。因此，孕妇需要从其他方面获得支持和营养。社会规范提供了许多孕妇获得格外注意的途径，使得孕妇认识到自己是人们特别保护的对象，从而进一步增强了孕妇的依赖感。

Q 怎样消除心理负担？

 孕妇要尽量消除怀孕后的心理负担，如对胎儿性别想得太多，担心怀孕、哺乳会使自己的体形发生变化，对分娩疼痛过分害怕等。这些都需要丈夫、亲属、医生给予耐心的解释。特别是丈夫，更应该体贴关心妻子，劝她合理进食，多陪伴她外出散散心；对妻子因怀孕反应造成的烦恼，要多采取谅解、忍让的态度，这都是帮助妻子尽快度过早孕反应期的有效方法。从许多人的经验来看，那些坚信自己不会有早孕反应的妇女，往往怀孕期间反应极小或基本没有不适的反应；而那些总担心自己会有各种困难及胃口不好的妇女，却常常孕吐严重，反应较严重。

总之，因为每个人的情况不同，有人有反应，有人无反应，且反应的时间也长短不一，但只要在各方面尽可能地消除产生妊娠反应的因素，就一定能顺利地度过反应期。

什么是早孕反应？

答 妇女在怀孕早期，会出现食欲不振、厌食、轻度恶心、呕吐、头晕、倦怠，甚至低热等早孕反应，这是孕妇特有的正常生理反应。早孕反应一般在妊娠第6周出现，以后逐渐明显，在第9～11周最重，一般在停经12周前后自行缓解消失。对此，大多数孕妇能够忍受，且对生活和工作影响不大，无须特殊治疗。

早孕反应中有一种情况是妊娠剧吐，起初为一般的早孕反应，但逐日加重，表现为反复呕吐，除早上起床后恶心及呕吐外，甚至发展到一闻到做饭的味道、看到某种食物就呕吐，吃什么吐什么，呕吐物中出现胆汁或咖啡渣样物。由于这种严重呕吐会造成孕妇长期饥饿缺水，这样机体便消耗身体中的脂肪，从而使其中间代谢产物——酮体在体内聚集，引起脱水和电解质紊乱，进而形成酸，使尿中酮体呈阳性，致使孕妇皮肤发干、变皱，眼窝凹陷，身体消瘦，严重影响身体健康，甚至威胁孕妇生命。对此，必须进行治疗。

 知识拓展

酮 体

酮体是脂肪代谢的产物，包括乙酰乙酸、β-羟丁酸及丙酮。其中乙酰乙酸及β-羟丁酸均为强酸。患糖尿病时，因为糖代谢紊乱加重，细胞不能充分地利用葡萄糖来补充能量，只好动用脂肪，脂肪分解加速产生大量脂肪酸，超出了机体利用的能力而转化为酮体。当超过肾脏排酮阈时，酮体从尿中排出，所以尿中出现酮体。酮体阳性见于糖尿病酮症、酮症酸中毒、饥饿、高脂饮食、严重呕吐、腹泻、消化吸收不良等。

 为什么会出现早孕反应？

答 对此，目前医学界主要有如下几种观点：

❶ 与人绒毛膜促性腺激素的作用有关

支持这一观点的证据为妊娠反应出现时间与孕妇血中人绒毛膜促性腺激素出现的时间吻合。

2　与自主神经功能失调有关

每个人的自主神经功能调节能力都不一样，失调的程度也不一样。

3　与孕妇精神类型有关

一般而言，神经质的人妊娠反应较重。另外，夫妻感情不和，不想要孩子而妊娠时也容易出现比较重的妊娠反应。

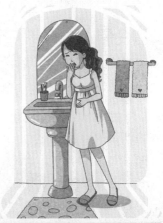

Q　如何克服早孕反应？

答 了解一些相关的医学知识，明白孕育生命是一项自然过程，是苦乐相伴的，从而增加自身对早孕反应的耐受力。具体有以下几种方法：

1　身心放松

早孕反应是生理反应，多数孕妇在一两个月后就会好转，因此要以积极的心态度过这一阶段。

2　选择喜欢的食物

能吃什么就吃什么，能吃多少就吃多少。这个时期胎儿还很小，不需要太多营养，平常饮食已经足够了。

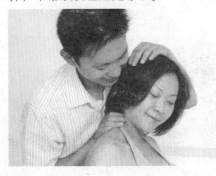

3　积极转换情绪

生命的孕育是一件很自然的事情，要正确认识怀孕中出现的不适，学会调整自己的情绪，闲暇时做自己喜欢做的事情，邀朋友小聚、散步、聊天都可以。整日情绪低落是不可取的，不利于胎儿的发育。

4　家人的体贴

早孕期间，孕妇身体和心理都有很大变化，早孕反应和情绪的不稳定会影响到孕妇的正常生活，这就需要家人的帮助和理解。家人应了解什么是早孕反应，要积极分担家务，使孕妇轻松度过妊娠反应期。

5　正确认识妊娠剧吐

一般的早孕反应是不会对孕妇和胎儿有影响的，但妊娠剧吐则不然。如果呕吐较严重，不能进食，就要及时就医。当尿液检查酮体为阳性时，则应住院治疗，通过静脉输液补充营养，从而纠正酸碱失衡、脱水及电解质紊乱。

Q 孕早期为什么要保持良好的情绪?

 答 怀孕早期,如果孕妇的情绪不好,会造成肾上腺皮质激素增高,这就可能阻碍胎儿上颌骨的融合,造成腭裂、唇裂等畸形。怀孕3个月后,如果孕妇受到惊吓、忧伤、恐惧或其他严重的精神刺激等,就会引起胎儿加速呼吸和身体移动,不利于胎儿的发育。

当孕妇吵架时,有5%的胎儿心率会加快,80%以上的胎儿胎动增强,胎动次数比平常增多3倍,最多时可达正常的10倍。严重的可能引起子宫出血、胎盘早期剥离。而且易使婴儿身体功能失调,特别是消化系统容易发生紊乱,易躁动不安,易受惊吓。

因此,为了孩子的身体健康,孕妇应尽量避免情绪激动、精神紧张,要保持心情平静、愉快,切不可过度兴奋或悲伤。所有家庭成员都应为其创造一个平静、舒适、愉快的妊娠环境。孕妇应心胸豁达,保持乐观而稳定的情绪,从而达到优生的目的,确保胎儿的健康生长。

Q 保持良好心态,应注意什么?

 答 要形成尊重和关心孕妇的良好风尚,通过温馨和睦的家庭气氛、充足有益的休息、健康文明的文化娱乐生活等,均可尽快恢复孕妇由于妊娠而被破坏的心理平衡,共同创造有利于优生优育的生活条件和客观环境。

孕妇要加强道德修养,与人为善,心胸宽广,勿听恶语,学会制怒,切忌暴躁、恐惧、抑郁、愁闷和捧腹大笑。

孕妇要养成良好的文化娱乐和生活习惯,不去闹市区,不看淫秽凶杀读物或影片,多欣赏美丽的风景或图片,多读优生优育和有利于身心健康的书刊,多听悦耳轻快的音乐,保持愉快的心情。

家庭成员,特别是丈夫更应注意自己的言行,给妻子更多的体贴、关怀和温情,作好饮食调理,加强妻子孕期营养,以满足胎儿生长发育的需要。同时,要主动分担家务,让妻子在舒适、和睦、宽松的环境中健康、愉快地度过妊娠期。

Q 准妈妈如何化解不佳情绪?

答 最好的方法就是正视问题,而非逃避问题。把怀孕时产生的生理或心理问题全部列出,然后在门诊就诊时,咨询专业医生或护理人员,这样才能真正地解决问题。

学习一定的生产法。这能够帮助你在

生产时放松和控制肌肉，在疼痛时转移注意力，并且可以预先减轻你对生产的陌生感与恐惧感，让你能勇敢地面对生产，充满信心地迎接生产。而且提倡准爸爸的陪同参与，这将使准妈妈更有安全感，让夫妻俩能共同拥有愉快的生产体验。

不要让自己长期处于不良的情绪中，试着从事一些感兴趣的活动，如种花、看书、听音乐等，或者与亲朋好友聊聊天，将心中的不良情绪宣泄出来。如果忧虑感比较严重，可以寻找专业的医疗人员进行咨询、协商，以缓解不良情绪。

孕期十三忌是指什么？

❶ 不检查

有的孕妇知道自己怀孕后不去医院检查，忽视孕期保健，以致发生胎位不正，畸形胎儿，至分娩时出现意外才后悔。

❷ 不算预产期

有的孕妇怀孕后不计算预产期，临产前还出远门，导致路途中分娩。

❸ 滥用药物

怀孕期间滥服某些抗生素、镇静药、麻醉药、激素类等药品，容易引起胎儿畸形。

❹ 营养障碍

孕妇节食、挑食会造成营养不全、妨碍胎儿的正常发育；贪吃又会使营养过剩，导致母体肥胖，胎儿过大，引起难产。

❺ 懒动

孕妇懒动，什么事也不愿干，缺乏运动引起肥胖，对胎儿不利。

❻ 暴露放射物

孕早期孕妇过多暴露X线等。这些放射性物质易致胎儿畸形。

❼ 振动

孕妇干重活，跌跤、长途颠簸，都容易引起难产、早产和宫内感染，影响胎儿发育。

❽ 性生活过度

早孕期、妊娠晚期，性生活不节制，容易引起流产、早产和宫内感染。

❾ 吸烟

孕妇吸烟，烟中的尼古丁从呼吸道进入血液到达胎儿体内，影响胎儿发育甚至发生流产。

❿ 喝酒

乙醇（酒精）是一种致畸因素，孕妇喝酒可破坏生长中的胚胎细胞，不但使胎儿发育缓慢，而且造成某些器官的畸形。

⑪ 情绪异常

孕妇长期情绪不佳，会影响内分泌功能，对胎儿不利。

⑫ 滥用催生素

孕妇不在医院分娩，在家滥用缩宫素（催产素），极易引起子宫破裂而危及胎儿生命。

⑬ 轻率选择剖宫产

要求实施剖宫产的孕妇有上升趋势，殊不知剖宫产可能会引起后遗症，还可能增加新生儿的发病率和死亡率。

 Q 孕早期为什么要对胎儿进行检查？

答 准妈妈们最担心宝宝的健康问题，最怕生下的宝宝不健康。这种担心并不是没有必要的，正常孕妇生下不正常婴儿的概率有3%～5%，其中20%～25%是先天性异常(如遗传基因异常)，7%为药物影响，3%～5%是受到感染(如麻疹)，4%为母体异常(如糖尿病、吸烟、喝酒等)，其余的大部分是不明原因所造成的。

通过详尽的产前检查，并针对某些高危险群孕妇作筛检，可检查出绝大部分有重大异常的胎儿，医生会建议孕妇终止怀孕。至于其他影响胎儿健康、发展的微小缺陷，以目前的超声波技术尚且无法探测得知，必须等胎儿出生后才能发现，不过通常都是可以治疗与矫正的。因此，未生产前谁都不敢百分之百肯定未出生的宝宝是正常的、健康的。

 Q 孕早期孕妇悲伤对胎儿有何影响？

答 孕早期孕妇如果情绪悲伤，肾上腺皮质激素分泌就会增加，可能导致流产或生出畸形儿。孕妇如果受到强烈的精神刺激、惊吓或忧伤、悲痛，自主神经系统活动就会加剧，内分泌也发生变化，使释放出来的乙酰胆碱等化学物质可以通过血液经胎盘进入胎儿体内，从而影响胎儿正常的生长发育。

另外，孕妇由于情绪悲伤，过于消沉，也会影响食欲，导致消化不良。同时，身体各器官都会处于消极状态，对胎儿产生不良影响。

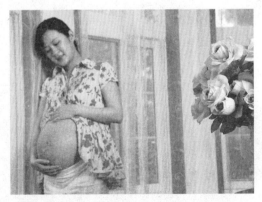

怀孕早期营养须知

chapter

妊娠早期，孕妇往往容易发生轻度恶心、呕吐、食欲不振、择食、厌油、胃灼热、疲倦等早孕反应。这些反应会影响孕妇的正常饮食，进而妨碍营养物质的消化、吸收，导致妊娠中、后期胎儿的营养不良。因此，这个阶段的膳食要以重质量、高蛋白、富营养、少油腻的食物为主，要科学作好妊娠早期的合理饮食的搭配，从而为受精卵的健康发育提供营养基础。要正确对待怀孕早期的口味变化问题，科学应对早孕反应下的饮食安排。相信通过科学认识怀孕早期的一些生理与心理现象，一定能够在营养提供上确保足量、到位。下面，针对怀孕早期的营养问题进行探讨。

 妊娠早期的营养需求有哪些特点？

答 妊娠早期是指怀孕期的前3个月（1～12周）。在此期间，胚胎生长发育速度缓慢，胎盘及母体的有关组织增长变化不明显，母体和胚胎对各种营养素的需要量比妊娠中、后期相对要少，大体和未孕期的需要量相同。

但是，妊娠早期正处于胚胎细胞的分化增殖和主要器官系统的形成阶段，是胎儿发生、发育的最重要时期。尤其在怀孕的第3～9周，会有很多不利因素使胎儿发育不良甚至导致先天缺陷(畸形)。动物试验表明：某种营养或食物成分的缺乏或过量，可引起动物胚胎早期发育障碍和畸形。另外，某些食品添加剂、食品污染物对胚胎也具有毒性作用。在妊娠早期，绝大部分孕妇会有不同程度的早期妊娠反应，一般从怀孕的第6周开始，至第12周消失。妊娠反应往往会改变孕妇的饮食习惯，影响营养素的摄入，因此需要加强营养补充。

Q 孕早期孕妇应该吃什么？

答 妊娠早期，早孕反应会使孕妇吃不下太多的东西。这时应在不影响营养的情况下，尽量照顾孕妇的饮食喜好。早餐可选择牛奶、鸡蛋和淀粉类食品，如面包、馒头、饼干等。午餐作为一天的主餐，要营养丰富，除主食外，配以肉类、蛋类、蔬菜等。晚餐应清淡、易消化，且营养全面。两餐之间可食用专为孕妇准备的专业配方奶粉、牛奶、果汁及水果。

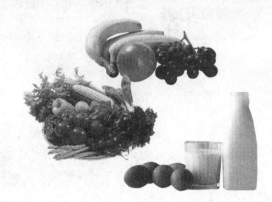

Q 妊娠第一、第二个月应该怎样饮食？

答 妊娠第一个月，孕妇往往不知道自己已经怀孕，不太注意饮食问题。其实，此时就应该多吃富含必需氨基酸的食物，并开始多食新鲜水果。

妊娠第二个月，孕妇出现早孕反应，心情比较烦躁，食欲比较差，此时应多吃一些能开胃健脾、使心情愉悦的食品，如苹果、枇杷、石榴、米汤、赤豆、鸭蛋、鲈鱼、白萝卜、白菜、冬瓜、怀山药、红枣等。

Q 妊娠反应时有何饮食对策？

答 可以采用下面的饮食搭配：

米饭类

各种豆粥（比如绿豆），用红小豆、粉碎后的黄豆（豇豆）等制成的八宝饭（多放些青梅和枣），杏干煮米饭。

面包类

面包夹果酱（苹果酱最好），烤馒头片，饼干，蛋糕（要新鲜）。

面条类

凉面，卤面，什锦面（用黄花、木耳、虾仁、胡萝卜丁、黄瓜丁、瘦肉、鸡蛋、冬笋片、香菇、腐竹做浇汁）。

豆制品类

凉拌豆腐，麻婆豆腐，三鲜豆腐（三鲜指虾仁、海参、冬笋），豆腐脑（若用鸡汤做卤汁则味道更佳），香椿拌豆腐，五香豆腐，沙锅豆腐。

鱼、肉类

糖醋鱼，鱼丸子，酱鸡，盐水板鸭，牛、羊肉。

乳制品

酸牛奶，牛奶。

蛋类

蒸蛋羹，煮鸡蛋，酱油烹蛋，蒜苗蛋花汤，拌蛋皮。

蔬菜类

凉拌各式蔬菜（可调成酸辣汁、糖醋汁、怪味汁、葱油汁等）。

水果类

各种水果（只要合口味都可以食用。最好在进餐前后食用，以帮助消化和开胃）。

Q 中医食疗法是怎样治疗胃气虚弱型呕吐的？

答 妊娠2～3个月时，会呕吐恶心，脘腹胀满，或食入即吐、全身乏力、头晕嗜睡、舌苔白、舌质淡、脉滑无力。对此，可选用下面健胃和中、降逆止呕的食品调治。食物以牛奶、豆浆、蛋羹、米粥、软饭、软面条为主。

姜汁米汤

将生姜汁入米汤内，频频饮服。

橙子煎

橙子一个（酸甜为佳），洗净，切四瓣（带皮），加蜂蜜少许，煎汤，频频饮服。

砂仁藕粉

砂仁1.5克，木香1克，共研面，和藕粉、白糖一起冲食。

扁豆汁

白扁豆10克，煎汁，送服砂仁粉1.5克。

甘蔗姜汁

甘蔗汁1杯，加生姜汁少许，频频饮服。

Q 中医食疗法如何治疗肝热气逆型呕吐？

答 中医认为胎前多热，故妊娠恶阻以肝胃热居多。一般症见呕吐苦水或酸水、胸胀、胸胁及脘腹胀满、嗳气、善太息（俗称长出气）、头昏脑涨、烦躁易怒、舌苔微黄、舌边尖红、脉弦沉滑。对此，可选用如下清热和胃、凉血安胎的食品调治。另外，宜多吃水果和蔬菜。

西瓜汁

西瓜绞汁，频频饮服。

绿豆饮

绿豆50克，煎汤，频频饮服。

枇杷饮

鲜枇杷10克（刷去毛），鲜芦根10克，水煎取汁，代茶饮。

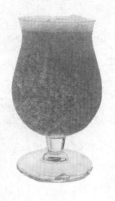

雪梨浆

大雪花梨1个，切薄片，水煮片刻，待凉后，不拘时频饮。

竹芦粳米粥

竹菇6克，鲜芦根10克，煮水去渣，用此汤熬粳米粥，做早餐食用。

苏连肉汤

苏叶5克，川连1.5克，煎汤去渣，用此汤炖牛、羊、猪、鸡肉均可，也可以此肉汤泡素饼食之。

孕妇饮食有哪十忌？

答 为了生一个健康、聪明的孩子，孕妇饮食要注意以下"十忌"：

一忌偏食

孕妇若长期挑食、偏食，会造成营养不良，影响胎儿生长。所以，孕妇应吃富含蛋白质、维生素和钙、铁等营养物质的食物，如鸡蛋、瘦肉、豆制品、鲜鱼、花生、新鲜蔬菜和水果等。

二忌饮可乐

孕妇若过多饮用可乐型饮料，会损害胚胎，因为可乐型饮料主要是用可乐果配制而成，而可乐果中含有咖啡因和可乐定等生物碱，这些物质可通过胎盘进入胎儿体内，从而影响胎儿的脑、心、肝和胃肠等器官的正常发育。

三忌营养过剩

孕妇若过多地进食肉类、鱼类、蛋类和甜食等，可使体内儿茶酚胺水平增高，容易使胎儿发生唇裂、腭裂。另外，孕妇若过多地进食动物肝脏，体内维生素A就会

明显增高，可影响胎儿大脑和心脏发育，还会出现生殖器畸形。

四忌常喝咖啡

咖啡中的咖啡因可作用于胚胎，使细胞中的脱氧核糖核酸结合引起突变。孕妇常喝咖啡，还有造成流产和畸形胎的危险。

五忌吸烟

香烟产生的烟雾中含有数百种有害物质，孕妇吸烟或被动吸烟后，吸入的有害物质会严重影响胎儿的正常发育。

六忌常饮浓茶

孕妇常喝浓茶，对胎儿骨骼的发育会有不良影响，严重的可导致胎儿畸形。

九忌饮酒

孕妇嗜酒会导致胎儿畸形和宫内发育迟缓，增加早产率和围生期死亡率。

七忌食用受农药污染的果蔬

孕妇吃了被农药污染的蔬菜、水果后，会导致基因正常控制过程发生转向

或胎儿生长迟缓，从而导致先天性畸形，严重的可使胎儿发育停止，发生流产、早产，甚至死胎。

八忌菜肴过咸

孕妇常吃过咸的食物，可导致体内水钠潴留，引起水肿，影响胎儿的正常发育。

十忌多吃罐头食品

罐头食品中的化学添加剂会影响胎儿的细胞分裂，造成发育障碍，还有可能引起流产和早产。

 ## 为何准妈妈莫过分滋补？

在整个孕期，孕妇体重应增加9～13.5千克，食量比平时增加10%～20%。然而，现在很多准妈妈生怕产前营养不够，猛吃猛喝，天天静躺。专家提醒，如果吃得过多，体形过胖，反而不利于孕妇和胎儿的健康，营养并非越多越好。

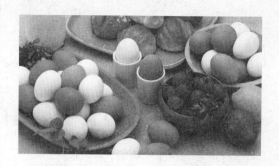

据了解，现在准妈妈和家属大多怀有一种在怀孕期要多吃多补的心理。很多准妈妈都认为，只要是对胎儿有帮助的东西，不论多贵，只要经济上能承受，她们都会买来吃，蛋白粉、叶酸、鱼肝油、铁、锌和钙等滋养补品统统买来，而且不少人购买的全是进口、知名品牌，一天吃上好几顿。

营养专家指出，孕妇食物应多种多样，营养均衡。如果准妈妈吃得太多、太好，而运动又太少，就会造成营养摄入和消耗不均衡，导致超重。准妈妈超重带来的后果是不可轻视的，不仅在孕期容易导致孕妇并发症，不利于胎儿生长；在分娩时也会有困难，产后难以恢复体形。超重的准妈妈应及时咨询营养医师，调整饮食结构，合理调配营养。

大多数准妈妈都是健康的，她们只需在医生的指导下补充所需的食物和营养即可。而对那些身体欠佳的准妈妈来说，也不要盲目乱补，应在医生指导下进行营养补充。

 ## 孕妇营养补充有哪些小窍门？

女性怀孕后，为了胎儿的健康成长，要特别注重营养的补充。但是，补充营养不可盲目进食，要注意以下几个方面：

❶不要过多地增加主食，而应增加副

食品的种类和数量，尤其要注意摄入足够的蛋白质类营养物质。

❷饮食要多样化，避免挑食、偏食，做到营养均衡全面。

❸饮食要做到因人而异。根据孕妇的具体情况，并注意因地、因时、因条件地安排膳食，使饮食尽可能地符合不同孕妇的条件，避免盲从。

❹常吃精米、精面的孕妇应多补充B族维生素，而常吃杂粮和粗粮者则不必多作补充。

❺夏季可多吃新鲜蔬菜，秋季可多吃新鲜水果。

❻身材高大、劳动量和活动量大的孕妇应多补充一些营养物质。

❼不喜欢吃肉、蛋、乳制品的孕妇，易缺乏优质蛋白质，可适当多吃豆类和豆制品。

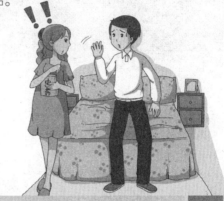

Q 准妈妈为什么不宜吃过量的水果？

答 不少准妈妈喜欢吃水果，甚至还把水果当蔬菜吃。她们认为这样既可以补充维生素，而且将来出生的宝宝还能皮肤白净，健康漂亮。但营养专家指出，这种想法是片面的、不科学的。虽然水果和蔬菜都含有丰富的维生素，但是两者还是有区别的。水果中的纤维素含量并不高，但是蔬菜中纤维素含量却很高。如果过多地摄入水果，而不吃蔬菜，就会减少纤维素的摄入量。有的水果中糖分含量很高，如果孕期糖分摄入过多，还可能引发妊娠糖尿病。

Q 什么是叶酸？

答 叶酸是一种水溶性的B族维生素，因最初是从菠菜叶中提取得到的，故称为叶酸。食物中的叶酸进入人体后转变为四氢叶酸，在体内发挥生理作用。当体内叶酸缺乏时，其直接的后果就是细胞的分裂和增殖受到影响。这在血液系统则表现为血红蛋白合成减少，红细胞不能成熟，从而导致巨幼细胞性贫血。如在妊娠早期缺乏叶酸，则会影响胎儿大脑和神经系统的正常发育，严重时将造成无脑儿和脊柱裂等先天畸形，也可因胎盘发育不良而造成流产、早产等。目前已经证实，孕妇孕早期叶酸缺乏是胎儿神经管畸形发生的主要原因。因此，在怀孕前后补充叶酸，可以预防胎儿发生神经管畸形。

Q 补叶酸，要吃什么？

答 绿叶蔬菜中，如菠菜、生菜、甜菜、芦笋、油菜、小白菜等都富含叶酸。谷类食物中，如酵母、麸皮面包、麦芽等；水果中，如香蕉、草莓、橙子、橘子等，以及动物肝脏等食物均富含叶酸。

叶酸遇热会被破坏，因此，建议食用上述富含叶酸的食物时不要长时间加热，以免破坏食物中所含的叶酸。营养学家曾推荐孕妇每天应吃一只香蕉，因为香蕉富含叶酸与钾元素。另外，还可补充一些富含叶酸的奶粉。为预防神经管缺陷，也可以口服药物，如斯利安0.4毫克/日，或叶维胶囊0.4毫克/日，孕前3个月和孕后3个月均可口服。

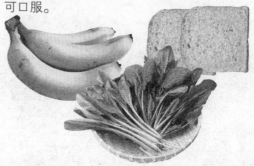

Q 准妈妈为什么要多摄入蛋白质？

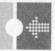

答 蛋白质是构成人体的内脏、肌肉以及脑部神经的基本营养素，与胎儿的发育关系极大，孕妇万万不可缺乏蛋白质。如果孕妇蛋白质不足，不但会导致胎儿发育迟缓，而且容易引起流产或者发育不良，造成先天性疾病和畸形，同时产后母体也不容易恢复。有的妇女就是因为孕期蛋白质不足，分娩后身体一直虚弱，还引起多种并发症，给身体带来极大的损害，对喂养婴儿也不利。

实验结果表明，如果孕妇孕期缺乏蛋白质，新生儿体重、身长、肝脏和肾脏重量就会降低，有的肾小球会发育不良，结缔组织增多，出现肾功能不良等症状。

Q 孕妇饮食饥饱不定有什么影响？

有的孕妇对饮食不加节制，大吃特吃，吃得过饱会造成肠胃不舒服。一次吃得过多，人体大量的血液就会集中到胃里，造成胎儿供血不足，影响胎儿生长发育。也有的孕妇长期饮食过量，这样不但会加重孕妇的胃肠负担，还会造成胎儿发育过大，导致分娩时难产。

同样，有的孕妇由于妊娠反应的干扰，不愿吃饭，可能孕妇本人并不觉得饥饿，但实际上因孕妇身体得不到营养的及时供应，对胎儿生长发育很不利。

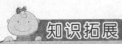 知识拓展

DHA

即不饱和脂肪酸二十二碳六烯酸（DHA），一直是儿童营养品的一大焦点。最早揭示DHA这一奥秘的是英国脑营养研究所克罗夫特教授和日本著名营养学家奥由占美教授。体内DHA含量高者的心理承受力强、智力发育指数高。DHA还有预防近视和改善视力的作用，如果妇女妊娠期膳食中严重缺乏DHA，可能会导致胎儿失明和弱智。DHA作为一种必需脂肪酸，其增强记忆与思维能力、提高智力等作用更为显著。人脑中的DHA大量存在于人体视网膜及大脑皮质，是儿童脑部及视力发育的重要组成部分。婴幼儿对DHA的需要主要来自母体和母乳。肥肉、蛋黄、大豆、木耳、香蕉、牛奶、大蒜、鲜杏、骨头、鱼肉、橘络、辣椒叶等食物中含有较为丰富的DHA。

Q 孕妇吃素食好吗？

答 素食中尽管有较多的维生素及微量元素等营养物质，但却缺少牛磺酸这一营养物质。而牛磺酸与孕妇和儿童的视力有着非常密切的关系。有人曾用孕猫来做实验，发现孕猫的牛磺酸食用量增加，会有助于幼猫视力的正常发育；反之，如果孕猫的牛磺酸食用量明显减少，则幼猫会出现视力反常、视网膜严重退化，严重者甚至失明。

所以说，怀孕以后的妇女吃素食并不好。对于均衡饮食的人来说，很少会缺乏牛磺酸，因为大多数动物性食品中都含有一定量的牛磺酸，而且人体自身还能少量合成。但是怀孕以后，孕妇所需要的牛磺酸要比平时多，这就需要从食物中获取。孕妇饮食应荤素搭配，不能只吃素食而不吃荤食，否则不但有害自己，而且会危害后代。

Q 孕妇不吃早餐有哪些影响？

答 有的孕妇有不吃早餐的不良习惯，这对身体是非常不利的。人们通常上午工作量较大，所以在工作前应摄入充足营养，才能保证身体需要。孕妇除日常工作外，更多的一项任务就是要供给胎儿营

养。如果孕妇不吃早餐，不仅饿了自己，也饿了胎儿，不利自身的健康和胎儿的发育。

为了克服早晨不想吃饭的习惯，孕妇可以稍早点起床，早饭前活动一段时间，

比如散步、做操和参加家务劳动等，以激活器官活动功能，促进食欲，加速前一天晚上剩余热量的消耗，以产生饥饿感，促使自己想吃早饭。另外，早晨起床后，可以喝一杯温开水，通过温开水的刺激和冲洗作用，激活器官功能，使肠胃功能活跃起来。当体内血液被水稀释后，会增加血液的流动性，进而活跃各器官功能。

Q 准妈妈为何晚餐不宜多吃?

答 有些孕妇白天忙忙碌碌，到了晚上则大吃特吃，这对健康也是不利的。晚饭既是对下午劳动消耗的补充，又是对晚上及夜间休息时热量和营养物质需求的供应。但是，晚饭后人的活动毕竟有限，而且晚间人体对热量和营养物质的需求量并不大，特别是睡眠时，只要能提供较少的热量和营养物质，使身体能维持基础代谢的需要就够了。

所以，晚上饭菜不必吃得过于丰盛。如果晚饭吃得过饱，营养摄入过多，还会增加肠胃负担，特别是饭后不久就睡觉，人在睡眠时肠胃活动减弱，更不利于消化食物。

Q 孕妇为何要少吃方便食品?

答 现在市场上各种方便食品很多，如方便面、饼干等。有些孕妇喜欢吃这些方便食品，觉得既方便，味道又好。也有的人因工作繁忙，将方便食品作为主要食品。而这种做法对孕妇与胎儿都不利。

如果孕妇营养不良，就会影响胎儿生长发育，造成新生儿体重不足。孕妇营养不良的原因一般是吃得太少或过分依赖方便食品，尤其是在怀孕的前3个月，她们虽然摄入了足够的蛋白质，但必要的脂肪酸却往往不足。研究表明，在怀孕早期，要形成良好的胎盘及其丰富的血管，特别需要脂肪酸，而且脂肪酸对胎儿大脑的发育也有好处。因此，孕妇过分依赖方便食品，就会使脂肪酸摄入不足。

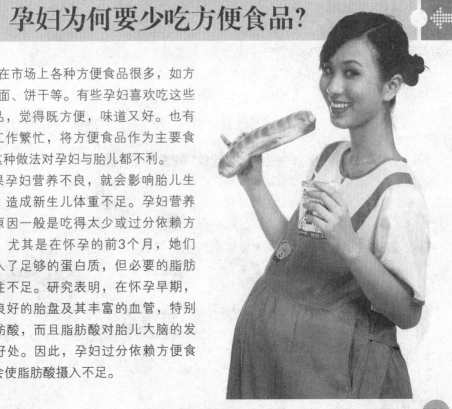

知识链接

女性健康十大禁忌

❶忽视健康。在问及是否关心自己的健康问题时，大多数女性在口头上表示比较关心的同时，坦承关心自己的健康更多的是思想上认为健康对自己比较重要，真正的健康行动，尤其是在无病时的健康投资寥寥无几，甚至没有健康投资的概念。在健康方面的"投资"，最多是生病时的医疗费用。况且在很多时候，即使有点小毛病也很少去医院就医，所以，在这方面的主动支出是比较少的。

❷拒绝体检。大多数人只参加单位组织的定期体检，而主动去医院做体检者很少。也有部分女士认为自己没有什么疾病，用不着做体检。而那些平时小病小恙不断，或有某种家族病史者，因担心一旦在体检中查出什么问题，自己心理难以承受而不做体检的也不在少数。

❸不遵医嘱。在此问题上，绝大多数的女性都承认自己有时"不太听医生的话"，不按时复诊，不按医生的嘱咐服药和接受治疗。而有少数女士认为自己"对疾病高度敏感"，只要医生告诉有问题，就会隔三岔五往医生处跑。即使医生明确告知并无大碍，有时自己也会把医生搞得"很紧张"。

❹就诊过迟。这是女士们的"通病"之一。不少女士认为，就诊过迟主要是因为自己认为问题不大，随便吃点药或拖一拖就会好，但更多时候是越拖越麻烦，直到感觉"再拖就要出事"才会去医院。也有个别女士表示是因为经济状况不佳造成的。

❺自作主张。许多女士在就医时图方便到私人诊所，不去正规医疗机构求治。这种情况多是女士们自认为是小毛病，随便到小诊所打个吊针或到药店买点药就能解决问题的情况下发生的。

❻过分紧张。这种情况多发生在"老病号"或空闲时间较多的女士身上。出于谨慎和对自己健康的过度关心，每每有病时，她们就会跑了这家医院再到那家医院，而且故意不带病历等资料，然后看看医生们说的是否一致。或者拿甲医生的话向乙医生、丙医生甚至丁医生"求证"，这样跑来跑去，不仅容易贻误治疗，也容易误导医生而导致诊断错误。

❼扎堆看病。这种情况属于不尊重医生的劳动，侵犯其他患者的隐私权。一些女士就诊时喜欢站在医生旁边，观察医生是怎么给别人看病的，不但给医生带来干扰，而且无形中侵犯了其他患者的隐私权。

❽"粉饰"病情。有些女性往往在就诊时涂脂抹粉，影响医生的正常"视诊"。爱美是女人的天性，即使在就诊时也要把自己收拾得漂漂亮亮，殊不知脸上涂脂抹粉后，反倒会起到掩盖病情的作用。

❾误会医生。有些女性对疾病治愈的期望值过高，并因此而产生"医疗纠纷"。受医学发展水平所限，目前并非所有的疾病都能治愈。同时，由于个体的差异，药物的不良反应、手术的并发症在医学上也不可避免。但有的女士康复心切，对医生和医院提出一些不切实际的要求，一旦达不到目的就不依不饶。

❿放弃权利。不能正确使用属于自己的"知情权"。发生医疗纠纷或不可避免的并发症时，不按正常程序申述，或者因对病情"不知情"而不能很好地维护自己的权益。

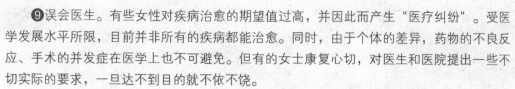

Q 孕妇进补有哪五忌？

答 中医认为，妊娠后月经停闭，脏腑经络之血皆注于冲任以养胎，母体全身处于阴血偏虚、阳气相对偏盛的状态。对此，古代医学家曾把孕妇的主要生理变化概括为"阳常有余，阴常不足"、"气常有余，血常不足"，因此容易出现"胎火"。据此，人们提出了孕妇进补时的如下五忌：

❶ 慎用人参

人参属大补元气之品，妇女怀孕后久服或用量过大，就会使气盛阴耗，阴虚则火旺，即"气有余，便是火"。名医李时珍在《本草纲目》中指出："人参甘温助气，气属阳，阳旺而阴愈消"，说明服人参不当，易致阴虚阳亢。

❷ 禁用温热壮阳之品

鹿茸、鹿角胶、胡桃肉、胎盘等属温补助阳之品，会滋生内热、耗伤阴津，孕妇不要服用。如果确属病情需要，也应在医生指导下服用。孕妇可本着"产前宜凉"的原则，酌情选用清补、平补食品。

❸ 忌多吃山楂

大部分妇女怀孕后有妊娠反应，而且爱吃酸甜之类的东西。但要注意的是，山楂果及其制品，孕妇以不吃为宜。现代医学临床证实：山楂对妇女子宫有收缩作用，如果孕妇大量食用山楂食品，就会刺激子宫收缩，甚至导致流产。因此，孕妇多吃山楂是不适宜的。

❹ 忌吃黄芪炖母鸡

孕妇，尤其是要临产的孕妇，吃黄芪炖母鸡后，不少人会出现过期妊娠，胎儿过大而造成难产。不得不行会阴侧切、产钳助产，甚至刮宫来帮助生产，给孕妇带来痛苦，同时也有可能损伤胎儿。

孕妇食用黄芪炖母鸡造成难产，是由于黄芪有益气、升提、固涩作用，干扰了妊娠晚期胎儿正常下降的生理规律。而且黄芪有助气壮筋骨、长肉补血的功效。加上母鸡本身是高蛋白质食品，两者起滋补协同作用，就会使胎儿骨肉发育生长过猛，造成难产。另外，黄芪有利尿作用，会使羊水相对减少，以致延长产程。

⑤ 忌吃糯米甜酒

在我国许多地方，都有给孕妇吃糯米甜酒的习惯，并错误地认为，糯米甜酒是"补母体，壮胎儿"之物。这种说法是没有科学根据的，相反会造成胎儿畸形。糯

米甜酒和一般酒一样，都含有一定比例的酒精。与普通白酒的不同之处是，糯米甜酒含酒精的浓度不如烈性酒高。但即使是微量酒精，也可以毫无阻挡地通过胎盘进入胎儿体内，使胎儿大脑细胞的分裂受到阻碍，导致其发育不良，并可造成中枢神经系统发育障碍，而形成智力低下；会造成胎儿某些器官畸形，如小头、小眼、下巴短，甚至可发生心脏疾病和四肢畸形。

 **知识拓展**

孕妇不可滥用人参

有位医生曾对100多名服人参1个月以上的人进行了观察，发现大多数人出现兴奋激动、烦躁失眠、咽喉干痛和血压升高等不良反应。他把这种现象称为"人参滥用综合征"，认为其发生机制可能与神经、内分泌功能受到扰乱有关。

从中医角度看，这些不良反应其实就是阴虚火旺的表现。此外，服用人参过多可产生抗利尿作用，易引起水肿。可见，孕妇滥用人参，容易加重妊娠呕吐、水肿和高血压等现象，也可促使阴道出血而导致流产。

从胎儿来看，胎儿对人参的耐受性很低，孕妇服用过量人参有造成死胎的危险。有位妇女怀孕1个多月后常服用人参，2周后出现心悸、胸闷、头痛、失眠、鼻腔流血和下肢水肿等症状，继而阴道出血，待到4个月后经妇产科检查，胎儿已死亡。所以，孕妇不可滥用人参。

孕妇为什么不宜多吃罐头食品？

答 常见孕妇抱着水果及其他各种罐头食品吃，这是非常不好的。罐头食品在生产加工的过程中，为使色佳味美，加进了一定量的添加剂，如人工合成色素、香精、甜味剂等。另外，为延长食物的保存期，几乎所有的罐头均加入了防腐剂。这

些物质在允许的标准范围内，对人体健康影响不大。但过多地连续食用也会在体内积蓄，带来不良反应，这对孕妇，尤其是对胎儿的生长发育不利。因为胎儿处在形成时期，各器官对一些有毒化学物质的解毒功能还未健全，所以受到的损害更大。

同时，母体在摄入较多防腐剂后，体内各种代谢过程和酶的活性会受到影响，从而波及胎儿。

从营养学角度看，罐头食品在生产过程中经过高热蒸煮杀菌的工序，使这类食品，尤其是水果、蔬菜类的营养成分有很大损失。因此，孕妇还是以多吃新鲜食品来增加营养素摄入量为好。为了母体和胎儿的健康，妊娠期间不宜多吃罐头食品。

孕妇为什么不宜吃过多的豆制品？

答 豆制品营养丰富，可以减肥、防治高血压、心脏病，以及降低血脂等，因此受到很多人的青睐。诚然，适量吃些豆制品对人体健康是大为有益的。但是，孕妇过多食用豆制品也不利健康。这是因为：

❶若摄入豆制品过多，人体正常铁元素的吸收功能会受到抑制，从而导致孕妇出现不同程度的疲倦、嗜睡、贫血、身体无力等症状。

❷豆制品含有丰富的蛋氨酸，孕妇如果长期吃过多的豆制品，蛋氨酸在酶的作用下，可转变为同型半胱氨酸，从而损伤动脉管壁内皮细胞，促使胆固醇和三酰甘油沉积于动脉壁中，极易造成动脉粥样硬化，不利身心健康。

哪几种食物孕妇不宜食用？

答 油炸食品。油炸食物含有较多的铝及含苯环的芳香族元素。这些物质不仅催人衰老，还会影响胎儿发育，而且可诱发癌肿、畸形等，故孕妇不宜选用。

生鱼、生肉、生鸡蛋以及未煮熟的鱼、肉、蛋等食品。生的或未熟透的食品不仅营养不易吸收，而且病菌不一定能被杀死，对母子健康都不利。

高糖食品、高热量食品以及过咸、过辣的食品等，孕妇都不宜食用，如奶油、肥肉、糖果、糕点、巧克力等。因为这些食物含较多热量，孕妇如果多吃，会导致体重剧增、脂肪积蓄，还容易引发中毒症、糖尿病、肥胖症等并发症。

不新鲜的食物、不能确认是否有毒的野生蘑菇以及变质的或久放的水果、蔬菜等，孕妇都不宜食用。另外，孕妇不宜吃腌制食品，如香肠、腌肉、熏鱼、熏肉、烤羊肉串等，因其含有可导致胎儿畸形的亚硝胺。

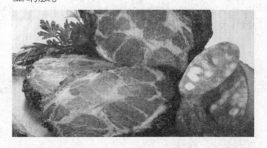

知识链接

以下11种面部情况反映女性健康

❶眼睛周围：眼睛四周干涩，或是出现像干燥地表的裂纹，显示你有必要加强维生素B_2及维生素B_6的摄取。

❷脸颊：出现水肿，并出现清晰的微血管纹路，这是皮肤缺乏氧气的信号。

❸嘴角：嘴角出现细微的皱纹，表示你要多多补充铁质了！

❹脸色：脸色过于苍白，显示饮食中缺乏叶酸、铁质及维生素B_{12}。

❺前额：前额出现痘斑，是肝脏里含有过多的毒素所致，必须减少食用含糖分过高的食物，更要避免用太多的酒精。

❻太阳穴：太阳穴附近出现小粉刺，显示你的饮食中包含了过多的加工食品，造成胆囊阻塞，需要赶紧进行体内大扫除。

❼嘴唇：冬天特别干冷，嘴唇出现干燥、脱皮、剥裂现象，身体告诉你缺乏B族维生素，需要加以补充。

❽下颌：每个月在月经来潮前后下颌长出一颗颗痘子，这区域的皮肤变化与卵巢有直接关系，可以进行身体按摩或是淋巴引流改善。

❾眼睛下方：眼睛下方与肾脏有直接关系，当出现黑眼圈、眼袋及水肿现象时，表示你喝了太多的咖啡和茶，有必要节制这类饮料，同时多喝开水。

❿鼻子两侧：鼻子两侧出现黑头粉刺、轻微干燥脱皮现象，表示血液循环不良，可以适度地进行按摩，加强这部分皮肤的血液循环。或是适量补充锌、维生素B_2及维生素B_6，对于改善此部分皮肤的血液循环与油腻有大的帮助。

⓫脸颊两侧：这部分皮肤出现粉刺，表示饮食必须加以节制，不要暴饮暴食，多食用帮助身体去毒的食物，如苹果。苹果有身体肠胃自净的功效。

 准妈妈可以多吃玉米吗?

答 玉米中的蛋白质、脂肪、糖类、维生素和矿物质都比较丰富，其特有的胶质蛋白含量占30%，球蛋白和白蛋白占20%～22%。而且黄玉米中含有维生素A，对人的智力、视力都有好处。玉米脂肪中的维生素含量较多，可防止细胞氧化、衰老，从而有益于胎儿智力的发育。另外，玉米中粗纤维含量较多，多吃玉米有利于消除便秘，有利于肠胃的健康，也间接有利于胎儿智力的开发。有一种甜玉米，天冬氨酸、谷氨酸含量较高，亚油酸、油酸等聚不饱和脂肪酸含量也很高，这些营养物质都对胎儿智力的发育有利。

孕妇可以用沸水冲调营养品吗?

答 蜂王精、猕猴桃精、多种维生素、葡萄糖等滋补营养佳品，都是以炼乳、奶粉、蜜糖、蔗糖等为主要原料加工制作的，其中所含的各种营养素在高温下极易分解变质。近年来，经有关部门试验证明，当这类滋补饮品加温至60℃~80℃时，其中大部分营养成分均会分解变化。如果用刚刚烧沸的水冲饮这类滋补佳品，因温度较高，会大大降低其营养价值，所以不宜用沸水冲服这些补品。

常食用精制米面对孕妇有益吗?

答 长期食用精制米面可造成营养成分单调，影响人体营养平衡。研究表明，长期食用精制米面易引起孕妇维生素C、维生素B_1和各种微量元素的缺乏，并由此影响胎儿。此外，还可使孕妇纤维素摄入减少，易于引起便秘，而经常性的便秘则可诱发痔疮。由此可见，孕期应注意安排食用一些粗制谷物，以利于营养均衡。

孕妇多食用动物肝脏好吗?

答 动物肝脏中主要含有蛋白质、脂肪、人体多种必需的微量元素及大量的维生素A等。近年来，随着人民生活水平的日益提高，合理膳食的呼声愈加强烈，不少地区纷纷倡议"大量食用动物肝脏"。殊不知过量摄取，不仅无益于健康，对孕妇及胎儿也可能造成严重后果。

最近，芬兰赫尔辛基大学的研究人员发现，动物肝脏中含有极高的维生素A，如大量摄取可造成体内维生素A的含量过高。现代医学研究表明，过量服用维生素A，可致恶心、呕吐、头痛、嗜睡、骨质疏松、骨折、皮疹、毛发干枯等症状，并对肝脏有一定的损害作用。

近年国内外的诸多报道证明，孕妇长期或大量摄入维生素A及其衍生物，可致流产和胎儿畸形，使出生后的婴儿有泌尿生殖器官畸形、脊柱裂或脑积水伴小耳、小眼畸形，以及腭裂、外耳道闭塞、生育迟缓、肌张力降低等病症。据此，芬兰医疗局建议人们减少对动物肝脏的摄入量，以降低人体内维生素A的含量。

Q 为什么孕妇不宜多吃鸡蛋？

答 鸡蛋富含营养物质，许多体虚、大病初愈者及产妇都喜欢多吃鸡蛋，以补充营养，增强体质。然而，吃鸡蛋过多的效果往往不是人们所想象的那么理想，相反还会出现不良反应，如腹部胀闷、头目眩晕、四肢无力，严重的可导致昏迷。现代医学称这些症状为"蛋白质中毒综合征"。

对于体虚、大病初愈者及孕妇，其肠胃功能都会有所减退，若在此时大量食用鸡蛋，就会增加消化系统的负担。如果体内蛋白质含量过高，在肠道中就会造成异常分解，从而产生大量的氨，这种氨是有毒的。一旦氨溶于血液中，此时未完全消化的蛋白质也会在肠道中腐败，分解出羟、酚、吲哚等化学物质，这些化学物质对人体毒害很大。因此，就会出现上述的症状。

Q 哪几种水果孕妇不宜过量吃？

答 各种新鲜水果都含有丰富的维生素、无机盐和微量元素等多种人体必需的营养成分。如果孕妇经常适量吃些水果，可以帮助调整机体酸碱平衡，增加消化功能，促进食欲，对身体健康大有益处。但是，孕妇如果吃水果过量，不仅无益，反而有害。孕妇不宜过量吃的水果有以下几种：

葡萄

葡萄有补血、消除疲劳、利尿、增进食欲的作用，但如果孕妇吃葡萄过多，易产生内热、腹泻等症。另外，葡萄含糖量较高，便秘者不宜多食。

苹果

苹果有生津、健脾胃、补心益气、降压、助消化、通便、润肺化痰、止咳等功效，但过量食用会损害肾脏。另外，苹果含有发酵糖类，是一种较强的腐蚀剂，多食容易引起龋病，因此食后应及时刷牙或漱口。

柿子

柿子具有降压止血、消热解渴等功效，但其性寒，孕妇不宜食用。若空腹大量食用，因其含有单宁、果胶，与胃酸、未被消化的纤维遇到一起，易在胃里形成结石。特别是刚吃过富含蛋白质的螃蟹后，不宜立即吃柿子，否则会出现结石，造成消化道梗阻。

梨

梨有止咳、润肺、利尿、通便的功效，但如果孕妇吃梨过多，则会损伤脾胃。

知识拓展

果 胶

　　果胶是指一类多糖的总称。存在于植物的细胞壁和细胞内层，为内部细胞的支撑物质。柑橘、柠檬、柚子等果皮中约含30%果胶，是果胶的最丰富来源。按果胶的组成划分，可有同质多糖和杂多糖两种类型：同质多糖型果胶如D-半乳聚糖、L-阿拉伯聚糖和D-半乳糖醛酸聚糖等；杂多糖果胶最常见，是由半乳糖醛酸聚糖、半乳聚糖和阿拉伯聚糖以不同比例组成，通常称为果胶酸。不同来源的果胶，其比例也各有差异。部分甲酯化的果胶酸称为果胶酯酸。天然果胶中20%～60%的羧基被酯化，分子量为2万～4万。果胶的粗品为略带黄色的白色粉状物，溶于20份水中，形成黏稠的无味溶液，带负电。果胶广泛用于食品工业，适量的果胶能使冰激凌、果酱和果汁凝胶化。

 服用鱼肝油对孕妇有好处吗?

答 鱼肝油的主要成分是维生素A和维生素D。孕期适量补充鱼肝油，有利于母体健康和胎儿发育，同时也有益于孕妇对钙的吸收。但如果片面地认为服用鱼肝油越多越好，则会对孕妇和胎儿造成危害。

　　维生素A服用量过大，将会引起胎儿骨骼畸形、腭裂以及眼、脑畸形等症发生。而维生素D服用量过大，将会引起孕妇皮肤瘙痒、脱发以及胎儿主动脉发育不全、肺肾动脉狭窄等缺陷。因此，孕期不宜长期大量服用鱼肝油。

 孕妇为何要少吃油炸食物?

答 在美国长岛地区，长期流行着一种震颤麻痹性神经系统疾病，后经过科学家试验，发现当地土质中铝的含量高得惊人。后来又有人用富含铝的饲料喂养动物，或直接把铝注入猫的脑内，结果这些动物都变成了痴呆。也有科学家解剖了一些因痴呆而死亡的患者，同样发现其大脑

中含有高浓度的铝元素，最高者可达到正常人的30倍以上。由以上试验判断，过多摄入铝元素对人的大脑极为不利。而油炸食品中铝含量较高。

　　炸油条时，每500克面粉就要用15克明矾，明矾正是一种含铝的无机物。也就是说，如果孕妇每天吃2根油条，就等于吃了

3克明矾。这样天天积蓄起来,其摄入的铝量就相当惊人了。孕妇体内的铝元素会通过胎盘侵入胎儿的大脑,进而影响胎儿大脑发育,增加痴呆儿发生的概率。

孕妇吃热性香料调味品有哪些害处?

答 孕妇吃一些热性香料调味品,如八角、茴香、小茴香、花椒、胡椒、桂皮、五香粉、辣椒粉等,会影响自身的健康和胎儿的生长发育。孕妇食用它们很容易造成便秘或粪石梗阻。而肠道发生秘结后,孕妇在解便时必然要屏气用力,这样就会引起腹压增大,压迫子宫内的胎儿,就可能会造成如胎动不安、胎儿发育畸形、羊水早破、早产、自然流产等不良后果。

✳ 温馨提示

热性香料是指八角茴香、小茴香、花椒、胡椒、桂皮、五香粉、辣椒等。孕妇不宜食用这些热性香料。妇女怀孕,体温相应增高。热性香料其性大热且具有刺激性,很容易消耗肠道水分,使胃肠腺体分泌减少,造成肠道干燥、便秘或粪石梗阻。

孕妇吃紫菜、海带有何益处?

答 紫菜、海带等海产品可为人体提供易被吸收利用的钙、碘、磷、铁等无机盐和微量元素,对于大脑的生长、发育、健康和防治神经衰弱症,均有着极高的效用。紫菜可以烧制成配加各种配料的汤,海带则可以烧、炒、煮,以及与各种肉食、蔬菜同时烹调,且味道鲜美。

孕妇吃桂圆好吗?

答 桂圆营养丰富,被作为补品食用,但妊娠期间应该少吃或不吃。虽然桂圆中含有葡萄糖、蔗糖、维生素等物质,具有补心安神、养血益脾等功能。但因其性温热,而孕妇往往怀孕后阴血偏虚,阴虚产生内热,再食桂圆会热上加热,造成孕妇大便干燥、口舌干燥而胎热。这样不但不能保胎,反因内热迫血妄行,出现阴道出血、腹痛等流产症状。

Q　孕妇饮水有什么标准?

答 水是人体的重要组成部分，它占体重的60%以上，并以血液、组织液、细胞间液等多种形式存在，在人体的新陈代谢中发挥着重要的作用。人体一旦缺水，细胞的功能就会受到影响，出现活力降低、缺氧甚至衰变死亡。

水在人体中代谢最为迅速，反应也最灵敏。当人感到口渴时，常表示体内已经出现缺水。一个正常人每天的进水量至少应为2240毫升（相当于5~10杯水），这些进水量还包括一日三餐所吃的饭、菜、水果及所喝的汤、牛奶、豆浆、饮料等。

妇女怀孕以后，母体消耗增加，需水量也随着增加，所以每天必须要喝足够的水。但是孕妇的饮水量也并非多多益善，

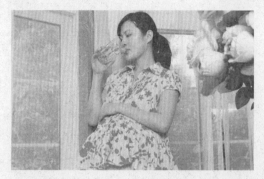

一般来说每天喝1000~1500毫升的水即可。

当然，随着季节、气候不同，饮水量也应酌情增减，一般以不超过2000毫升为宜。因为摄入过多的水分会使多余的水在体内积留，引起或加重水肿。特别是怀孕晚期，更应适当控制饮水量，以防止或加重水肿。

Q　孕妇为何不宜多吃菠菜?

答 有人误认为菠菜富含铁质，多吃菠菜可供给人体较多的铁元素，以利补血，对胎儿生长发育有益。其实，菠菜中铁的含量并不多，其主要成分是草酸，而草酸对人体所需的重要营养素锌、钙，均有着不可低估的破坏作用。

锌和钙是人体内不可缺少的微量元素，如果锌、钙被草酸所破坏，将给孕妇和胎儿健康带来损害。如果体内缺锌，人就会感到食欲不振、味觉下降。儿童一旦缺钙，有可能发生佝偻病，出现鸡胸、"O"形腿，以及牙齿生长迟缓等现象。菠菜可以水焯后食用。

Q　孕妇为什么不宜吃发芽的土豆?

答 我国北方是婴儿神经管畸形的高发区，这种先天性畸形与孕妇食用发芽的土豆有关。而且在北方地区，神经管缺陷的发病率，在秋冬季明显升高。

北方冬季副食品比较单调，早孕妇女如果吃了较多的发芽土豆，其中所含有的毒性生物碱——龙葵素，就可能导致胎儿神经发育缺陷。因此，孕妇应禁食发芽的土豆。

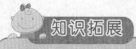

发牙土豆不能食

土豆发芽会产生一种叫龙葵素（又称茄碱）的毒素。质量好的土豆每100克中只含龙葵素10毫克，而变青、发芽、腐烂的土豆中，龙葵素可增加50倍或更多。吃极少量龙葵素对人体不一定有明显的害处，但如一次吃进200毫克龙葵素（约吃25克已变青、发芽的土豆）经过15分钟至3小时就可发病。最早出现的症状是口腔及咽喉部瘙痒，上腹部疼痛，并有恶心、呕吐、腹泻等症状。症状较轻者，经过1～2小时会通过自身的解毒功能而自愈，如果吃进300～400毫克或更多的龙葵素，则症状会很重，表现为体温升高、反复呕吐而致失水，以及瞳孔放大、畏光、耳鸣、抽搐、呼吸困难、血压下降，极少数人可因呼吸麻痹而死亡。所以，对于症状较重的患者要尽早送医院治疗。

为什么孕妇应注意少盐饮食？

答 孕妇每天摄食氯化钠不能超过6克。摄食过多氯化钠后会引起水肿、血压升高。如果孕妇患有某些疾病，如心脏病、肾脏病等，应从妊娠开始就食用低钠盐。如发现孕妇患有妊娠高血压，也应慎食盐。孕妇应逐渐习惯低盐饮食。

Q 孕妇为何不宜长期食用高脂肪食物？

答 在日常生活中，孕妇不仅要重视加强营养，适量多吃些营养丰富的食物，而且在膳食结构、饮食烹调、饮食卫生及食品选择等方面也应当注意，不宜长期食用高脂肪食物，以保证自身健康及优生。

在妊娠期，孕妇肠道吸收脂肪的功能有所增强，血脂相应升高，体内脂肪堆积也有所增多。但是，妊娠期热量消耗较多，而糖的储备减少，这对分解脂肪不利，因而常因氧化不足而产生酮体，容易引发酮血症，出现尿中酮体、严重脱水、唇红、头昏、恶心、呕吐等症状。孕妇长期食用高脂肪食物，会增加患生殖系统癌

瘤的危险。

知识拓展

酮血症

当人体患有糖尿病，糖类物质利用受阻或长期不能进食，机体所需热量不能从糖的氧化取得，于是大量动用脂肪提供热量，脂肪酸大量氧化，生成的酮体超过了肝外组织所能利用的限度，导致血液中酮体堆积，含量升高，临床上称为酮血症。

Q 为什么孕妇不宜长期食用高糖食物？

答 众所周知，糖类是热量的主要来源，具有保护肝脏和解毒的作用，是构成细胞质和细胞核的重要成分，也是构成软骨、骨骼等其他组织的成分。因此，孕妇适当摄取糖类食物有利于母体健康与胎儿正常发育，但孕妇也不宜长期食用高糖食物。

医学专家发现，一方面，血糖偏高的孕妇生出体重过高胎儿的可能性，以及胎儿先天畸形的发生率、出现妊娠毒血症的机会，分别是血糖偏低孕妇的3倍、7倍和2倍；另一方面，孕妇在妊娠期肾的排糖功能有不同程度的降低，如果血糖过高，则会加重孕妇的肾脏负担，不利于孕期保健。

Q 孕妇能食用霉变食物吗？

答 孕妇食用霉变食物不仅容易发生急性或慢性食物中毒，还有可能危害胎儿，造成流产、死胎或先天性畸形，极不

利于母体健康和优生。真菌在自然界中几乎到处都有，其产生的真菌毒素对人体危害很大，尤其在我国南方造成的危害更为

严重。当孕妇食用了被霉菌素污染的食品后，真菌毒素随之进入人体，从而造成直接危害。

在妊娠早期（2~3个月），胚胎正处高度增殖、分化时期，由于真菌毒素的作用，可使胎儿染色体发生断裂或畸变，导致胎儿先天性发育不良，出现多种病症，如先天性心脏病、先天性愚型等，还可导致胚胎停止发育，从而发生死胎或流产。母体因中毒而发生昏迷、剧烈呕吐等症状，或因呼吸不正常而造成缺氧，都是影响胎儿正常发育或导致流产的不良因素。除此之外，真菌毒素长期作用于人体可致癌，如黄曲霉毒素是肝癌的元凶。

 ## 孕妇为什么要少喝浓茶？

 孕妇喝浓茶，尤其是浓红茶，对胎儿会产生危害。茶叶中含有咖啡因，咖啡因有兴奋作用。如果孕妇饮用过多、过浓的茶，会刺激胎动增加，甚至危害胎儿的生长发育。茶叶中含有多量的鞣酸，与孕妇食物中的铁结合会形成不能被机体吸收的复合物。而且，孕妇若过多地饮用浓茶，会引起缺铁性贫血，会给胎儿留下先天性缺铁性贫血的遗患。

 ## 孕妇饮用含咖啡因的饮料有何影响？

 研究表明，咖啡因对孕妇和胎儿有着很大的危害。如果孕妇过量饮用咖啡或其他含咖啡因的饮料，胎儿就会直接受到咖啡因的不良影响，咖啡因还可随乳汁分泌，进而影响依赖母乳的婴幼儿的健康。

专家认为，每天喝8杯以上咖啡或其他含咖啡因饮料的孕妇，她们生下的婴儿没有正常婴儿活泼，肌肉发育也不够健壮。这是饮料中咖啡因强烈刺激作用的结果。孕妇如果嗜饮咖啡，还会影响胎儿的骨骼发育，诱发胎儿畸形，甚至会导致死胎。

 ## 孕妇为何不宜贪吃冷饮？

在怀孕期间，孕妇胃肠对冷热的刺激非常敏感，多吃冷饮会使胃肠血管突然收缩，胃液分泌减少，消化功能降低，从而引起食欲不振、消化不良、腹泻，甚至引起胃部痉挛，出现腹痛现象。孕妇的鼻、咽、气管等呼吸道黏膜常常充血，并有水肿现象，如大量贪食冷饮，充血的血管突然收缩，血流减少，可致局部抵抗力降低，使潜伏在咽喉、气管、鼻腔、口腔里的细菌与病毒乘虚而入，引起嗓子痛哑、咳嗽、头痛等症状，严重时还能诱发上呼吸道感染或扁桃体炎等。

吃冷饮除可使孕妇发生以上病症外，

胎儿也会受到一定影响。有人发现，腹中胎儿对冷的刺激也很敏感。当孕妇喝冷水或吃冷饮时，胎儿会在子宫内躁动不安，胎动会变得频繁，不利优生。

Q　孕妇为什么不宜多饮汽水？

答 孕妇不宜经常饮用汽水，因为汽水饮用过量可能导致缺铁性贫血。汽水中含有磷酸盐，进入肠道后能与食物中的铁发生化学反应，形成难以被人体吸收的物质，并排出体外，所以，大量饮用汽水会大大降低血液中的含铁量。

正常情况下，食物中的铁本来就很难被胃肠道吸收。加上怀孕期间，孕妇本身和胎儿对铁的需要量比任何时候都要多，因此，孕妇过多饮用汽水，势必导致缺铁，从而影响孕妇的健康及胎儿的发育。另外，充气性汽水内含有大量的钠，若孕妇经常饮用这类汽水，会加重水肿。由此可见，孕妇不宜经常饮用汽水。

Q　孕妇要不要节食？

答 孕妇如有节食意愿，则可能主要出于如下想法：担心胎儿过大过重，不利于分娩；或是忧虑自身发胖增重，影响产后体形美。但如果节食愿望仅限于此，则是不利于健康的。

节食意味着营养物质摄入受到人为限制，可使孕妇抵抗力下降，易患多种妊娠并发症，还可使孕妇体力下降，不利于日后分娩，对胎儿而言，有可能使营养物质供应不足，可直接影响其生长发育，甚至可导致其先天发育异常或畸形。

显然，就节食所可能引发的前述种种不良后果来看，对分娩困难和体态臃肿的担心就显得无足轻重了。因此，孕期不应盲目地节食。如必须节食，则应在具备基本的营养学知识和接受必要的孕期保健服务条件下，适当限制一些食量（特别是在孕晚期）。当然，如能同时注重饮食种类的调剂和营养素摄入的均衡，则将会更有益于孕妇和胎儿。

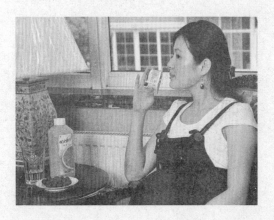

孕妇营养过剩有哪些危害?

答 有的孕妇胃口特别好，不但吃得多，营养也相当丰富，并且很少活动，她们以为这样才有利于胎儿生长发育和分娩。其实，这种吃法很容易使孕妇发胖，也会使胎儿过大，容易造成分娩困难。

如果孕妇每日各种食物吃得过多，特别是摄入糖类和脂肪过多，出现营养过剩，会导致孕妇血压偏高或胎儿长成"巨大儿"。如果孕妇过胖，还容易造成哺乳困难，不能及时给孩子喂奶，这样乳腺管会堵塞，引起急性乳腺炎。

3 chapter 怀孕早期疾病防治

怀孕早期的疾病防治，直接关系到怀孕的正常进行。必须严格护理好怀孕的妇女，以防这个时期染病。如果该时期生病，必须在医生的严格要求下正确用药，以确保受精卵发育的正常。一般而言，需要作好诸如对孕妇进行体检及必要的化验检查，了解孕妇健康情况及是否可以承受妊娠；有无有关妊娠的危险因素，需要孕期进行何种监护及处理，需要在具有何种条件的单位进行保健；进行必要的遗传咨询，了解既往史、孕产史及家族史，作为孕期保健以至于分娩期的参考；进行孕期保健；每日生活起居要有规律，避免过劳，保证睡眠时间，每日要有适宜的活动；避免精神刺激，保持心情舒畅；早期、定期、按时接受产前保健检查及指导等检查活动。下面，分别就怀孕早期的疾病防治问题作探讨。

 孕期必须知道哪些关键性日期?

答 基于孕育、分娩及计算预产期的需要，孕妇对一些重要日期和数字要掌握清楚。具体来说，有如下几点需要重点掌握:

① 末次月经日期

孕前末次月经第一天。

② 早孕反应出现和消失日期

一般在停经第6周出现早孕反应，在第12周反应消失。

3 初次胎动的日期

常于妊娠18周后出现。

4 临产征兆的日期

即在临产前出现的诸如腹痛的一些情况。

5 妊娠末期

孕妇自觉轻微腰痛，腹痛不规则，持续时间常少于30秒，收缩力弱，强度常不增加。常在夜间出现而清晨消失，宫缩所引起的胀痛常局限在下腹部。

6 分娩准备期

宫缩有规则，宫缩间歇时间从5～6分钟逐步减短至2～3分钟，宫缩持续时间从30秒逐步延长至50～60秒，强度也不断增加。

7 分娩开始期

宫缩间歇期1分钟左右，宫缩持续期长达1分钟以上，表示宫口已近全开。

8 阴道流出血性黏液期

这个时期即是平常所说的"见红"期。在分娩前24～48小时内，子宫颈口开始活动，胎膜已与子宫壁分离，毛细血管因破裂而经阴道排出少量血，与子宫颈管内的黏液混合而排出血性黏液。此现象发生后24小时内完成分娩过程。

足月妊娠的孕妇一定要注意是否有规则性的腹痛及时间，及时提供给产科医生，这对掌握产程的进展有积极作用。

Q 妊娠早期有哪些注意事项？

答 妊娠早期需密切关注如下事宜：

1 保证充足的休息与睡眠

怀孕后，身体负担逐渐加重，为了适应这一变化，孕妇的生活起居要规律，适当增加休息和睡眠的时间。一般夜间睡眠不要少于8小时，有条件的应午睡，避免过于劳累。睡眠时，孕妇应注意选择舒适的体位，一般认为，左侧卧位可减轻子宫右旋对脐带的压迫，利于胎儿的血液供应。休息时，尽量抬高下肢，有助于减轻孕妇下肢水肿和静脉曲张。

2 避免负重与远行

怀孕后孕妇要尽量避免冷水的刺激，避免无节制的负重，少去人流拥挤的公共场所，不宜独自长时间旅行。

3 控制不良嗜好

首先应戒烟。香烟中的尼古丁等有害物质可以通过胎盘进入胎儿体内。有资料表明，吸烟的孕妇发生流产、早产、胎儿宫内发育迟缓、死胎及新生儿死亡的概率均高于不吸烟的孕妇；胎儿畸形尤其是先天性心脏病的发病率也将增高，儿童的智力发育也会受到影响。孕妇被动吸烟同样会对胎儿产生危害。所以，孕妇的丈夫也应戒烟，至少吸烟时要远离孕妇，尽量保持孕妇所处环境的空气清新。

其次应戒酒。酗酒会造成慢性酒精中毒，影响受精卵和胚胎的发育，容易引起流产，孩子出生后可能会有畸形、智力低下、反应迟钝等现象。所以，孕妇及其丈夫均应戒酒。

另外，孕期应尽量避免或减少食用含有咖啡因的饮料和食物，如咖啡、茶、巧克力及可乐等。

④ 避免其他有害因素

热水浴与桑拿产生的高温会损伤胎儿的中枢神经系统。电热毯与微波炉产生的电磁波或微波会影响胎儿器官的发育。家养宠物中，特别是猫，若受到弓形体的感染，可经孕妇传给胎儿，导致胎儿流产和畸形。预防注射常会导致机体不适和发热，对孕妇、胎儿均不利，一般不宜施行。

妊娠不适有哪些症状及对策？

答 其不适症状有如下方面，要对症进行治疗。

① 恶心、呕吐

怀孕以后，体内雌激素增多，呕吐中枢对此暂时不能适应，再加上精神紧张等因素，很多妇女在怀孕6～10周，出现不同程度的恶心、呕吐，尤其早晨起床时严重。一般不影响正常的生活和工作，不需要特殊处理。

对策：调整饮食，保持精神愉快，不吃油腻或难以消化的食物。尽量避免空腹，起床后先吃点饼干、米饭等，晚饭后散步，以不劳累为准。

② 便秘

怀孕后胃肠蠕动功能减弱，加上孕妇怀孕后活动量减少，粪便在大肠中滞留时间变长，水分逐渐被吸收，粪便干结而出现便秘。

对策：定时排便，多吃富含纤维素的食物，如新鲜蔬菜、水果、海藻类食物。晨起喝一杯水或牛奶，养成定时排便习惯。如便秘严重，可在医生指导下服用温和缓泻剂。

③ 头晕、头痛

部分妇女会出现头晕、头痛的症状。一般可忍受，当早孕反应结束时，该症状也随之消失，一般不需治疗。

对策：避免精神紧张，可看些轻松愉快的电视节目或听听轻音乐，保证良好睡眠。如果症状严重，可在医生指导下用药缓解。不要自行服用镇痛药，否则对胚胎发育不利。

④ 发热

怀孕会使体内黄体酮分泌增加，造成基础体温呈高温状态，这种情况一般持续3周左右。

对策：使人感觉发热，甚至有不适感，但一般体温不超过37.5℃，无须处理。但若体温持续在37.5℃以上，则可能合并有其他疾病，最好到医院接受检查。

❺ 眩晕

怀孕早期因孕期反应，孕妇食欲差，进食也少，血压偏低。当突然站立时，会有眩晕感，这种感觉在贫血孕妇中表现尤为突出，有时容易摔倒，应引起重视。

对策：孕妇采用平常体位时也出现眩晕感，应立即短暂休息。平时避免突然站立，从蹲位站起时，要缓缓起身，贫血孕妇应在医生指导下服用纠正贫血药物并作饮食调整。

❻ 白带增多

女性正常情况下也有白带，不过量较少、白色、无异味、无不适感。怀孕后，由于体内新陈代谢旺盛，生殖器官血流加快，分泌物增多，孕妇感觉外阴潮湿，这是正常现象。若分泌物多，且伴有瘙痒，分泌物性状表现为豆渣样、泡沫状或脓性，有异味，则可能是患有阴道炎。

对策：正常白带，只要每天清洗外阴，每日更换内裤即可。如白带异常，可能是阴道炎，应立即就医。

❼ 尿频

怀孕早期，增大的子宫压迫膀胱，刺激膀胱产生尿意，所以孕妇有尿频感，但无疼痛。

对策：一般无须处理，等子宫超出盆腔，尿频就缓解了。如尿频同时伴有尿痛、尿急、发热等症状，则可能泌尿系统发炎了，应予治疗。

Ｑ 为何早期自然流产时不必大力保胎？

答 妊娠早期，胚胎对各种有害或不良因素十分敏感，如某些药物、放射线或化学物质的侵害，病毒、细菌的感染，以及体内内分泌激素水平的异常或某些营养物质的缺乏等，这些都可使胚胎发育产生缺陷而最终导致自然流产。

从优生学角度考虑，自然流产是人类生殖过程中的一种自然淘汰、优生选择的方式。目前，医学界对于早期自然流产倾向于听其自然发展的观点。如果为正常胚胎，经过休息和短期的对症治疗后，可望继续妊娠并获得正常的婴儿；如果为异

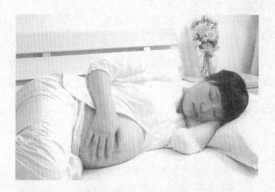

常胚胎，即使尽力保胎，通常也是无济于事，最终的结局仍然是以流产告终。如果阴道流血超过1周，B超检查证实胚胎发育

停止，则更不要盲目保胎；应及早刮宫，排出胚胎，以减少流血和并发感染的可能性。

能否凭借药物抑制孕吐？

答 怀孕初期，大部分的孕妇会有明显的早孕反应，时间长短因个人体质而不同。即使是同一孕妇，也会因为不同的怀孕次数而表现出不同的症状。目前，市面上尚无销售有效抑制孕吐的药剂。孕妇不宜擅自利用药物抑制孕吐。

产生孕吐状况的时候，就是最易流产的时刻，也是胎儿器官形成的重要时期，在此期间的胎儿若是受到X线的照射、某种药物的刺激，或是受到病原体的感染，都会产生畸形。

常用的抑制孕吐的镇吐剂或镇静剂中，尤以抗组胺最具药效，因此常用来治疗孕吐，但是服用此种药剂会使胎儿畸形。孕妇如果服用镇静剂、安眠药等，都会严重地危害胎儿发育，这就是不宜凭借药物来抑制孕吐的原因。

在孕吐时期，孕妇应保持身心平衡、注意饮食，吃些清淡和有助于缓解呕吐的食物。倘若一日孕吐数次，身体显得相当虚弱，就应住院进行治疗。每天可接受多量的葡萄糖、盐水、氨基酸液等静脉滴注，以迅速减轻症状，保持良好宁静的心态，一般1～2周即可出院。

常见的产前诊断方法有哪些？

答 产前诊断是指对先天性疾病或遗传性疾病在胎儿期的诊断。它不同于一般的产前检查，是利用新的技术手段对胎儿进行的特异性检查，以便在孕早期或孕中期对异常儿作出诊断，并为及时治疗或处理提供条件。

常见的产前诊断方法有以下几种：

❶在孕早期，获取绒毛标本进行绒毛细胞学检查，主要是确定有无染色体病。

❷在孕早期获取母体血标本，进行弓形体、巨细胞病毒、风疹病毒、单纯疱疹病毒等感染的检测。

❸孕中期以后，可进行羊膜腔穿刺，获取羊水细胞进行染色体检查。

❹孕中期以后，超声学检查胎儿发育情况，检查有无体表及内脏异常。

❺孕中期以后，获取母体血标本进行甲胎球蛋白含量测定，以发现是否有胎儿发育异常。

❻孕中期以后，借助胎儿镜可直视观察胎儿有无异常，还可进行活组织检查和胎儿脐带血检查。

❼孕中期以后，可进行X线摄片和造影检查，可直接观察胎儿骨骼发育情况，或观察有无体表异常或内脏梗阻等情况。

知识拓展

弓形体

弓形体病的病原是龚地弓形体，简称弓形体。它的整个发育过程需要两个宿主。猫是弓形体的终宿主，在猫小肠上皮细胞内进行类似于球虫发育。弓形体对中间宿主的选择不严，已知有200余种动物，包括哺乳类、鸟类、鱼类、爬行类和人都可以作为它的中间宿主。

 产前检查包括哪些内容?

答 产前检查应在确认为已经妊娠后进行，必须进行全方位的检查，其主要内容包括下列各项:

❶ 了解病史

包括了解本次妊娠的经过，早孕反应情况，有无病毒感染及用药史、射线暴露史。详细了解孕妇以往的情况，重点了解孕妇以往的月经情况，以往妊娠分娩是否异常，有无心脏、肾及结核等病史。家族中有无糖尿病、高血压、结核病和遗传病史。

❷ 全身检查

包括对全身情况进行观察及检查各脏器，尤其注意心脏有无病变，测量身高、体重、血压和双侧乳房发育情况。

❸ 产科检查

含有腹部检查，包括子宫高度、腹围、胎位、胎心等；阴道检查，包括了解产道、子宫颈、子宫及附件有无异常。

❹ 检验

初诊必须做的检验项目为血常规、尿常规、血型。若夫妇双方血型不合，要进一步作血中抗体效价和Rh因子的检测。可做B超检查，了解胎儿宫内情况。

其他产前检查事项有:高危妊娠者，若有产史不良，比如死胎、胎儿畸形、遗传病史等，应进行有关化验，包括母体血清或羊水穿刺用于检查染色体，甲胎蛋白主要用于筛选畸形。产前检查，一旦发现异常现象，就应作好相应准备。

 产前检查时间间隔应怎样安排?

答 如果从妊娠5~6个月才进行产前检查，会使一些因存在内科合并症、遗传病而需要中止妊娠者延误治疗时机，且对孕妇的基础血压、基础体重无法获知。围生医学的发展使产前检查的内容得到充实，产前检查开始的时间也提前到孕期3月。

在正常情况下，整个孕期要求做产前检查9~13次，孕期3月时进行首次全面检查，以后每月检查一次；孕28周后，每2周检查一次；孕36周后，孕妇、胎儿变化大，容易出现异常，需要每周检查一次。发现孕妇或胎儿有异常情况时，应根据病情入院或增加门诊检查次数。

知识拓展

围生医学

我国将围生期定为自妊娠28周至出生后7天。围生医学专门研究孕母、胎儿和新生儿在围生期的各种健康问题，涉及产科、新生儿科和有关遗传、生化、免疫、营养等领域，是一门边缘学科，它与提高人口素质和降低围生期小儿死亡率密切相关。

Q 孕早期准妈妈需作哪些常规化验？

答 在孕早期，孕妇应进行一系列化验检查，以便了解自己和胎儿的健康状况，需做的常规化验有以下几项：

❶ 血常规

通过检查血常规，可了解孕妇是否贫血。正常情况下，孕前及孕早期血红蛋白≥120克/升；妊娠后6~8周，血容量开始增加；至妊娠32~34周达到高峰，血浆增多，而红细胞增加少、血液稀释，血红蛋白110克/升。通过检查血常规，还可以了解红细胞和血小板有无异常。

❷ 尿常规

了解孕妇尿酮体、尿糖、尿蛋白指标，可以反应妊娠剧吐的严重程度，提示孕妇是否患有合并妊娠高血压综合征或糖尿病等。

❸ 乙肝五项检查

了解孕妇是否是乙肝病毒携带者，如乙肝表面抗原（HBsAs）呈阳性，则表明是乙肝病毒携带者。如果同时伴有乙型肝炎抗原（HBeAg）、乙型肝炎核心抗原（HBcAg）阳性，则提示胎儿被感染的机会增加，新生儿出生后应及时给予主动免疫和被动免疫。

❹ 肝功能检查

了解孕妇孕早期肝脏情况。急性病毒性肝炎患者不宜妊娠，如妊娠期患急性病毒性肝炎，可使病情加重，危及母儿生命安全。通过肝功能检查，还可对孕妇其他肝脏疾病进行鉴别。

❺ 血型检测

通过血型检测，可了解有无特殊血型。如果孕妇为Rh阴性血型，丈夫为Rh阳性血型，则胎儿有发生溶血的可能。如果孕妇为O型血，其丈夫为O型以外的血型，则应查抗体效价，如大于1∶64，孕期应进行治疗。

6 优生四项检查

包括弓形体、巨细胞病毒、单纯疱疹病毒、风疹病毒检测，如以上病毒在孕早期感染，均可造成不同程度、不同器官的畸形。一旦检查出阳性，可考虑终止妊娠。

 孕早期阴道流血有哪些原因？

此时阴道少量流血伴腹痛，可能是前面叙述的先兆流产或宫外孕，也可能是葡萄胎。葡萄胎是由于构成胎盘的绒毛组织发生变化而导致异常增殖，形成葡萄胎。

其原因可能与胚胎营养障碍、缺乏必需的营养素、卵巢功能发育不良、卵子不正常、卵巢不能分泌激素、胚胎受病毒侵害、胚胎染色体出现变化等因素有关。

此症表现为：孕8～12周时反复阴道出血，量时多时少；有时从阴道内流出像葡萄状的白色小泡；子宫大小与妊娠月份不符合，用超声多普勒检查寻不到胎心音；早孕反应症状重，且持续时间长，如伴有咳嗽及痰中带血，则有恶性葡萄胎的可能；B超检查时，子宫腔内看不到胎囊及胎儿，而呈现散射状不均匀的雪花样影像。

此时，准妈妈应立即住院治疗，并行刮宫术，于1周后进行第二次刮宫，以求彻底清除宫腔内剩余物。

 怎样预防畸形胎儿的产生？

在妊娠的早、中、后期，环境因素常常影响胎儿，虽然不可能造成躯体畸形，但可能造成孩子出生后生理功能失常和行为异常，这就是先天性行为畸形。

新生儿出现脑麻痹、精神迟缓，以及行为和语言学习困难等病症，常是因为母亲在妊娠时发生过高血压综合征、阴道流血、营养不良以及吸烟、饮酒或用药不当所引起的。因此，必须注意这些现象的发生。

怀孕期用药不慎，亦会使胎儿脑损害而造成行为畸形，如碘胺药进入胎儿体内，就会引起胆红素脑病（核黄疸）。有胆红素脑病的孩子出生后就会有痴呆行为。

过多摄入维生素A，也会造成神经细胞分裂周期延长，使细胞数量减少，进而影响孩子的智力。

Q 导致宝宝畸形的药物有哪些?

答 到底有哪些药物会导致胎儿畸形呢?我们在此列出一些对胎儿有害的药物,准妈妈们必须特别注意。

1 可适量服用的药物

青霉素类药物:毒性较小,是首选药物。

先锋霉素类药物:包括头孢氨苄、头孢唑啉、头孢克洛等,是次选的药物。

外用抗真菌药:对胚胎毒性较小。

镇静催眠类药物:地西泮(安定)、氯氮䓬(利眠宁)等药物短期应用较安全。

酚噻嗪类精神药物:抗精神病的药物应在医生指导下应用。

维生素类药物:孕期服用维生素药物要适量,不可过量。

2 不可用的药物

氨基苷类药物:可经胎盘进入胎儿循环,引起胎儿第Ⅷ对脑神经受损和肾脏损害。

四环素类药物:毒性大,可抑制骨骼发育,使小儿乳齿染色。

氯霉素:可通过胎盘进入胎儿身体循环,导致新生儿灰婴综合征、骨髓抑制、白细胞减少或再生障碍性贫血。

磺胺类药物:可导致新生儿高胆红素血症、胆红素脑病等。

长效磺胺:可使幼鼠发生先天性异常,不用为宜。

喹诺酮类药物:对软骨发育有影响。

利福平:可导致无脑儿、脑积水和四肢畸形。

解热镇痛药物:有报道说,妊娠早期如果长期服用阿司匹林,可致腭裂、唇裂、肾脏畸形、心血管畸形、神经系统畸形;消炎药物则可致动脉导管过早关闭。

泻药:妊娠期禁用,以免发生反射性子宫收缩,从而引起流产。

抗凝血药物:如双香豆素等,可能导致胎儿小头畸形。

激素类药物:性激素,如己烯雌酚、炔孕酮、炔雌二醇、甲羟孕酮、甲基睾丸素、同化激素等对胎儿亦有致畸作用。

甲状腺素和抗甲状腺药物:如他巴唑、脲类等,均有致畸作用。

抗肿瘤药物:可导致多发性先天性缺陷。

中成药:凡说明书上注有"孕妇忌用"或"孕妇慎用"的中成药皆不宜服用。中草药制剂成分复杂,作用机制多种多样,所以孕妇要慎服中成药。

温馨提示

灰婴综合征是指妇女在妊娠期，尤其是妊娠末期和临产的24小时内使用氯霉素，可致出生的新生儿出现呕吐、呼吸急促或不规则、肤色发灰、低体温、软弱无力。因为氯霉素在胎儿体内蓄积，进而影响新生儿心血管功能，导致出现上述"灰婴综合征"的症状。

生育先天性心脏病患儿的原因有哪些？

答 先天性心脏病（简称先心病）是较为常见的先天畸形。易于导致胎儿先心病的危险因素如下：

❶有先心病家族史的孕妇。第一胎生先心病病儿，第二胎生先心病的可能性约为1/50；两胎均为先心病者，第三胎生先心病的可能性增加1/10。

❷孕妇在妊娠3个月内曾有接触致畸药物史，如激素类药、抗肿瘤药、抗糖尿病药、抗疟药、抗惊厥药、抗抑郁药等，这些药物可增加胎儿患先心病的危险性。

❸尚未控制的糖尿病孕妇。如果妊娠早期糖尿病病情得到控制，则危险性可下降。

❹孕早期接受X线等放射性照射的孕妇。

❺孕早期有风疹、水痘、巨细胞病毒等感染的孕妇。

中草药对宝宝有害处吗？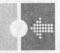

答 近几年的优生遗传研究证实，部分中草药对孕妇及胎儿有不良影响。

中草药中的红花、枳实、蒲黄、麝香等，具有兴奋子宫的作用，易导致宫内胎儿缺血缺氧，甚至引起流产、早产。

大黄、芒硝、大戟、商陆、巴豆、芫花、牵牛子、甘遂等中草药，可通过刺激肠道，反射性引起子宫强烈收缩，从而导致流产、早产。

有些中草药本身就具有一定的毒性，如斑蝥、天南星、附子、乌头、一枝蒿、川椒、蜈蚣、甘遂、芫花、朱砂、雄黄、大戟、商陆、巴豆等，所含的各种生物碱及化学成分十分复杂，可直接或间接影响胎儿的生长发育。

因此，在怀孕最初3个月内，除慎用西药外，中草药亦应慎用，以免造成畸胎。对含上述中草药的中成药也应警惕，避免服用。

Q 孕妇不宜服用哪些中成药？

答 许多有毒副作用的中草药常以配方形式出现在中成药中，孕妇应禁用或慎用这些药物。

孕妇禁止服用的中成药有：牛黄解毒丸、大活络丹、至宝丹、六神丸、小活络丹、跌打丸、舒筋活络丸、苏合香丸、牛黄清心丸、紫雪丹、黑锡丹、开胸顺气丸、复方当归注射液、风湿跌打酒、十滴水、小金丹、玉真散、失笑散等。孕妇慎用的中成药有：藿香正气丸、防风通圣丸、上清丸及蛇胆陈皮末等。

Q 孕早期孕妇为什么要忌用清凉油？

答 清凉油的主要成分之一是樟脑，而樟脑经皮肤进入人体会造成一定的危害。若孕妇用了清凉油，其中的樟油可通过胎盘屏障危及胎儿，甚至造成胎儿死亡。因此，孕妇特别是在怀孕头3个月内应该避免使用清凉油，也不要接触含樟脑成分的所有制剂。

Q 孕妇能自行服药吗？

答 孕妇如果用药不当，不仅对自己有害，还可能引起胎儿畸形。据调查，绝大部分孕妇在妊娠期间或多或少都服用过药物，其中有一部分孕妇是未经医生开处方而自行服药的。对这些非处方用药，医务人员无法控制，孕妇自己也不知其害，故无法避免用药致畸的发生。

孕妇服药最常见的原因是因感冒、头痛、发热而服用阿司匹林、复方阿司匹林（APC）或氯苯那敏（复方扑尔敏）等退热止痛药。如果在妊娠早期服用这类含有阿司匹林的药物，可能引起胎儿骨骼畸形或导致心血管、神经系统及肾脏的先天性缺陷。如果在妊娠晚期或临产前服用，可使预产期延长、分娩期出血、宫缩无力及死胎、死产率增高。如果孕妇不适当服用镇静药及抗过敏药，甚至止咳药等，均可能对胚胎或胎儿造成损害。

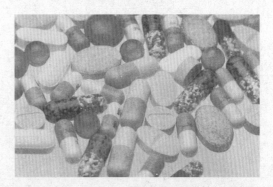

Q 孕妇能使用利尿剂吗?

 随着妊娠月份的增加，孕妇下肢等处会出现不同程度的水肿，俗称"胎肿"。对于孕期水肿，一般不需处理，除非是高度水肿并伴有大量蛋白尿，才需要到医院进行适当处理。有些孕妇为了减轻水肿，自己使用利尿剂是很危险的。利尿剂，特别是噻嗪类药物，不但可导致低钠血症、低钾血症，还可以引起胎儿心律失常、新生儿黄疸、血小板减少等症。现已证明，在妊娠期间使用利尿剂，还可使产程延长、子宫无力及胎粪污染羊水等。还有报道，使用噻嗪类利尿剂可使胎儿患出血性胰腺炎。

Q 妊娠期能做阑尾炎手术吗?

 在妊娠期间，由于生了某种疾病而动开腹手术的情形屡见不鲜，其中最多的就是急性阑尾炎。大部分在妊娠前便有慢性阑尾炎的孕妇，都会由于妊娠的关系由慢性转化成急性阑尾炎。但是在妊娠以后才患阑尾炎的病例却是少之又少。

如果妊娠中罹患急性阑尾炎，首先，腹部会突然感到强烈的阵痛。如果是流产或早产的话，则子宫整个都会疼痛，在这种情形下，阑尾所在的位置（也就是右下腹部）会感到疼痛，并随着妊娠月数的增加，疼痛也会逐渐往上升。若阑尾炎为急性时，该部位还会发热。

另外，妊娠中罹患盲肠炎之所以可怕，是由于它会转变成腹膜炎。子宫因继续妊娠而变大，盲肠受到子宫的压迫而破裂，流出脓汁时很容易并发成腹膜炎。腹膜炎会发高热，使子宫收缩，容易造成胎死腹中，也很容易发生流产、早产等现象，在临盆时，阵痛可能会减弱，使生产的时间延长。

由此可知，妊娠中若发生腹膜炎，就会有生命的危险。发生急性阑尾炎时要立即接受手术，把阑尾切除。由于它的恶化比起没有妊娠的时候还要激烈，所以应尽可能地提早把它切除。妊娠期间，可以进行阑尾炎的手术，手术的时候和外科医生及妇产科医生合作，可避免流产或早产。另外，手术时应使用黄体酮。

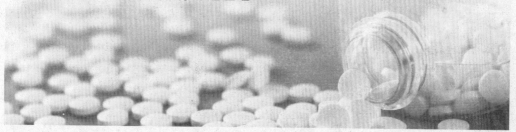

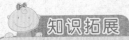

阑尾以及人体激素概述

❶阑尾：一般是在腹部的右下方。在妊娠4个月或5个月时，子宫会变大，将阑尾慢慢往右上方推挤，随着妊娠月数的增加，妊娠八九个月的时候，阑尾已升高到相当的程度了（约在子宫的侧后方），一直到生产后第10～12天，才恢复到原来的位置。患有慢性阑尾炎的人，最好在还没有妊娠以前就进行手术。如果在妊娠中发生疼痛的话，要尽早地找医生接受检查。手术在妊娠刚开始的时候，可以很容易地进行，并且可以避免因手术而发生流产等意外事件。

❷激素：垂体位于大脑中心，是人体最主要的内分泌腺体，影响其他内分泌腺体的功能。内分泌腺体所产生的激素是身体各器官正常运作的保证。食物是补充激素的重要因素，多食黄色的食物，对促进女性激素分泌有更多的帮助。

 ## 孕妇患流行性腮腺炎对胎儿有危害吗？

答 流行性腮腺炎（以下简称流腮），俗称猪头风，是由腮腺炎病毒引起的急性传染病。临床表现以腮腺肿痛为主要症状，伴有发热、咽痛、食欲减退、颈淋巴结肿痛等，有时还可合并卵巢炎，但不影响卵细胞发育，也不会引起不孕。

孕妇患腮腺炎对妊娠和胚胎发育究竟有什么影响，目前学术界意见尚不一致。有人认为，腮腺炎病毒可通过胎盘进入胎儿体内，引起胎儿宫内感染。但也有学者认为，感染并不增高死胎发生率。还有人认为，婴儿原发性心内膜弹性纤维增生症的病因，就是流行性腮腺炎病毒感染所致。目前还没有证据表明，流腮病毒会导致胎儿畸形。

因此，孕妇感染流行性腮腺炎病毒对胎儿的危害远比其他病毒感染（如风疹病毒和单纯性疱疹病毒）要小。

 ## 为什么说巨细胞病毒是优生的大敌？

答 巨细胞病毒（CMV）是妊娠期宫内感染的主要病原之一，该病毒感染呈全球性分布。世界上大多数地区60%以上的育龄妇女均会受到此病毒的感染。孕妇受巨细胞病毒的感染率为1%～4%。胎儿染此病毒，其先天性感染率约为40%，其中先天性缺陷发生率为5%～15%。如果在孕早期感染巨细胞病毒，则易于导致流产、死胎、早产、胎儿先天性缺陷、新生儿并发症以及远期后遗症等。

该病毒可通过唾液、尿液、宫颈和阴道分泌物、精液、泪液和血液等传播。母体感染巨细胞病毒后，可经胎盘将病毒传染给胎儿，或胎儿吞咽被病毒污染的羊水后感染。病毒也可经母体生殖道感染胎儿。

孕妇感染巨细胞病毒，一般可出现低热、头痛、咽痛、关节肌肉酸痛、宫颈炎及阴道分泌物增多、颈淋巴结轻度肿大等症状，但也可毫无症状。迄今对该病尚无有效的治疗，以往应用抗病毒药物治疗，效果并不理想。据报道，有人试用白细胞干扰素治疗，取得了一定的疗效。

本病重在预防，在婚检和孕前检查时，最好常规作巨细胞病毒感染检测。鉴于孕龄越小的胎儿受感染危害越重，所以孕早期感染应以流产为宜。孕中、晚期继发感染者，胎儿受影响相对较小，可在严密监护下继续妊娠。如果不能肯定为继发感染，则结合临床监护情况，慎重处理，必要时予以引产处理。

有巨细胞病毒感染的孕妇，应作宫颈分泌物检查，如果为阳性，则以剖宫产为好。母乳喂养也是母婴间传播的重要途径，如果母乳检测巨细胞病毒阳性，则婴儿应人工喂养。

Q 怎样防治孕妇静脉曲张？

Q 孕妇小腿抽筋有对策吗？

答 妊娠期，由于下肢的静脉受子宫压迫血液回流心脏受阻，孕妇的腿、外阴、腹部，甚至乳房等部位的静脉呈青色凸鼓出来，这就是静脉曲张。

孕妇要注意不要碰撞静脉曲张部位，以免受伤出血。另外，不要长时间站立和盘腿打坐，睡觉时用垫子抬高脚位，不穿过紧内衣。这些都可缓解静脉曲张。

答 妇女怀孕后，特别是在妊娠中期以后，有可能突然出现腓肠肌痉挛致小腿抽筋。发生小腿抽筋时，要按摩小腿肌肉，或慢慢将腿伸直，可使痉挛慢慢缓解。

为了防止夜晚小腿抽筋，可在睡前用热水洗脚，平时行走不要过多，多吃一些钙含量丰富的食品，或口服一段时间的钙片，只要体内不缺钙了，小腿抽筋就会消失。

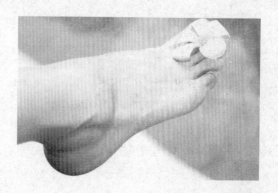

Q 孕妇手部麻木是怎么回事?

 有些孕妇在妊娠期会出现单侧或双侧手部阵发性疼痛、麻木,有针刺样或烧灼样的感觉,在伸、屈腕关节时症状尤其明显。

症状常在晨起时出现,主要累及拇指、食指、中指及小指的侧方,使手指的精细动作能力丧失。这是由于怀孕晚期,手腕部的肌腱、筋膜及结缔组织发生变化,使腕管的软组织变紧压迫正中神经所致,在医学上称为"腕管综合征"。一般无严重后果,如抬高患肢,使手保持适中和松弛位置,可使症状减轻,一般不须特殊治疗。分娩后,症状常可逐渐减轻、消失。

Q B超检查会伤害宝宝吗?

 自1958年B超检查第一次应用于临床,至今已50多年了。B超检查的安全性已得到肯定,理论上高强度的超声波对组织有损伤作用,但事实上医学上使用的B超检查未能证实有过不良的生物效应。由于在医学上诊断用的B超检查是低强度的,对胎儿是没有危险的,直至目前也从未有过B超检查引起胎儿畸形的报道。

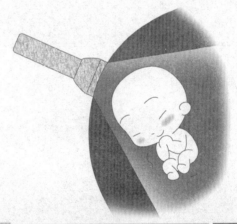

Q 孕妇能做X线检查吗?

 X线是诊断胎儿骨骼发育常用的有效手段,当高度怀疑胎儿患有这类疾病的可能时,X线检查应在怀孕5个月以后进行。此时胎儿已度过致畸敏感期,胎儿的骨骼发育也已比较成熟,易于发现异常情况。

照射部位不能正对胎儿。对于必须要进行X线检查的准妈妈,要注意照射的部位,检查时应尽量避开腹部的直接照射,只照局部。据测算,胸透所接受的X线照射剂量远远超过拍摄一张胸片所受的剂量(前者为后者的8~10倍),所以必须接受

X线检查时，应采取拍摄片检查的方法。

对于在孕早期曾接受较大剂量X线的准妈妈，为了解胎儿是否受到X线的作用而发生畸形，可到医院去进行产前诊断，以决定是否要终止妊娠。

Q 孕妇发热有哪些危害？

 发热常常是由于病原体侵入引起的，有些病原体会影响胎儿发育，引起胎儿畸形。同时，发热对胎儿的危害有时会超过病原体对胎儿的危害。

研究发现，如果孕妇持续24小时以上体温比正常体温高1℃，即有致畸的可能。据测定，孕妇体温比正常人高1.5℃，胎儿脑细胞发育就可能停滞，如果升高3℃，就可能杀死胎儿脑细胞，造成永久性损害。

发热对胎儿的影响与发热程度及持续时间有关，体温越高，持续时间越长，对胎儿影响就越大。所以加强孕期保健，预防孕早期发热性疾病非常重要。孕妇一旦患上感染性发热疾病，应积极采取物理降温。虽然孕中期胎儿各器官基本形成，不可能有大的结构畸形发生，但发热可损害胎儿大脑，造成小儿癫痫、智力低下等症。

✳ 温馨提示

孕妇除避免发热性疾病外，还应避免其他可能导致体温升高的因素，例如：在孕早期，孕妇如果受到物理性的有害因子影响，如洗过热的热水浴、盛夏中暑、高温作业、剧烈运动等，都可使体内产热增加或散热不良，从而导致高热。而且早期胚胎生活在高温环境下，极易受到伤害。因为物理性的有害因子会杀死那些分裂细胞，使该细胞停止发育，特别是胎儿的中枢神经系统最易受到损伤，造成畸胎，严重者可导致胚胎死亡。孕期每日在热水浴中持续40~60分钟的妇女，畸胎率明显升高。

Q 服用安胎饮的时间与胎动的原因？

 我们认为孕妇在怀孕第3个月起就可以开始服用三副安胎饮。往后每月增服一副，至8个月8副为止。安胎饮具有安胎作用，能使临盆时较易生产。且能补气、养血、理气、促使气血充盈、回经止血，以达安胎目的。

如有发炎、黄体酮不足、子宫肌瘤等现象，则易引发胎动不安。一般而言，怀孕初期的3个月内，较容易出现滑胎等流产先兆，孕妇可能出现腰酸、腹痛等胎动不安的现象。

习惯性流产的安胎方法有哪些?

 基本上有流产迹象的孕妇多为肾虚、气血虚弱、血热等体质，或因跌倒损伤所致。造成流产的最危险因素是孕妇跌倒损伤，孕妇如发生妊娠外伤，易出现腰酸、腹部胀坠感及出血的情形，因而形成流产。

从中医妇科的角度来看，肾虚型的孕妇可能出现习惯性流产，也是流产孕妇中比例最高者，这类体质的孕妇适合以寿胎丸作为安胎处方。其中可分为肾阴虚阳亢者，适用八仙长寿丸；肾阳虚者，用六味或四物六味方，右归饮。

气血虚弱的孕妇也可能出现少量出血，圣愈汤、归脾汤、四君子汤、补中益气汤、十全大补汤是适合此类孕妇服用的安胎良方。

若孕妇出现颜色鲜红或紫红的少许出血，则属血热重型，这类孕妇须以"保阴煎"作为处方以防流产。

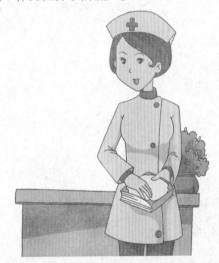

 遗传病的遗传方式有哪些?

 遗传病的遗传方式主要有3种：

① 单基因病的遗传方式

即由单个致病基因引起的疾病。这类疾病由于致病基因位于某一染色体或性染色体上，故表现的遗传病有的与性别有关，有的则无关。可分4种形式存在。

（1）一般染色体显性遗传病。如视网膜母细胞瘤、遗传性结肠炎、多发性息肉、舞蹈病等。

（2）一般染色体隐性遗传病。如苯丙酮尿症、白化病、进行性营养不良症、垂体侏儒症等，一般近亲结婚得病机会多。

（3）先天性连锁显性遗传病。如无汗症、抗维生素D佝偻病，可发生在男孩儿身上，也可发生在女孩儿身上。

（4）先天性连锁隐性遗传病。如色盲、血友病、先天性丙种球蛋白缺乏等。

由于这4种形式疾病的致病基因有显性的和隐性的不同，所以有的可表现为遗传病，有的仅为致病基因携带者。

染色体病的遗传方式

大部分是因亲代的生殖细胞在发育中发生畸变，而小部分是因为双亲中有染色体平衡易位，传给后代所致。

 多基因遗传方式

指两对以上的基因并发性异常而引起的疾病，此类疾病常与环境因素造成染色体的损害有关。

Q 遗传病能否治疗？

答 迄今为止，只有极少数的遗传病可以治疗，而且治疗手段有限，所以遗传病重在预防。现有遗传病的治疗方法有：

❶ 基因疗法

基因疗法是当前最新而且是最有效的治疗方法，它通过改变不正常的基因而达到根治遗传病的目的。现在已研究成功人工提取基因和人工合成基因，由此为该疗法提供了必要的技术手段，使之有着广阔的应用前景。

❷ 手术治疗

手术治疗主要针对某些先天性畸形，如多指、唇裂及外生殖器畸形等，通过手术而达到矫正的目的。

❸ 饮食疗法

如苯丙酮尿症是由于肝脏内先天性缺乏苯丙氨酸羟化酶而使体内苯丙氨酸和苯丙酮酸积累于血液和脑脊液中，由此导致胎儿缺陷、智力低下。通过应用低苯丙氨酸食物喂养，可控制体内的苯丙氨酸水平，由此取得良好的治疗效果。

❹ 药物治疗

如肝豆状核变性病是由于体内铜代谢障碍而使血铜水平升高，进而导致胎儿畸形。药物治疗的方法是，服用促进铜排泄的药物，同时限制含铜食物的摄入，使体内血铜水平保持在正常范围内。

Q 如何避免生育先天愚型的低能儿？

答 是否会生育愚型低能儿，这是每个孕妇所担忧、惧怕和极力要求避免的大事。尽管受当今医学发展水平限制，还不能提供完全有效的孕期检测、预测和预防手段，但下面一些措施还是能够在一定程度上起到预防作用的：

❶年龄在40岁以上的妇女应避免生育，因为这个年龄期生育的孩子，先天性愚型、低能儿的发生率特别高，故有"先天愚型多是高龄产妇后代"的说法。

❷妊娠早期，应绝对避免X线照射，避免使用药物。

❸年龄在25～30岁的经产妇，如果已经生过先天性愚型儿，那么再次妊娠前应作染色体检查。如果染色体有15/21易位畸变，那么再次出生的孩子患先天愚型的可能性极大，因此这类妇女应节制生育。

❹避免近亲结婚，这是因为近亲之间有着相近的遗传基因，由此使得许多遗传病的发生率大大增高。

❺孕妇应绝对禁止吸烟，避免经常在吸烟场所停留，同时应避免大量饮酒。

❻孕早期蛋白质摄入不足，会影响胎儿脑组织细胞的生长，因为大脑发育的关键时期是在孕期最初的3个月和出生后最初的6个月。怀孕时期称为"脑神经细胞激增期"，而脑细胞增殖具有"一次性完成"的特点，由此就需要母亲在怀孕早期特别注意营养物质的摄入，其中最重要的是优质蛋白质。如果营养不良，就有可能造成胎儿脑组织细胞的永久性减少，进而则有可能导致出生后的智力障碍。

❼怀孕中晚期应合理控制饮食，以避免孕育巨大儿。同时，在孕前期和孕中后期还应为将来的分娩作必要的体能锻炼，避免发生难产。难产的发生，在很大程度上与胎儿过大和产力不足有密切联系。难产往往导致胎儿宫内窘迫，而通常处理的手段常是用产钳和胎头吸引器助产，这些器械均有可能引起胎儿颅内出血。而胎儿宫内窘迫和胎儿颅内出血，可导致胎儿脑血液循环障碍，造成脑细胞的缺血、缺氧和变性坏死，由此可发生不同程度的中枢神经功能障碍。

❽应避免或及时处理新生儿病理性黄疸，因为此病的主要危害是使新生儿体内过多的胆红素进入到脑细胞，进而引起永久性脑功能障碍。因此，要在新生儿黄疸期特别注意观察，及时鉴别生理性黄疸与病理性黄疸。

❾避免新生儿发生低血糖，特别是避免早产儿发生低血糖。因为中枢神经细胞几乎完全利用糖原作为能源物质，如反复发生低血糖或低血糖状态持续时间过长，就会引起前述细胞的变性坏死，严重者可发生脑瘫。

❿避免孕前期、孕期的病毒性感染，因为许多病毒性疾病可引起胎儿多种畸形和组织器官功能障碍，其中就包括有中枢神经系统先天性疾病。

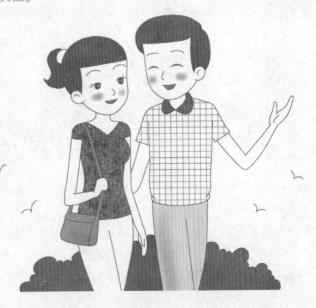

Q 做过剖宫产能再怀孕吗？

答 剖宫产术后再妊娠，属于高危妊娠。这是因为剖宫产后子宫切口处形成疤痕，子宫的坚固性相应较差。再次妊娠后，随着胎儿日益长大，子宫肌纤维被拉长，瘢痕组织缺乏弹性，当子宫内的压力超过瘢痕组织所能承受的力量时，子宫可发生破裂。有的人再次怀孕后胎盘附着在瘢痕处，可造成产后大出血。另外，剖宫产后再妊娠如需做人工流产手术，难度比较大。

做过剖宫产的孕妇，要从孕早期开始定期检查，发现异常及时处理。如果本次妊娠距上次手术不足两年，仍有骨盆狭窄、胎位不正等指征，就需再次行剖宫产。如果经医生检查可予试产，则有可能采用阴道分娩法。因此，孕妇如能够自然分娩，不要强求医生施行剖宫产手术。做过剖宫产以后，要尽量避免再次妊娠。

Q 心脏病患者宜怀孕吗？

答 孕妇不但负担着自身的营养供应，还负担着一个新生命的营养供应。且孕妇的全身血量增加，比妊娠前增加40%～50%，在妊娠第32～34周时达到高峰。每分钟心搏量增加20%～30%，在妊娠第22～28周达到高峰。另外，妊娠期间随着子宫增大，膈肌升高，心脏移动，增加了心脏负担。分娩时由于子宫收缩，产妇屏气用力，腹压加大及产后子宫迅速收缩，使大量血液进入血液循环，都会增加心脏负担。以上情况在正常健康妇女身上不成问题，但对患心脏病的妇女则非同小可，严重时可导致产妇死亡。但并不是所有患心脏病的妇女都不能怀孕，只是有以下情况的妇女不要怀孕：

❶从事一般体力活动明显受限。稍动即感到心悸、气短。在安静休息时也心慌、气短，睡觉时躺不平，必须垫高枕头或半卧位，肝脏肿大和下肢水肿。

❷有心力衰竭者。

❸严重二尖瓣狭窄，经常气短、咯血。

❹有风湿性心脏病，如关节肿痛、发热、红细胞沉降率（血沉）快等。

❺心脏明显增大。

❻合并有其他全身性疾病，如肾炎、肺结核等。

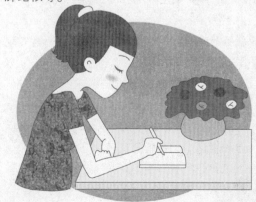

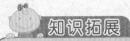

红细胞沉降率快

在做红细胞沉降率（血沉）时可以看到，检验师将抽取的血加入抗凝剂，然后放入特制的玻璃管内直立，经一定时间后（一般1小时）观察红细胞的下沉速度，这就称作红细胞沉降率，简称"血沉"。换句话说，血沉是指单位时间内红细胞在血浆中下沉的速度。正常值为：魏氏法1~15毫米／小时，微量法1~10毫米／1小时。血沉增快的情况可以是生理性的，也可以是疾病引起的。常见的生理因素有运动后、饭后、女子月经期等。病理性因素，常见于活动性肺结核、风湿病、白血病、恶性肿瘤；多种感染性疾病如肺炎、猩红热、化脓性脑膜炎、败血症以及麻疹等；多种血液病如各类贫血、出血。此外，还见于多种中毒，如乙醇中毒、砷中毒、铅中毒等。由此可以看出，血沉增快的疾病较多，临床上需要结合其他方面的表现，才能作出诊断。

肾炎患者能不能怀孕？

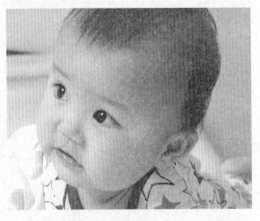

答 妇女正常妊娠，血液循环量逐渐增加，到妊娠晚期比未孕前增加30%以上，循环血量增加，肾血流量及肾小球滤过率都明显增加，因而妇女妊娠后肾脏负担加重。如孕妇过去曾患过肾炎而治疗不彻底，症状未缓解，伴有高血压和蛋白尿者，妊娠后会因为肾脏负担加重，而导致肾小球病变加重，肾脏功能衰竭。慢性肾炎患者在妊娠后半期还易并发妊娠高血压综合征，加重对肾脏的损害，影响胎盘功能，使胎儿宫内缺氧，因而婴儿很难成活。

如果孕妇患急性肾炎（多见于妊娠早期的年轻孕妇），尽管恢复较快，其症状一般1周左右消失，但还是可能造成自然流产和早产。如肾脏病变持续超过2周以上，则应终止妊娠，因为此时胎儿受到的危害最大。

曾患过肾炎，经过治疗已经基本痊愈，如尿化验蛋白微量或偶有"＋"、肾功能恢复正常、血压正常者，在医生的指导和监护下可以妊娠。妊娠期应增加卧床时间，注意休息，饮食中要有丰富的蛋白质和维生素，且孕期按时检查，以便医生能及时发现妊娠中毒症，及时采取控制措施。

甲状腺功能亢进的妇女可以生育吗？

答 甲状腺功能亢进是一种基础代谢紊乱造成的疾病。患者可出现心慌、心跳过速、气短、多汗、怕热、食欲亢进、神经过敏等症状。

患甲亢的妇女常常有月经异常和无排卵，因此不易怀孕。但不是所有患甲亢的妇女都不能怀孕。一旦甲亢患者妊娠，很容易发生流产、死胎、早产现象，如妊娠会加重甲亢患者的生理负担，使其甲亢症状加重，恶化孕妇的病情。

如果孕妇在妊娠期间必须服用抗甲状腺药物，这样会抑制胎儿的甲状腺功能，因而造成胎儿先天性甲状腺功能低下症（甲低），导致出生后的呆小症。如果妊娠中采用了放射性碘来治疗甲亢，则胎儿会因为接触过多放射线的影响，造成严重后果，应终止妊娠。如果孕妇发生了甲状腺低下症，这时胎儿的影响比患甲亢更大，胎儿的流产率和围生期死亡率增高。总之，甲亢患者怀孕是危险的，对母婴均不利。从优生角度考虑，患甲亢时不要怀孕，待甲亢治愈，再怀孕也不迟。

 知识链接

准爸爸应该及时做的4件事：

精子质量和数量的检查：对精液进行显微镜检查。因为当精子的数目不够或者质量较差时，就会出现不育的情况，需要及时查找病因加以干预。

染色体检测：对于严重少精症及无精症，对血液进行染色体的检查就十分必要。这是为了排除一些可能出现的与遗传相关的疾病，避免宝宝严重畸形，并能预见和保证宝宝未来的健康成长。

人类免疫缺陷病毒（HIV）、肝炎全项、肝功能检查等：艾滋病能通过性传播途径在夫妻之间相互传染，而被感染的母亲更能通过母婴途径传染给即将出世的宝宝。传染性肝炎同样也需要加以防范。

ABO以及Rh血型检查：确认了妈妈和爸爸血型之后，就可以基本推断出宝宝可能的血型，这样有助于及时发现因为母婴血型不合而导致的ABO溶血或Rh溶血，最大限度保证宝宝安全降生。

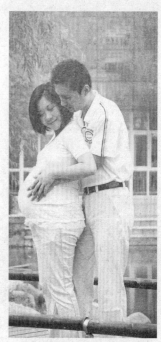

患淋病的妇女可以妊娠吗？

答 淋病是一种性病。女性患淋病，淋球菌可侵及阴道、子宫颈、子宫内膜、输卵管等处，由此引起一系列的相应症状。如果急性淋病不加治疗或治疗不彻底，则可转为慢性，由此使淋球菌长期潜伏于泌尿生殖腺体深处，引起疾病的反复发作。淋病可导致胎儿宫内生长迟缓以及流产、早产。胎儿经有淋菌感染的阴道分娩，可被感染发生淋菌性结膜炎，该病如不及时治疗，可导致失明。

妇女患淋病后，必须彻底治愈后再怀孕。妊娠期间如发现淋病，应积极治疗。为避免新生儿患淋菌性眼结膜炎，对新生儿的双眼应滴硝酸银、氯霉素眼药水等加以预防。

 妊娠期患尖锐湿疣怎么办？

答 尖锐湿疣是由人乳头瘤病毒引起的一种常见的生殖道性传播疾病。该病的好发部位为大小阴唇、肛周、会阴部，严重时可波及阴道、宫颈、尿道等处。病灶为大小不等的淡红色或灰色的小赘生物，或呈散射状分布，或呈菜花状聚集。对于尖锐湿疣在母婴间的传播问题，目前了解较少，尚待进一步研究总结。多数学者认为，尖锐湿疣感染给胎儿的途径主要是在分娩时通过阴道感染。孕妇患尖锐湿疣的处理方法如下：

❶保持外阴、会阴部的清洁卫生，可用1∶5000高锰酸钾溶液或2%～4%硼酸溶液清洗外阴、会阴，每日1～2次。

❷合并真菌或滴虫感染时，可在妊娠3个月后进行抗真菌或抗滴虫治疗。

❸外用5%酞丁胺霜剂涂患处，每日2次，持续2周。

❹局部利用物理疗法，如激光或冷冻治疗，效果较好。

❺在产科分娩处理上，尚有争议，多数学者主张可采取阴道分娩，但如果尖锐湿疣过大，堵塞产道，或伴有胎膜早破，以采取剖宫产为宜。

 患梅毒的妇女可以妊娠吗？

答 梅毒是由梅毒螺旋体引起的具有高度传染性的性传播疾病。根据病情可分为Ⅰ、Ⅱ、Ⅲ期梅毒，Ⅰ、Ⅱ期梅毒患者的传染力最强。研究证实，梅毒螺旋体在妊娠任何时期均可通过胎盘感染胎儿。胎儿宫内感染梅毒可发生流产（多为晚期流产）或胎死宫内，幸存娩出的患儿称为先天性梅毒儿，其死亡率及致残率均较高。

胎儿是否发生宫内感染及其后果的严重程度，取决于孕妇感染梅毒的时间与治疗情况。妊娠前已感染梅毒且未经治疗的孕妇，其患病时间距怀孕时间越长，胎儿受到感染的机会越小。如果孕妇在妊娠晚期感染，新生儿出生时外观可正常，但在出生后几周或几个月时，可出现临床症状与血清学检测的异常。如果患病孕妇在妊娠16周前接受治疗且疗效好，则有可能防止胎儿出生后的后遗症。如果在18周后才开始治疗，胎儿梅毒可以治愈，但不一定能防止先天梅毒晚期症状的出现。

Q 肝炎患者可以怀孕吗？

答 肝脏是人体重要器官之一，它除了参加体内所有物质的代谢过程，还有分泌胆汁、排泄、解毒及合成某些凝血因子等功能。患肝炎后，这些功能都受影响，如此时怀孕，由于妊娠期新陈代谢加快，肝脏负担加重，将使肝功能进一步恶化。早期妊娠时患肝炎，会加重早孕反应，影响肝内营养物质的补充，使肝炎加重。妊娠晚期如感染了急性病毒性肝炎，会发生急性肝坏死，严重威胁孕妇及胎儿的生命。另外，容易引起妊娠高血压综合征。分娩时容易因凝血因子合成受到影响而大出血。妊娠期患肝炎，在母体急剧衰弱时，应该进行人工流产术或终止妊娠。如病情较轻，在专科医生的指导下，严格执行高蛋白质饮食疗法及卧床休息等，可以分娩。分娩时最好隔离母婴，以防孩子受传染。患过肝疾病的人，在妊娠前或妊娠后均要告诉医生，并进行血液、尿化验，接受医生的指导。

知识链接

人工流产

哪些情况不宜做人工流产：凡是因避孕失败要求中断妊娠者或因各种疾病不宜继续妊娠者均可做人工流产。但遇有下列情况时，暂时不宜做人工流产。各种急性传染病或慢性传染病急性发作期、严重的全身性疾病如症状明显的高血压、严重贫血等不能承受手术者。急性生殖器官炎症，如阴道炎、重度宫颈糜烂、盆腔炎等。妊娠剧烈呕吐引起的酸中毒尚未纠正者。术前4小时内，两次体温在37.5℃以上者。

早期人工流产的特点：妊娠12周以内用人工的办法中止妊娠称为早期人工流产。这个时期的特点是胎儿较小，骨骼没有发育或不坚硬；子宫体不太大，子宫肌层厚，胎盘尚未形成等。所以，施行早期人工流产，胎块容易从子宫壁剥离和从子宫颈口排出，故手术时间短，出血少，受术者痛苦小。

做人工流产最适宜的时间：在妊娠10周以内做人工流产最为适宜。因为人工流产手术越早就越简单，越安全；反之，手术就复杂，手术后康复时间也就慢。常用的早期人工流产手术有吸宫术(负压吸引术)和钳刮术两种。前者适用于10周以内的妊娠妇女，后者适用于10～14周的妊娠妇女。妊娠10周以内子宫不太大；胎儿和胎盘尚未形成，一般不需要扩张子宫颈，很容易将胎块组织吸出；手术中反应轻；出血少，手术时间短，术后休息1～2小时就可以回家，恢复也很快，对身体影响小。妊娠10～14周时，因胚胎逐渐长大，胎盘已经形成，子宫也随着长大，这时做人工流产不宜用简单的吸宫术，而需要采用钳刮人工流产。该手术难度大，出血多，恢复也比较慢，对身体有一定的影响。妊娠超过了14周就不能做上述两种人工流产，而需要住院做引产手术，这样更增加了孕妇的痛苦和手术的危险性。因此，需要做人工流产的孕妇，应尽量争取在妊娠10周以内做负压吸引手术，以减轻流产者的痛苦。

人工流产前应注意的问题：发现自己怀孕后而又不想生育时，应尽量争取在10周内做人工流产。因为妊娠月份愈大，手术并发症愈多，故不要等妊娠月份大了再行流产或引产手术。做人工流产术前1周内应避免性生活，术前1日要洗澡、更衣，避免着凉和感冒。手术当天早晨禁食或喝点糖开水。体温超过37.5℃时应改日手术。手术时要与医生密切配合，不要过分紧张。

孕期患了肝炎怎么办？

答 孕妇患肝炎后病情往往发展快、病情重，肝脏损害程度随孕周增加而加重，易于危及母儿安全。因此，孕妇患肝炎后，要积极治疗，加强监护。具体应注意如下要点：

❶ 适当增加营养

患肝炎的孕妇应进食易消化、富含优质蛋白质和维生素的饮食。如孕妇恶心、呕吐等消化道症状较为严重，则要给予静脉输液补充能量。如病情已发展为重症肝炎，则应控制脂肪及蛋白质类食物，待病情改善后再逐步增加。

❷ 充分休息

休息有利于肝炎康复，最好能尽早住院治疗。妊娠晚期患肝炎则必须住院治疗，密切观察病情变化，注意监护孕妇和胎儿的安全。

❸ 安定情绪

孕妇患肝炎后常精神紧张，影响休息，因而不利于肝炎病情的控制。因此，孕妇亲属要体贴、安慰孕妇，使孕妇情绪得到安定。

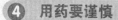

④ 用药要谨慎

治疗肝炎应选择对肝脏和胎儿均无明显损害的药物，用药的种类和剂量不宜过多、过大，要避免滥用药物。

⑤ 分娩时要预防产后出血和感染

在临产前数日，可每天肌内注射维生素K，以促进凝血因子的合成，产前应备好新鲜血液，产后要注射抗生素，以预防感染。

⑥ 分娩方式要科学

一般主张自然分娩，但对重症肝炎患者，以选择剖宫产分娩为好。

 孕妇感染丙型肝炎会传染胎儿吗?

答 丙型肝炎（简称丙肝，HCV）是由丙型肝炎病毒引起的，主要通过输血、血制品（如血浆、凝血因子等）和注射途径传播，也可通过日常生活接触传播。丙型肝炎患者的症状犹如一般肝炎，有乏力、厌食、肝肿大等症状。

对于在血液中检测到丙肝病毒抗体（抗–HCV）的孕妇是否会传染给胎儿，目前尚无定论。据报道，在8例患丙肝的母亲所生婴儿中，7例婴儿在出生时的血清中检出丙肝病毒抗体，后期随访发现3名婴儿血清丙氨酸氨基转移酶（ALT）升高，说明丙肝病毒有可能通过胎盘传染给胎儿。

也有资料报道，"抗–HCV–RNA阳性"的孕妇，其所生婴儿在6~12个月时方能在血中查出HCV–RNA，这可能是婴儿在出生过程中感染了丙肝病毒。因为患丙肝母亲的唾液中存在丙肝病毒，婴儿出生后也可通过与母亲的密切接触而被传染。但不少研究资料显示，丙肝病毒通过母婴传播的危险性远比乙肝低。

 肺结核患者应不应该怀孕?

答 肺结核是一种常见的传染性疾病。对于准备怀孕和已经怀孕的人来说，是危害极大的疾病。首先，肺结核是一种慢性消耗性疾病，而妊娠会加重患者的负担，会因为营养缺乏而影响胎儿的生长发育，这对母婴双方都不利。另外，治疗肺结核的抗结核药物，如链霉素、异烟肼（雷米封）、利福平等，对胎儿都有一定的影响，如产生先天性耳聋或畸形等。肺结核患者在治疗中，还要定期接受X线检查，而妊娠期不宜多照射X线。所以，无论是患肺结核期间怀孕了，还是妊娠中患了肺结核，应及早做人工流产，终止妊娠。

虽然，因母亲患肺结核而使胎儿也患先天性结核的情况极少发生，但由于孕妇在患肺结核过程中易出现发热和中毒症状，而常发生流产。如孕妇患的是一种粟粒性肺结核，其结核菌可通过血液传给胎儿，引起流产或死胎。

所以，患肺结核的妇女应在治愈肺结核后，再考虑妊娠和分娩。

温馨提示

当前，做人工流产的女性很多，造成人工流产过多的原因，一方面是有些人没有掌握避孕药具的使用方法或没有坚持使用而造成避孕失败，也有的是避孕方法本身的缺点所引起。另外，还有些妇女怀孕后发现了某种不宜生育的疾病，因而需要做人工流产。人工流产是避孕失败后一种迫不得已的补救措施。一般来讲，偶尔做一两次人工流产对妇女的身体健康并没有什么不良影响，特别是早期妊娠，经负压吸引流产后可以很快恢复健康。人工流产虽然是一种小手术，但不是在直视下进行，吸宫和刮宫等操作只能凭手的感觉来体会，有时因操作不慎会发生一些并发症或后遗症，如吸宫不全、子宫出血、子宫发炎、子宫穿孔、子宫内膜异位症、不孕症等。所以，人工流产不宜多做，否则对健康会产生不利影响。妇女在一生中有20多年的时间需要避孕，避孕好不好是直接关系到自己的身体健康和家庭幸福的大事。为了达到不做或尽量不做人工流产，一是要坚持避孕，二是要选择适合自己使用的和可靠的避孕方法。

Q 糖尿病患者宜不宜怀孕？

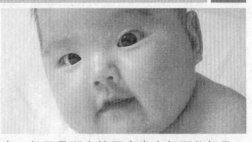

答 糖尿病是一种代谢缺陷性疾病，是由于代谢功能紊乱而造成。自从采用了胰岛素治疗糖尿病以来，糖尿病患者的妊娠率比过去有所增多，糖尿病孕妇的死亡率已极少见。但是糖尿病孕妇的胎儿死亡率仍很高。

当孕妇生下一个"超大"的婴儿时，医生马上会想到母亲患有糖尿病。这巨大的胎儿不仅会造成孕妇分娩不顺利，还会因为孕妇的血糖浓度高，促使胎儿的胰岛素分泌增加，出现胎儿高胰岛素血症，容易造成胎儿畸形，并影响胎儿的大脑发育。但不是所有糖尿病患者都不能怀孕。如果患者血压正常，心、肾功能未受损害，眼底检查亦正常，患病较轻，还是可以妊娠的。但必须是在产科和内科医生共同的密切观察和治疗下继续妊娠，要积极控制患者的血糖浓度，以确保胎儿的健康和安全。

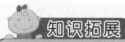

知识拓展

胰岛是胰脏中的内分泌组织，由大小不等的细胞聚合成群，岛状分布于分泌胰液的腺泡组织之间，因而得名。胰岛素是促进合成代谢的激素，在调节机体糖代谢、脂肪代谢和蛋白质代谢方面都有重要作用，它是维持血糖在正常水平的主要激素之一。胰岛素一方面能促进血液中的葡萄糖进入肝、肌肉和脂肪等组织细胞，并在细胞内合成糖原或转变成其他营养物质储存起来；另一方面又能促进葡萄糖氧化分解释放能量，供机体利用。由于胰岛素既能增加血糖的去路，又能减少血糖的来源，因此其最明显的效应是降低血糖。当胰岛β细胞破坏或功能减退时，胰岛素分泌不足或缺乏，使糖进入组织细胞和在细胞内的氧化利用发生障碍，从而引起高血糖；由于血糖水平超过了肾小管吸收葡萄糖的能力，部分血糖随尿排出，从而形成糖尿病。糖尿病患者可用注射胰岛素的方法治疗。

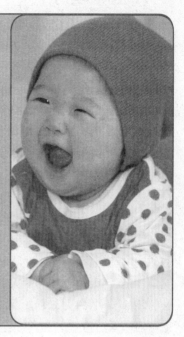

Q　癫痫患者能不能怀孕？

答 癫痫是一种常见疾病。其大发作时，表现出典型的癫痫性抽搐及意识丧失。小发作时，是短暂的手足抖动或表现为突然停止活动或讲话，呼之不应，醒后自己并无一点记忆。癫痫病因，如是继发性于脑外伤、大脑炎后遗症、脑内血管性病变或占位性病变等症所致，则称为继发性癫痫。另有一些患者的发病原因不明，称为原发性癫痫。

对有癫痫病史的妇女来说，妊娠是个考验。孕妇在癫痫发作时，由于全身痉挛，会使胎儿缺氧、窒息而发生流产或早产。癫痫的持续状态会造成胎儿神经系统

并发症和胎儿畸形。此外，由于治疗需要，必须持续服用抗癫痫药物，这些药物对胎儿可能造成危害。如果孕妇孕前即有癫痫史，即使因妊娠而停用或减量使用抗癫痫药物，也很容易引起癫痫持续发作，对胎儿造成严重危害。

一般来说，继发性癫痫不会造成遗传，治愈后可以怀孕，故不必担心会影响婴儿健康。但原发性癫痫的孕妇中，一部分有明显的遗传性，其婴儿发病率高达4%，因此原发性癫痫患者，虽然临床治愈，但仍不应怀孕，以免遗传给后人。

※ **温馨提示** ━━━━━━━━━━━━━━━━━━━━━

一般来说，人工流产后最好要等一年后再怀孕为好，如有特殊情况，至少也要等待半年后再怀孕。因为各种人工流产都要进行吸宫或刮宫，以便将宫腔内胚胎组织清除干净。在手术过程中，子宫内膜会受到不同程度的损伤，术后需要有一个恢复过程，如过早地再次怀孕，这时子宫内膜尚未彻底恢复，难以维持受精卵着床和发育，因而容易引起流产。另外，人工流产后的妇女，身体比较虚弱，需要一段时间才能恢复正常。

Q 子宫肌瘤会影响胎儿吗？

答 子宫肌瘤是一种良性肿瘤，30岁以上妇女，大约有20%的人患有这种病。子宫肌瘤，小的如米粒，大的可达50千克；可以单一存在，也可多个并存。肌瘤长在子宫肌壁内的，称为壁间肌瘤；肌瘤向子宫表面的膜层突出的，叫浆膜下子宫肌瘤；肌瘤向子宫腔的黏膜方向发展的，称为黏膜下子宫肌瘤。小的壁间肌瘤和浆膜下子宫肌瘤，一般不影响月经、受孕和分娩；瘤体大或个数多可使月经量增多，使子宫体和子宫腔变形，可影响受孕。黏膜下肌瘤常会引起月经过多，并引起子宫内膜炎。这种肿瘤可造成流产。

患有子宫肌瘤的妇女也可以怀孕，但怀孕以后，要到妇产科检查诊断，明确肌瘤的位置和属性，然后按医生嘱咐定期进行检查。

在临床上也有些合并肌瘤的产妇能顺利从阴道分娩。一般情况下，医生会根据产妇情况，在产前决定生产方式。

Q 什么是高危妊娠？

答 在妊娠期如果存有某种病理因素或致病因素，可能危害孕妇、胎儿乃至新生儿，或导致难产等，即称为高危妊娠，主要包括以下情况：

❶孕妇年龄小于16岁或大于35岁。

❷有异常妊娠病史者，包括自然流产、宫外孕、早产、死胎、死产、难产（包括剖宫产）、新生儿死亡、新生儿溶血性黄疸、新生儿畸形、先天性或遗传性疾病等。

❸各种妊娠并发症，如妊娠高血压综合征、前置胎盘、胎盘早期剥离、羊水过多或过少、胎儿宫内生长迟缓、过期妊娠及母儿血型不合等。

❹各种妊娠合并症，如心脏病、糖尿病、高血压、肾脏病、肝炎、甲状腺功能亢进、血液病（包括贫血）及病毒感染等。

❺可能发生分娩异常者，如胎位异常、巨大胎儿、多胎妊娠、骨盆异常及软产道异常等。

❻胎盘功能不全。

❼妊娠期曾接触放射线、化学性毒物，或服用过对胎儿有影响的药物。

❽曾有盆腔肿瘤或盆腔手术史。

 知识拓展

软 产 道

软产道是由子宫下段、子宫颈、阴道、盆底及会阴等软组织组成的弯曲管道，经阴道分娩时，软产道最容易发生撕裂。软产道通常是紧闭的，当分娩时，由于强有力的宫缩以及胎头下降的挤压，软产道被动地慢慢地扩张，当扩张达到直径10厘米时，宝宝就可以顺利通过。通常我们所说的产道，是指骨产道(骨盆)。

高危妊娠评分的含义是什么？

答 高危妊娠评分是将妊娠中各种危险因素在产前检查时用记分的方法进行定量，所评出的分数越高，表示潜在的危险性越大，由此可对妊娠进行分级监护。对绝大部分无高危因素者，只进行一般常规检查和监护即可，而对评分筛选出的分数高、潜在危险大的少数孕妇，则给予重点监护，并适时采取干预措施，以预防和减少孕产妇和围产儿的死亡。

世界各国都在开展高危因素的筛选工作。根据归纳，已筛选出100条高危因素，其中24条是具有共性的高危因素。我国医学界根据该24条高危因素，按其不同危险程度，分别评以0、5、10分。在前述高危因素中，还区分为始终不变的"固定因素"和可改变的"动态因素"。医务人员可以通过治疗等手段来改变动态高危因素。孕妇在产前检查期内应接受多次评分，一般至少评分3次，第一次在孕8～12周，第二次在孕28周时，第三次在孕37周或临产前。对于有高危倾向或已经是高危妊娠的孕妇，应增加评分次数。

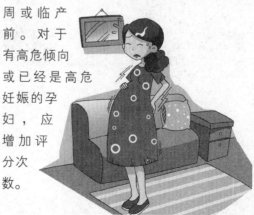

高危妊娠者应注意什么问题？

答 凡经产前检查筛选而确定为高危妊娠者，应切实做到以下几点：

❶必须定期到条件较好的医院或保健机构接受产前检查。

❷应如实反映病情，严格遵循医嘱行事，在病情有变化时，应及时就医。

❸努力掌握基本的卫生和医学常识，与家属共同作好孕期的自我监护。

❹应特别注意自身的休息和营养，平时采取左侧卧位休息。有胎儿宫内发育迟缓的孕妇，应注意饮食，多摄取高蛋白质、高热量食物，并补充足量的维生素和铁、钙等微量元素。

❺提高胎儿对缺氧的承受力，具体做法：每日吸氧2～3次，每次30分钟；或静脉输入葡萄糖、维生素C及多种必需氨基酸等。

❻临产前应与产科医生共同协商制订出分娩计划，并提前做好各种分娩准备工作。

如何避免娩出先天愚型儿？

答 染色体异常所发生的先天愚型，以高龄产妇所占的比例最高。

为了避免生出先天愚型儿，高龄产妇不妨和医生商量作羊水检查，看看染色体是否有异常的现象；对妊娠高血压综合征要提高警觉。高龄产妇在妊娠几个月以后，初妊娠者容易罹患妊娠高血压综合征，必须时时加以注意。妊娠高血压综合征会使胎儿的发育恶化，很容易成为早产儿。孕妇如果四肢稍微有膨胀的情形，需及早接受血压和尿液的检查，因妊娠高血压综合征的初期症状是腿肚肿胀。

高龄产妇是否容易生异常儿？

答 高龄产妇分娩也无须过多担心，只要好好地定期接受医生的检查，摄取充分的营养，就没事了。不过高龄产妇比起年轻产妇，确实有如下缺点：

❶ 死产率高

这和母亲的年龄有密切的关系。比起20余岁的女性，不满20岁或高龄生产的死产率均高。

② 夭折率高

婴儿出生未满一星期而夭折的称为早期夭折。这和母亲的年龄亦有密切的关系。

③ 早产率高

年龄越大，生出早产儿的几率越高。

④ 先天性异常的发生率高

此症发生率和母亲的年龄有关，20余岁和30余岁的孕妇所产婴儿，其先天性异常（兔唇、先天性心脏畸形、先天愚型等）的发生率平均为2%，而40岁则为7%。后者为前者的3.5倍之多。

同时，根据调查，先天愚型的发生率，也是生产时母亲的年龄越大越高。

如上所述，高龄生产有种种不利的情形，在环境允许的范围内，最好还是年轻的时候就拟订好生育计划。

Q 什么是妊娠高血压综合征？

答 妊娠高血压综合征是指妊娠20周后孕妇的收缩压高于140毫米汞柱或舒张压高于90毫米汞柱，或妊娠后期比早期的收缩压升高30毫米汞柱或舒张压升高15毫米汞柱，且伴有水肿、蛋白尿等综合征。妊娠高血压综合征多发于高龄产妇或多胞胎，家族中曾发生过妊娠高血压或肾脏疾病的孕妇。

主要病变是血管痉挛，主要症状为全身水肿、恶心、呕吐、头痛、视力模糊、上腹部疼痛、血小板减少、凝血功能障碍、胎儿生长迟滞或胎死腹中、尿蛋白等。

Q 妊娠高血压综合征对孕妇有什么危害？

答 妊娠高血压综合征对孕妇的影响，取决于高血压的程度及持续时间的长短。血压越高，发生越早，持续时间越长，对孕妇的威胁越大。

此症的主要病理变化为全身小血管痉挛，血液浓缩，使脏器血液供给减少，造成脏器、组织缺血缺氧，特别是脑、心、肾、肝和胎盘的缺血，可产生脏器的病理变化，如脑部缺血，孕妇出现头痛、恶心、呕吐和抽搐等症状。重症可出现脑血管栓塞或脑出血，使患者昏迷；肾脏缺血、缺氧，可致肾功能受损，出现少尿，重者可发生肾功能衰竭；肝脏缺血缺氧，可致肝脏实质性坏死，严重者肝脏出现血肿，甚至破裂致腹腔大出血而死亡；眼底因小动脉痉挛，会出现视力模糊、眼花，重者可引起视网膜剥离或暂时性失明；胎盘可因缺血出现组织坏死、梗死，胎儿血管破裂而致胎盘早剥；胎盘广泛梗死，可释放出某些组织凝血活酶，使血液处于高凝状态，引起纤维蛋白溶解功能亢进，使血液不凝而发生大出血，危及孕妇的生命。

✱ 温馨提示

有些女青年在谈恋爱过程中，因一时感情冲动造成未婚先孕；还有些妇女因多种原因，怀孕后生怕被人家知道，不愿意去医院做人工流产，而是进行私自打胎，由此造成一些严重后果，甚至危及生命。

❶民间所用的某些外用堕胎药往往具有腐蚀性，将其放入阴道以后，阴道黏膜受到腐蚀而发生溃烂，造成不应有的痛苦。病变愈合后还会引起阴道粘连，结果造成阴道狭窄，甚至闭锁，给以后的性生活和生育带来困难。

❷人工流产是在严密消毒和无菌技术操作下进行的。而一些民间所用的器械不进行消毒或消毒不严，又不懂无菌技术操作，因而在操作过程中造成细菌污染，术后出现高热、腹痛、阴道流脓性分泌物等子宫和盆腔感染现象，严重时还会引起败血症。

❸非正规从医者不懂生殖器官的解剖，更不懂人工流产的操作技术，也没有正规的医疗器械，只是盲目蛮干，结果造成流产不全、子宫穿孔，甚至引起大出血、肠管破裂等严重并发症，如不及时抢救可危及生命。

Q 高血压综合征对胎儿有什么危害？

答 出现妊娠高血压综合征时，全身小动脉痉挛，胎盘也相应供血不足，这将影响胎儿的生长发育，致胎儿体重减轻，生长迟缓。重度妊娠高血压综合征时，胎盘在功能减退的基础上再发生血管内栓塞或胎盘早剥，则使胎儿宫内窘迫，甚至死胎、死产、新生儿死亡。母亲病情严重时，为了控制病情需提前终止妊娠，因而早产儿发生率较高，早产儿生活能力差，加之妊娠高血压综合征儿的体质较弱，故死亡率也较高。

Q 怎样预防妊娠高血压综合征

答 妊娠高血压综合征的发病原因尚不十分清楚，因此目前难以从根本上预防该病的发生。但实践证明，通过产前检查、孕期保健等措施，可有效地降低发病率、发病的严重程度，以及减少其对母儿的危害。具体做法如下：

① 按要求参加产前检查

　　每次检查必须包括测血压和称体重，并定期进行尿液化验检查。如有妊娠高血压综合征易发因素，需注意孕期检查和监护，有异常情况做到早发现、早诊断、早治疗。

② 注意休息和营养

　　保持心情舒畅、精神愉悦，尽量每天累计卧床休息时间在10小时以上，注意休息时经常取侧卧位，以促进胎盘血液循环，改善肾脏血流量。

③ 饮食不要过咸

　　要控制盐的摄入量，每日不宜超过6克。

Q 什么是前置胎盘？

答 正常胎盘附着于子宫体部的后壁、前壁或侧壁。若胎盘附着于子宫下段，达到覆盖宫颈内口处，其位置低于胎儿先露部，称为前置胎盘。前置胎盘是孕晚期出血的主要原因之一，是妊娠期的严重并发症，处理不当能危及母儿生命安全。一般而言，每55～120个正常准妈妈中即有一个前置胎盘的患者。

　　宫颈内口部分被胎盘组织所覆盖，称为部分型前置胎盘；胎盘边缘附着于子宫下段，不超越子宫口，称为边缘型前置胎盘；完全遮盖子宫颈口，为中央（完全）型前置胎盘。中央型前置胎盘多表现为妊娠28周左右出现无痛性大量阴道出血。如遇到这种情况，请立即看医生，医生会根据具体情况进行治疗。

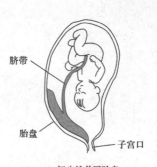

脐带

胎盘

子宫口

部分性前置胎盘

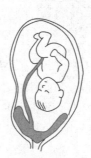

完全性前置胎盘

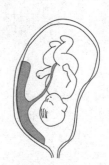

边缘性前置胎盘

前置胎盘的种类

Q 早期破水有哪些危害？

答 早期破水是妊娠期较为常见的异常现象，对准妈妈和胎儿危害较大，应引起准妈妈的重视。早期破水是怎么回事呢？原来，胎儿在子宫内的时候，周围包着薄薄的一层膜，叫做胎膜。胎膜里包着的液体叫做羊水。临产后子宫收缩，压迫胎膜中的羊水作用到子宫口，宫口逐渐开大。在宫口开大的过程中，胎膜逐渐增大，一直到被胀破，羊水流出称为"破水"。在正常情况下，破水是在宫口开全前后，破水时由阴道流出一股羊水，以后还会不断地向外流出。若是在临产前12小时就破水了，这就称为早期破水。早期破水时，胎儿还没有生出来，胎儿的脐带会顺着羊水外流。

脐带是母体向胎儿输送营养物质和氧气的通道，含有两根脐动脉和一根脐静脉。脐带脱垂后，脐带里的血管受压，从母体来的血液和氧气不能顺利地进入胎儿体内，或进入很少，会使胎儿因缺氧而发生宫内窒息；有时脐带血被完全阻断，可致使胎儿迅速死亡。早期破水还容易拖长分娩的时间，造成准妈妈子宫感染。羊水流干了，也可以引起子宫收缩无力，分娩更加延长，孩子迟迟生不下来，可随时发生危险。

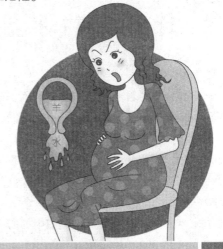

Q 早期破水的预防方法有哪些？

答 产妇无论什么时候破水，都务必躺下休息，不能再起来活动。因为破水后起来活动，羊水势必要流出更多，脐带也容易掉出来。为了避免羊水流出过多和脐带脱垂，产妇应躺下，臀部可稍高一些。若是破水时间很长（超过24小时），孩子还生不下来的话，产妇要吃点消炎药，预防子宫发炎。早期破水是可以预防的。预防方法有以下几点：

❶注意孕期卫生，增加营养。
❷孕晚期不要同房。
❸防止对准妈妈腹部的冲撞。
❹避免过度劳累。

如果胎位不正，应到医院请医生纠正，如果临近产期胎位不能纠正，更应加强防护。准妈妈不应过度劳累，避免发生胎膜早破。

什么是胎盘早剥?

答 胎盘本应该在胎儿生出后再剥离,如果因为各种原因导致正常位置胎盘在胎儿生出前剥离,医学上称为胎盘早剥。

胎盘早剥是妊娠严重并发症。如果胎盘剥离面积大,出血多,不但胎儿死亡,如果抢救不及时,孕妇也极容易死亡,是产科危急重症之一,应引起高度重视。

 胎盘早期剥离出血有哪些类型?

答 胎盘早期剥离随胎盘剥离面积的大小、剥离的部位、出血类型的不同,症状也不同。主要有以下3种类型:

❶ 混合性出血

胎盘早期剥离的面积小、出血少,可以没有临床症状。如果胎盘自中心剥离,发生胎盘后血肿,使胎盘的母体部分与宫壁分离,分离的部分很小,血液很快凝固,凝血块逐渐被吸收。这种小量的胎盘后出血,只是在接生检查胎盘时方能发现。

❷ 内出血(隐性出血)

如果胎膜内出血,血肿越来越大,胎盘被迫与宫壁分离的面积也增大。由于胎儿尚未娩出,子宫不能收缩,无法制止子宫出血处继续出血,因此出血越来越多,最后可使胎盘全部剥离,直达胎盘边缘。子宫逐渐被增大的血肿扩张,严重的可在宫腔内积血1000毫升以上。如果出血积聚过多,最后必然突破胎盘下缘,自宫颈口流出,这又叫胎盘早剥混合出血型。出血

多时,不仅能形成胎盘血肿,还会伴发子宫壁各层出血,使子宫肌纤维分裂坏死。患者有持续性剧烈腹痛,严重时可发生休克。另外,还可影响子宫的收缩功能,引起产后大出血。

❸ 外出血(显性出血)

胎盘后出血突破胎盘边缘,血液经胎盘与子宫壁空隙流出,可出现阴道流血,这种类型易发现,易诊断。

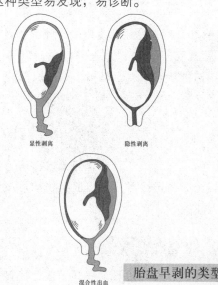

显性剥离　　　隐性剥离

混合性出血

胎盘早剥的类型

胎盘早期剥离有哪些症状?

答 从症状上看，胎盘早期剥离可分为轻、重两种。分别陈述如下:

① 轻型胎盘早期剥离

多发生于临产前后，症状主要是阴道流血，如出血量少，患者没有其他症状。如出血量多，患者可出现贫血。出血开始时血色鲜红或暗红，出血多时有血块流出，多属于外出血型。虽然腹痛不严重，但患者多已临产，有阵发性子宫收缩。病因是：患者可能过劳或外伤，也可能患有妊娠高血压综合征。

② 重型胎盘早期剥离

多发生在妊娠后半期，个别发生在妊娠4~5个月时。发病突然，患者感到一侧腹部剧烈疼痛，伴有恶心、呕吐，严重者出现面色苍白、头晕目眩、躁动、冷汗、四肢发凉等休克前症状，如不及时处理，患者便进入休克状态。同时胎动停止，有少量或中等量阴道流血。严重贫血孕妇患此症，则脉动快且血压偏低；腹部紧张，子宫比实际妊娠月份大，宫底逐渐升高，有按压感疼痛。严重者子宫像木板一样硬，摸不清胎位，听不到胎心。如果胎盘剥离面大于胎盘面积的1/2，胎儿即可死亡。

胎盘早期剥离是妊娠晚期严重的并发症，处理不及时会导致母亲和胎儿死亡。因此，如果发生阴道流血，必须立即去医院就诊。

 什么是胎儿窘迫?

答 胎儿窘迫是胎儿出现的缺氧状态。胎儿在子宫内缺氧是一种危险状态，造成这种状态的原因是多方面的。形成此症，一般由如下因素造成:

① 胎儿

胎儿先天畸形或患有先天性疾病，胎头娩出时受压而致颅内出血等，均可造成胎儿缺氧。

② 脐带

脐带过短或过长，在怀孕或分娩过程中，容易出现异常情况，如打结、绕颈、脐带脱垂等，均阻断了胎盘与胎儿的营养代谢通道，造成胎儿窒息，危及胎儿生命。

③ 胎盘

胎盘是母体养育胎儿的重要器官，在孕中、晚期，胎盘如出现异常，胎盘早剥、前置胎盘、胎盘老化等，会直接影响胎儿安危。在临产时，子宫收缩过强，也会发生胎儿窘迫。

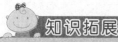

知识拓展

胎儿窘迫

胎儿窘迫持续的时间越长，对胎儿的健康及生命的危害就越大，因此，孕妇及其家人要学会胎儿监测，作好孕期保健，减少、减轻这一危害。在孕中后期，孕妇应坚持胎动计数，因为在胎儿缺氧时，早期会有躁动、挣扎的表现，继而胎动逐步减弱，次数也逐渐减少。坚持胎动计数这种自我监测方法，即可早期发现胎儿异常，及时到医院检查，及早救治。

在孕晚期，孕妇不要认为妊娠时间越长胎儿长得越壮，分娩最迟不要超过预产期2周。过期妊娠的时间越长，胎盘老化，胎儿窘迫发生的可能性越大。如果产前检查是横位，孕妇应在医生指导下纠正胎位，动作要恰当，时间要把握好，避免发生脐带绕颈、打结等情况。孕晚期如出现腹痛、阴道流血等，要及时请医生治疗，防止胎盘早剥的发生。

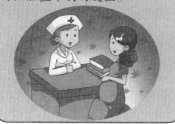

④ 母体

孕妇患严重妊娠合并症，如心脏病、贫血、传染病、高热等，可使母体血中氧含量降低，造成胎儿氧的供应量不足。有些病如妊娠高血压综合征、慢性肾炎等，可影响胎盘血液循环，使胎盘功能减退，继而引起胎盘缺氧。

Q 脐带脱垂怎么回事？

答 脐带是胎儿的生命线，如果受到机械性压迫，则极有可能发生脐带血流受阻，使胎儿缺血、缺氧，导致其窘迫、死亡。如果在临产前或临产后发生胎膜破裂，脐带则有可能经胎膜破裂口先于胎儿脱出于子宫口外，这就构成了脐带脱垂。脐带脱垂是产科急症，如不能及时发现并得到迅速处理，则极可能发生压迫脐带，而在短时间内导致胎儿死亡。

为避免这种急症的发生，在临产前，如发生胎膜早破，应立即避免活动，尽可能使孕妇维持平躺体位，并及时由他人协助送到医院就诊。

Q 什么是多胎妊娠？

答 人类怀孕一次一般只能生下一个宝宝。在我们周围，经常遇到一些相貌几乎完全相同的人，他们有的是双胞胎，有的是多胞胎。为什么会出现这种情况呢？呱呱落地的婴儿是由数以百万计的细胞构成的，而生命最开始是由一个细胞——受精卵开始的。生育期妇女大约每月排卵一次，每次排一个卵子。卵子和男性精子结合就形成受精卵。受精卵进入子宫后，成双成倍地增多。随着细胞不断繁殖和分化，一个受精卵最终形成胎儿。

如果一个受精卵分裂成两个卵裂球，每个卵裂球各自生长并各自形成一个胎儿，这样的孪生胎儿叫"一卵双胎"。这对孪生儿出生后外貌酷似，就连性别、血型和遗传基因都相同。如果将他们的器官相互移植，不会产生任何排斥反应。

同"一卵双胎"相比，有的双胞胎并不像，如或男或女，有高有矮，胖瘦也不一样，跟一般兄弟姐妹没有两样。这是因为他们的母亲一次同时排出两个卵子，这两个卵子分别与两个精子结合，形成两个不同的受精卵。所以，虽然两个胎儿同在母体内、同时出生，但却是两个不同的胎儿。三胞胎、四胞胎等情况则更复杂。

过期妊娠有什么危害？

 妊娠过程是具有时限的过程，正常妊娠的平均时间为280天，即40周。临床上将超过预产期2周（即满42周以后）的妊娠称为过期妊娠。在所有妊娠中，过期妊娠占8%～11%。

过期妊娠对母子均有不利的影响。首先，过期妊娠最主要的危害是胎盘功能老化，容易导致胎儿缺氧。研究发现，妊娠超过42周，易出现胎盘绒毛发生纤维蛋白沉积、血管梗塞和钙化。这些变化使胎盘血液循环功能大大降低，由此使母体与胎儿间的物质交换发生障碍，使胎儿获取氧及营养物质的能力减少。有资料表明，过期妊娠的胎儿宫内窘迫发生率比正常妊娠高10～15倍，而死胎发生率会高2倍，新生儿窒息及死亡率却高达18倍。其次，过期妊娠往往伴有羊水量逐渐减少，胎儿颅骨变硬而难于生产，或因过期而胎儿生长过大。这些因素均增高了难产发生率，使得剖宫产率增高。由此可见，应尽量避免过期妊娠。通常的处理方法是：在妊娠超过预产期7～10天而仍无临产征兆，此时应到医院就诊，必要时住院待产。切不可对过期听之任之，即采取所谓"何时肚子痛何时去医院"的态度。

什么是死胎？

 怀孕5个月后，胎儿用母亲可以感知的动作提醒自己的活力，而且随着胎儿一天天长大，孕妇腹部也会一天比一天隆起增大。腹部日益增大，在一定意义上成为胎儿存活的指标。但是由于母体或胎儿方面的因素致使胎儿死在母亲肚子里，医学上称为死胎。

胎死宫内有哪些原因及处理办法?

答 其常见原因有胎儿畸形、脐带病变、前置胎盘、胎盘早期剥离。另外，形成胎盘供氧不足的原因，如过期妊娠、妊娠高血压综合征、高血压、糖尿病、慢性肾炎等，也可致胎儿缺氧死亡。胎死宫内的诊断有三大依据：一是孕妇自觉胎动消失；二是子宫不继续增大；三是临床上听不到胎心。

死胎的处理方法有：诊断明确后，越早引产越好；延迟引产，将引发凝血功能障碍，分娩时容易大出血；产后要仔细检查胎儿，如胎盘和脐带是否存在异常，如果外表未发现异常，应进行活检以查找原因。

死胎会给亲属带来沉重的打击，而对产妇心灵和肉体上的伤害是最大的，所以不幸事情发生后，重要的是给予产妇精神安慰和心理指导。

 发现臀位产怎么办?

答 妊娠第29~32周时，子宫内的胎儿位置已相对固定，一般是95%的胎儿头向下，这叫正常胎位，即头位。如果无其他异常因素，妊娠足月时可以正常娩出。胎儿除头以外的其他部位在最下面时，统称为胎位不正。臀位是最常见的不正胎位，是造成难产的原因之一。在妊娠7~8个月时，臀位比较多见，可不必急于纠正。因为一般妊娠8个月以后，多会自行转为头位。假如妊娠8个月以后仍为臀位，则应查清原因。如无其他原因，可在医生指导下纠正。

❶ 臀位的危害

妊娠末期易伴发胎膜早破，导致早产或脐带脱垂；臀位产的胎儿损伤率和死亡率比头位产高3~5倍，且易出现新生儿窒息；分娩过程中，易导致产程延长，增加产后出血及产后感染的机会。

❷ 臀位产的纠正方法

胸膝卧位法：空腹、排尿、放松裤带后，胸、膝着床，臀部抬高，坚持10分钟后，以稍快一点速度立起上身。每天2次，1周后医生复查，60%~70%的患者能矫正过来。

艾灸至阴穴：准妈妈坐正，脚放在小凳上，松开脚带，用艾条灸双足的"至阴"穴，以感到小趾发热而不痛为度。宜在睡前进行，每次15分钟，每日1~2次，7日一个疗程。

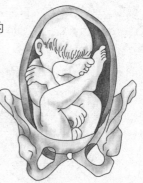

4 怀孕早期运动保健

chapter

事实证明，怀孕早期做一些家务及适当地进行体育锻炼，对孕妇的心理和生理都有较大的好处。孕妇可以掌握一定的尺度，在不疲劳的前提下做一些家务，如做饭、收拾屋子、扫地等。适当的体力劳动要掌握在不累、不搬动重东西、震动较小、不压迫腹部的范围里。这样，不仅能得到适当的锻炼，而且可以调剂生活。体育运动能改善人们的心肺功能以及肌肉和骨骼的功能，并能使人心情愉快。孕早期进行体育锻炼，还能缓解怀孕以后出现的呼吸困难、下肢水肿、腰腿疼痛和便秘等症状，有利于胎儿的生长。但是，与家务劳动一样，孕妇的体育锻炼应该以轻松、缓慢的方式进行。尤其对于有流产危险的孕早期女性来说，更应该掌握合适的运动量。孕妇适合的运动包括散步、骑自行车、孕妇体操等。而不适合的如跑步、跳跃、球类等过于激烈或震动性较大的运动。从事运动时，如感觉累便休息一下，千万不能逞能或与别人攀比。对于有流产史的孕妇，更不要从事剧烈的运动。下面，我们就来探讨与怀孕早期相关的运动保健问题。

孕妇过度肥胖好吗？

答 妇女怀孕后体重增加是自然现象。孕期体重增加一般无规律，但常与怀孕前体重有关，一个体重100千克的肥胖女性比体重50千克的女性妊娠期体重增加要多得多。一般来说，女性妊娠过程中，体重增加10~12千克，且妊娠晚期体重增加较妊娠早期明显。

如果孕妇体重过度增加，容易诱发糖尿病、高血压以及高脂血症，同时营养过剩、脂肪堆积，胎儿往往也长得过大，容易造成难产。

如果产妇体重过高，将不利于产后体形恢复。还有另外一种情况：若在妊娠晚期体重急剧增加，则可能不是由于脂肪堆积，而是因为出现妊娠水肿。如果水肿同时伴有血压升高，则可能存在严重的病理情况——妊娠高血压综合征，应高度警惕，及时诊断和治疗。

如果表面无明显水肿，但每周体重增加超过0.5千克以上，则很可能是出现了隐性水肿，必须及早进行诊疗，以免病情发展。

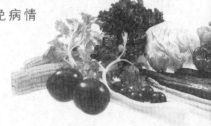

Q 在妊娠期运动有哪些益处？

首先，运动可以防止妊娠中的体力衰弱，持续进行适当运动，也能逐渐产生肌力和持久力。孕期因过度肥胖而烦恼的孕妇确实很多，若想维持适当体重，最重要的是要合理饮食，适当运动也很有效。根据资料统计，没有做运动的孕妇体重平均增加12.9千克。

利用运动也可消除腰痛、水肿、麻痹、静脉瘤、痔疮等妊娠中令人不快的症状。当然，产前运动一定要注意安全，不可过度勉强自己，以免引起早产、流产或关节损害等严重后果。

至于运动对妊娠及生产的缺点是：孕妇疏忽了运动时应注意的事项，或过度勉强自己，则会引起流产、早产及关节损害。

Q 孕期运动强度到什么程度才适宜？

虽然做同样的运动，有些人感到很吃力，有些人则觉得轻松，运动的强弱因人而异，感受也各不相同。根据消耗掉的氧气（氧气消耗量）来估计运动的强弱，是较科学的方法。但是，氧气消耗量无法靠自己测量，所以一般的方法都只是以计算心跳数（脉搏）的多少，来判断运动量。

关于妊娠中的运动强弱以何种程度为宜的问题，众说纷纭。一般来说，脉搏一分钟跳动不要超过140次。运动结束之后，计算一下自己手腕的脉搏，看看一分钟跳了多少次，检查一下运动是否过度。

另外，一边作运动，一边感受自己的承受力，以此来了解适宜自己的运动量，也是重要的标准（称为自觉性运动强度）。根据这种自觉性的标准，从稍感轻松的运动（持续不断地运动，所感觉到的充实感，流出汗水的程度），到稍感吃力的运动（一直持续到有点紧张感、汗流浃背的程度）之间，皆是一种适宜的运动量。只要注意安全，严格控制运动量，所谓产前运动会"动胎气"的说法是不足为训的。

Q 适宜妊娠期的运动有哪些？

妊娠中并不是每一种运动都可以作。运动时首先考虑安全，然后选择效果好、轻松快乐的全身运动。如可以选择利用呼吸，使用从肺送入的氧气，制造出能源的运动（有氧运动）。但如果是太过剧烈的运动，则会造成体内氧气不足及肌肉疲劳，反而会得到相反效果。

具体来说，竞走、散步、爬楼梯及其他诸如固定式的健身脚踏车都不错。但孕妇骑普通的非固定的脚踏车到户外行走，有时会有跌倒的危险，且脚踏车本身也会产生振动，所以不适合孕妇骑乘。

而与对手有比赛性质的运动，就不太适合孕妇。并且最好要避免作些与人碰撞、有跌倒危险、跳跃、瞬间用力的运动，例如排球、篮球、足球、滑冰、登山、潜水、冲浪等。

如果充分注意到运动的安全性，并选择了进行有益于增强体力的有效运动，这不仅有助于顺利分娩，也会使妊娠生活较为愉快。

Q 运动时为什么要保持体温正常？

答 由于胎儿产生的热量通过孕妇的皮肤散发，故孕妇的体温比正常略高，这叫做"健康妊娠玫瑰热"。这种体温的升高表明在锻炼时孕妇将对高热敏感、易疲劳甚至脱水。因此，在锻炼前后和锻炼的过程中，当感到热的时候就要停止活动并且大量饮水，每天饮水量不少于2升，喝水要一口一口地喝，多喝几次。

另外，要适当穿衣。无论天气是温暖还是凉爽，穿衣服都不要太多。如果室外较冷，多穿几层，当感到热时可以适当减衣。锻炼时要穿着优质的运动内衣并戴好护具以保护脚踝。

Q 适宜孕妇的伸展运动是怎样的？

答 伸展运动是锻炼开始和结束的重要组成部分。它能帮助缓解某些常见的妊娠不适，例如腿脚抽筋。但是，在伸展活动以前，先要柔和地活动肢体，以温暖肌肉，并要当心防止伸展过度。

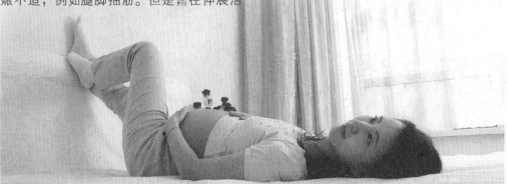

适宜孕妇的伸展运动由哪几部分组成?

答 适宜孕妇的伸展运动由如下5部分组成，即：

❶ 腿部的伸展

两脚稍微分开，右脚后退一步，左膝稍弯曲。轻压右脚跟，上身稍微向前倾斜，直到右腿肚有牵拉感，然后复原。如果腿肚牵拉感不明显时，则向后移动一下右脚。再换左脚，反复进行。

或坐在地板上，双腿前伸，将右脚放在左膝上。轻轻屈左膝，向躯体一侧滑动右脚，保持腹部肌肉拉紧。保持一段时间，直到右大腿和右侧臀等部位感到有牵拉感为止。然后复原，用另一侧重复进行。

❷ 伸展大腿前部

两脚分开与臀部同宽，左手扶椅背，微屈左膝，向前抬右腿，手抱小腿。然后屈右膝，使右膝与左膝并列，右脚踝位于臀部之下。稍微向前倾斜骨盆，保持一会儿，直到有牵拉感，然后松开。再换左腿做同样的动作，并反复几次。

❸ 侧伸展

两脚分开与肩同宽，膝部微屈。左手卡腰，向上伸右臂至头顶上方，身体向左弯，幅度超过左肘关节，保持一段时间，直到感到有牵拉感为止，然后复原。再换右侧做同样动作，并反复几次。

❹ 上臂的伸展

脚分开与肩同宽，收腹，向上伸右臂。后屈右肘关节，手指伸达两肩胛骨之间。左手放在中肘关节上，轻轻向后拉右肘。坚持一段时间，直到右侧背感到有牵拉感为止。然后复原，再用左臂重复进行同样的动作。

❺ 胸部的伸展

坐在地板上，两腿轻松交叉，手放在臀部，使腹部肌肉拉紧，脊柱伸展，两肘关节向后拽，两肩胛骨向中线靠拢。坚持一段时间，直到胸部有牵拉感为止。如果需要，反复进行。

 孕妇如何使用"放松技术"?

答 如果从未学习过放松技术，妊娠时进行此项运动是理想的机会。孕妇学会如何放松，将有助于维持孕期健康、顺利分娩，并享受与胎儿共处的每一刻。

利用妊娠期学习如何自我放松是个难得的机会，否则将永远有做不完的事情。那么如何放松呢？比如对于今天必须做什么、明天又要做什么、什么事根本就不必做等问题，都无须考虑。而且如果有人让孕妇做过度劳累的事情时，要学会巧妙地说"不";每天为自己和为夫妻两人共处而留出一点时间。总之，由于自己是孕妇，应该学会放松，不必为自己的放松而有负罪感。

 # 孕妇需要学习如何"健康呼吸"吗？

答 我们认为：是的。人们可能不知道肺在自己的机体内占据多大空间，其从锁骨上方向下延伸至膈肌。而且仅作"浅呼吸"是不能够满足身体对氧的需求的，尤其大脑的耗氧量最高，缺氧会使机体的应激能力降低。孕妇需要花点时间测定一下自己是否具有健康的呼吸功能，方法是：

❶坐着时，将双手放置于腹部隆起处。当吸气时将气吸入肺内，会感到腹部隆起，呼气时腹部又变得较平坦。当然，许多人是用相反的呼吸方式，即吸气时腹部变扁。

❷肩膀放松意味着呼气，吸气时肩膀尽量上提，体会怎样做深呼吸。要最大限度下降或提升双肩就能达到深呼吸的目的。当肩膀放松的时候，呼吸是均匀的，要养成经常检查双肩是否放松的习惯，尤其是当感到紧张的时候。

❸高举双臂，慢慢向前、向后甩动双臂且转动双肩。当双肩松弛时，呼吸就是均匀的。

 # 孕妇经常散步有什么益处？

答 孕妇散步可使腿肌、腹壁肌、心肌等部位加强活动，以增强神经系统和心肺的功能，促进新陈代谢。且由于血管的容量扩大，血液循环加快，对身体细胞的营养，特别是心肌的营养有良好的作用。同时，在散步中，肺的通气量增加，呼吸变得深沉。由此，鉴于孕妇的生理特点，散步是增强孕妇和胎儿健康的有效方法。

 # 孕妇散步时应注意什么？

答 孕妇散步时应注意以下问题：

❶ 散步的地点

花草茂盛、绿树成荫的公园是最理想的场所。这些地方空气清新，氧气浓度高，尘土和噪声少。孕妇置身于这样怡人的环境中散步，无疑会身心愉悦。也可以选择一些清洁僻静的街道作为散步地点。要避开空气污浊的地方，如闹市区、集市及交通要道等，因为在这种地方散步，不仅起不到应有的作用，反而对孕妇和胎儿的健康有害。

❷ 散步的时间

可根据工作和生活情况安排散步时间，最好选在清晨或傍晚。散步时最好请丈夫陪同，这样可以增加夫妻间的交流。

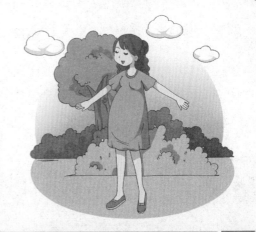

Q 孕妇的工作与家务应如何安排？

答 准妈妈要保证充分的休息和睡眠，进行适度的活动，均衡地摄取营养，保持精神稳定。要轻松工作。怀孕后准妈妈不能再对自己要求过高，要承认自己现在有些事情可能做不了或做不好。知道自己怀孕后，要抓紧时间把自己的工作安排好，特别不要再接手一些需较长时间才能完成的工作，而且尽可能在孕期从事较轻的工作。如果孕周增大以后，工作时感到疲劳或不舒服，应请假暂时不工作。

有些家务事要从头到尾全做下来还是挺辛苦的，尤其当准妈妈到了怀孕中晚期，行动不方便，做一点平日看似很容易的家务活，准妈妈就可能感到劳累，心里

想干又干不成，往往会因此产生急躁的情绪。准妈妈要克服一口气把家务做完的思维定势。下面提出的建议，可供准妈妈参考：

洗衣服一次不要洗太多，应该干一会儿歇一会儿。晾衣服时别过分向上伸腰。需要弯腰做的家务活最好不干。能坐着干的事情就尽量坐着，做饭时也一样，这样可避免腿部的过分疲劳。早孕时多有恶心、呕吐等不适，有时一闻到菜肴味就难受，所以要想办法避开不喜欢的味道，比如做一些凉拌菜等。买菜时不要一次拿许多东西，也别走得太急，就当是在散步，尽可能选择人少的菜市场，而且在不太拥挤的时候去采购。

Q 妊娠期体力劳动时应注意什么？

答 孕妇从事一些轻微的体力劳动是有益的。适度的劳动可调节孕妇心理及神经系统功能，促进心肺功能，增进腹部肌群力度，为分娩创造良好的条件。

当然，孕期应避免重体力劳动，一般而言，进行搬运、抬举重物和推拉用力的劳动应控制在适度范围内。比如，搬运重物应以不超过2.5千克为宜，抬举重物应以

不超过5千克为宜，推拉用力也不宜超过5千克。

进行体力劳动时还应注意：不要保持长时间俯身、下蹲或站立的姿势；要避免腹部较长时间处于一种增压状态；要避免下肢较长时间站立而影响血液循环。此外，还应注意劳动环境的有害因素，如噪声、辐射、震动、有害气体以及可能引起扭伤、摔伤等不安全因素。

 ## 孕妇做健身操有什么作用？

答 在怀孕期间，女性身体变粗变拙是不可避免的，即便如此，也要坚持做些力所能及的健身操。做健身操，可以使你继续拥有美丽的皮肤、弹性的胸部、结实的臀部，并且为产后尽快恢复昔日的窈窕身材做好准备。

 ## 怎样做适宜孕妇的"挺身呼吸体操"？

答 这种体操运动可强化腋下至胸部的肌肉，预防乳房向两侧松弛扩散。若在热水里练习，将更有效果。下面是其运动方法：

❶挺直上半身，手臂平举于两侧，手肘与手臂成直角，吸气。

❷一边吸气，一边让手肘保持向上，两手肘在脸的前方会合。

❸以此动作重复30次。

 ## 孕妇如何做腹肌运动？

答 虽然散步等全身运动，对于预防孕妇过胖有很好的效果。但若要防止妊娠纹及产后腹壁松弛，腹肌运动不可缺少，也对安产有益。怀孕期间不可做剧烈运动，但腹肌运动是允许的，最好是每天都作。下面介绍该运动的两组操练方法：

❶ 第一组操练方法

❶坐下后，双手贴地，双脚伸直。

❷一边吸气，一边把右脚向腹部弯曲过来，而后边吐气边把脚伸直。左右交换重复做10次。

❷ 第二组操练方法

❶两膝弯曲仰卧，双手放在腹部上。

❷边吸气边把脖子抬起，抬到不能再勉强的程度把气吐出来，使脖子放下，恢复原状。如此重复做10次。

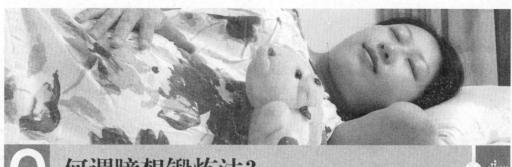

Q 何谓臆想锻炼法?

 臆想锻炼法，其最好的办法就是学会松弛技巧，你一旦习惯使用它，就能在几分钟后重新恢复精力。如果你希望能控制自己，以便在30秒内松弛下来，可以按下列臆想锻炼法进行练习（这些方法在妊娠和分娩时是有用的）：

❶首先采取舒适的姿势。

❷深吸一口气并屏住5秒，慢慢数至5，然后呼出。

❸使所有肌肉松弛。

集中呼吸并重复2~3次，直至完全松弛为止。

❹回想一下过去最愉快的事，这有助于你使用想象力来克服思想障碍，以便能更多地控制自己。

Q 孕妇应选择何种睡眠姿势?

答 孕妇卧床时必须采取适于胎儿发育的体位。妊娠早期，可以平卧，膝关节和脚下各垫一个枕头，使全身肌肉得以放松。另外，由于乙状结肠的作用，孕期子宫多为右旋，因此孕、中后期宜采用左侧卧位，以免过大的子宫压迫腹主动脉。睡眠时可用棉被支撑腰部，两腿稍弯曲。下肢水肿或静脉曲张的孕妇，需将腿部适当垫高。

Q 孕妇睡眠时间应如何分配?

答 保证充足的睡眠对孕妇极为重要。人的睡眠习惯各不相同，要求睡眠的时间或长或短，短者4~5小时，长者要10小时左右。正常成人每日需要8小时的睡眠，孕妇的睡眠时间应比孕前长一些，每日最低不能少于8小时。怀孕7~8个月以后，要力求保证午睡，但时间要控制在2小时之内，以免影响夜间睡眠。

Q 练习瑜伽对孕妇有什么帮助?

答 压力对于身体的消极影响是显而易见的，几个世纪以来，瑜伽一直是缓解个人压力的良好运动方式。孕妇时常会感到压力存在，而瑜伽通过3个简单的技巧——集中注意力、正确的呼吸和缓慢的动作来实现孕妇解压的目标。

❶ 集中注意力

在瑜伽练习过程中，集中注意力经常被等同于"冥想"，与呼吸和动作组成瑜伽的3个要素。通过它们，可以实现身体同大脑的完美沟通。

冥想需要一定的技巧和反复练习。妊娠妇女通过这种方式可以排遣心中杂念，从而专注于自己的健康和胎儿的成长。

❷ 正确的呼吸

瑜伽呼吸法追求的是平静的心态、良好的感觉。孕期进行这样的呼吸训练对孕妇和胎儿都有好处。正确的呼吸可以舒缓情绪、放松身体，这对减少自然分娩的痛苦很有帮助。

这种呼吸方法需要不断练习。缓慢深吸气，感觉气体充满整个腹部，完全进入肺叶，然后再悠长地呼气，直到肺部的气体全部排出。

在呼吸过程中，还可以加入想象。比如，所有气体都是可见的，带着新鲜的氧元素，随着吸气进入体内，通过胎盘和脐带传递给腹中的胎儿。随后，所有代谢物和有害物质又随着呼气统统排出体外。

❸ 瑜伽动作示例

❶婴儿式放松

跪于地面，双膝微微分开，双脚相叠，臀部坐在脚踝上，双臂伸展（见图1）。保持此姿势5秒，深呼吸并放松身体。对于初学者以及临产的孕妇，可以用肘部和前臂同时支撑地面完成此项运动。

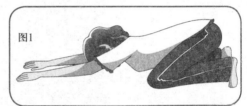

图1

❷前倾

双脚分立，身体前倾，双臂放在椅背保持平衡。注意扩展胸部。抬头，拉伸颈部（见图2）。

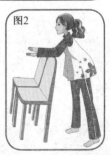

图2

❸改良眼镜蛇式

双脚微分或并立，双手在背后相握，吸气，仰头。保持此姿势5～10秒。自然呼吸（见图3）。呼气，挺胸，收背，双臂用力向后撑。最后，髋骨向前推。

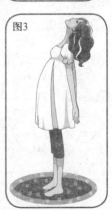

图3

这个动作可以减轻腰部压力，增强腿部力量，使背部得到足够伸展。

④靠墙蝴蝶式

上半身平躺于地面，臀部双脚贴在墙壁上。脚心并拢，双手压于膝盖处，两膝向外分（见图4）。这个动作有助于扩展骨盆部位，使大腿内侧和腰部的肌肉得到锻炼，可以在家人的帮助下完成。

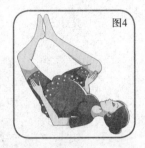
图4

⑤靠墙下蹲式

背靠墙壁站立，脊背与墙壁间放一个健身球，向前跨一小步，使健身球正好夹在墙壁与背部两肩胛骨中间位置（见图5）。

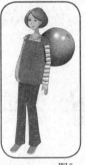
图5

下蹲至最大幅度后，保持此姿势10秒，然后慢慢撤步回到最初站立姿势，健身球也会随之向上滚动至原来位置。

⑥上犬式

这个姿势难度较大，需要在他人的帮助下完成，初学者不宜尝试。双脚分立，与臀部同宽，双手放在椅子上，椅子可用与腰同高的床沿或一摞毛巾代替（见图6）。头部水平高度在大腿以上，可用硬物垫在脚跟下。

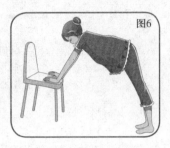
图6

瑜伽功可以保持良好的身体和精神状态。建议孕妇一天坚持15分钟，每周至少2次。接下来达到每天20～30分钟。身体各方面会因瑜伽练习而更加和谐。

5 chapter 怀孕早期药膳食谱

妊娠早期即怀孕头3个月，胎儿生长发育缓慢，孕妇机体需经历一系列的生理调整，常有早孕反应，对饮食中热量及营养素需要量及食物供给量基本上与孕前相同或稍有增加，早孕反应常表现为胃肠道的症状，有轻度恶心、呕吐、厌食、厌油、偏食、嗜酸等，以晨起和饭后最为明显。在妊娠反应时，配食原则是易消化、少油腻、味清淡、少吃多餐。在不妨碍健康的前提下，尽量适应孕妇的口味，提供孕妇所喜好的食物。孕妇会变得十分注意食欲，但恶心可能降低对某些食物的欲望，变得偏食，特别喜欢某些食物。针对怀孕早期孕妇的需要，我们设计出如下的饮食保健方案，以供选择。

Q 如何做适宜孕早期的"鸡脯扒小白菜"?

答 其配料及做法如下所述:

鸡脯扒小白菜 ━━━━━━

♥ 原料

小白菜300克,熟鸡脯200克,花生油50毫升,盐4克,味精2克,料酒10毫升,牛奶50毫升,水淀粉15克,葱花5克,鸡汤适量。

♥ 制作

❶将小白菜去根,洗净,每棵分成4瓣,切成10厘米长的段(注意:要让菜心相连,不能散乱)。然后用沸水焯透,捞出用凉水过凉,理齐放盘内,沥去水分。

❷炒锅上火,放入花生油烧热,下葱花炝锅,烹入料酒,加入鸡汤和盐,放入鸡脯和小白菜(摆齐),用武火烧开,加入味精、牛奶,用水淀粉勾芡,盛入盘内即成。

♥ 功效

鲜嫩爽滑,清淡爽口。

Q 香椿芽拌豆腐对孕妇有何功效?

答 此菜含有丰富的大豆蛋白质、脂肪酸以及钙、铁等矿物质,还含有较丰富的胡萝卜素、维生素B_2和维生素C,适宜孕早期食用。维生素、矿物质对保证早期胚胎器官的形成、发育有重要作用。

香椿芽拌豆腐 ━━━━━━

♥ 原料

豆腐300克,鲜嫩香椿芽100克,香油10毫升,精盐适量。

♥ 制作

❶将香椿芽洗净后,用沸水烫一下,沥干水分,切成细末。

❷将豆腐切成0.7厘米见方的小丁,用沸水烫一下,捞出放在盘内,加入香椿芽末、盐、香油,拌匀即成。

♥ 功效

软嫩可口,气味芳香。

Q 虎皮核桃仁对孕妇有何功效?

答 核桃仁含丰富油脂及蛋白质、粗纤维、胡萝卜素、维生素B_1、维生素B_2、烟酸、铁、维生素E等,是一种健脑益智的美味果品。孕早期妇女多食有利于孕早期胎儿神经系统的发育。

虎皮核桃仁

♥ 原料

核桃仁500克，白糖125克，香油500毫升，盐3克。

♥ 制作

❶将核桃仁放在盘内，倒进沸水烫一下，用竹签挑去核桃仁衣皮，再用清水冲洗干净。

❷锅置火上，加入清水，放入白糖烧化，再放入桃仁用小火煨炖，至糖汁稠浓并包在核桃仁上，离火。

❸锅置火上，放入香油，用武火烧至四成热时，将核桃仁倒入，改用小火炸至金黄色时捞出，冷却后即成。

♥ 功效

此菜香酥、脆甜。

Q 砂仁鲫鱼对孕妇有何功效？

答 砂仁能缓解消化不良、食欲不振、胎动不安及呕吐等症。鲫鱼有缓解食欲不振、脾虚胃弱的功效，更能治反胃。砂仁鲫鱼可减轻早孕反应时的呕吐，并能促进食欲，更有安胎作用。另外，鲫鱼脂肪含量低、蛋白质含量高。

砂仁鲫鱼

♥ 原料

鲫鱼一条（约750克），砂仁25克，姜丝5克，葱丝10克，盐、淀粉、料酒、花生油各适量，生抽少许。

♥ 制作

❶砂仁洗净，舂碎。

❷鲫鱼去鳞、去内脏，洗净，抹干；拌匀盐、淀粉、料酒等调味料并涂匀于鱼身；砂仁放在鱼腹及鱼身上，上笼屉隔水蒸12分钟。

❸锅置火上，放入油，烧热后下姜丝、葱丝爆香，随即浇在鱼上，淋上少许生抽，趁热进食。

♥ 功效

鱼肉嫩香，别有风味。

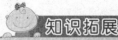 知识拓展

维生素B₂

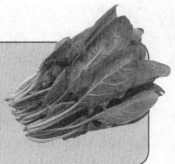

维生素B_2是由异咯嗪衍生而成的一种B族维生素。维生素B_2分子由异咯嗪基和核糖醇基所组成。维生素B_2为黄色针状晶体，味苦，微溶于水。小麦、青菜、黄豆、动物的肝和心等内脏都富含维生素B_2。

孕妇食用鲈鱼炖姜丝有什么益处?

答 此菜营养较为全面,主要成分有蛋白质、脂肪、维生素B₁、维生素B₂、烟酸,以及钙、磷等矿物质。鲈鱼味甘性平,有健脾利尿、益肾安胎的功效,是孕妇健脾保胎之美味佳肴。

鲈鱼炖姜丝

♥ 原料

活鲈鱼1尾(约750克),姜15克,水发香菇25克,葱白15克,料酒15毫升,盐5克,味精少许。

♥ 制作

❶将鲈鱼去鳞,在尾部肛门处横剖一刀,从鳃处掏出内脏,洗净。鱼身两侧均剞上宽4厘米的刀纹,放在汤盆中。

❷将香菇切成宽1厘米的片;姜洗净切丝;葱白洗净,切成长约6厘米的段,备用。

❸锅内放鱼,把香菇片、姜丝分别排在鱼身上,葱段分放在鱼头、鱼尾两处,然后加清水500毫升及适量料酒、盐、味精,装好后加锅盖,用武火炖30分钟取出,拣去葱段即成。

♥ 功效

此菜汤色淡黄,鱼肉灰白,细嫩清甜,味道醇香,清鲜可口。

 绿豆糕对孕妇有何功效?

答 此糕含有丰富的蛋白质、糖类、钙、磷、铁等。具有清热解毒、祛火降压的功效。妊娠早期食用可增加食欲、健身祛病,是妊娠早期夏季防暑佳品。

绿豆糕

♥ 原料

绿豆面1000克,白糖350克,山楂肉(去核)50克,桂花50克,青梅75克,核桃仁50克,面粉75克,香油5毫升。

♥ 制作

❶将山楂肉洗净,放在开水里煮熟捞出,剥去外皮,放大碗内捣烂,掺入白糖150克,搅匀;把青梅切成细丝;压碎核桃仁,与桂花、香油、面粉一并放入大碗内,加清水少许,搅拌均匀,即成山楂馅。

❷将绿豆面放入盆内,掺入白糖200克,用清水少许,拌成潮湿面。

❸用湿绿豆面20克,放入模子内铺匀,加15克山楂馅,馅上面再覆盖20克湿面,用手压实,扣出即成生坯。

❹锅置火上,倒入开水,放好笼屉,将制好的生坯排放在笼屉上,盖好锅盖,蒸10分钟即成。

♥ 功效

香甜爽口,营养丰富。

PART 3

妊娠中期
有问必答

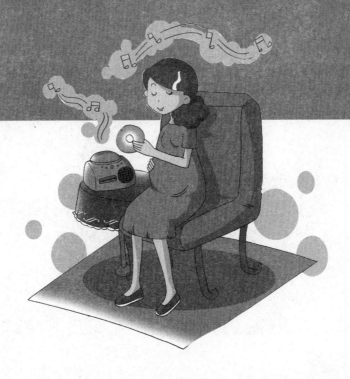

妊娠中期是指怀孕的第13～28周，也就是怀孕的第4～7个月。

妊娠中期，胎儿和母体都发生了明显变化，胎儿各器官系统迅速增殖发育。具体的妇幼健康保健分为如下几点：

可根据孕妇具体情况进行指导，如正常孕妇2～3周检查一次；孕24周以后指导孕妇进行乳房护理；孕中期胎儿发育较快，应重视营养及补充钙质；孕中期也应做或重复做必要的化验，如血常规、尿常规(包括尿糖)、肝功能等，并综合检查结果进行高危评分，做相应处理。

对允许妊娠的患有各种合并症的孕妇，除在高危妊娠保健门诊加强产前监护外，还应与有关科室协同治疗。孕中期初次来院就诊者，应关注病史，及时发现异常。孕中期要预防晚期流产与妊娠高血压综合征的发生。从妊娠20周开始，孕妇在定期产前检查时，每次必须量体重、测血压、查尿蛋白，以便及早发现轻度妊娠高血压综合征，采取措施，推迟或减少病症发生。

监护胎儿发育情况。通过测量宫底高度、腹围等指标绘制妊娠图作四步触诊检查，必要时作B型实时超声检查，了解胎儿发育情况，有无胎儿过大或过小情况，羊水有无过多或过少，并分析其原因，做必要检查及对症治疗。妊娠满16周的孕妇应做血中甲胎蛋白测定，以筛查胎儿神经管畸形。对高龄孕妇及疑有畸形或遗传病的胎儿，要进一步做宫内诊断。

除了上面的健康检查之外，在这个时期，还必须高度重视孕妇的饮食、心理、营养、运动、疾病等各个方面的护理。同时，注意严格按医生的嘱咐用药，科学安排这个时期的生活，确保胎儿发育健康。

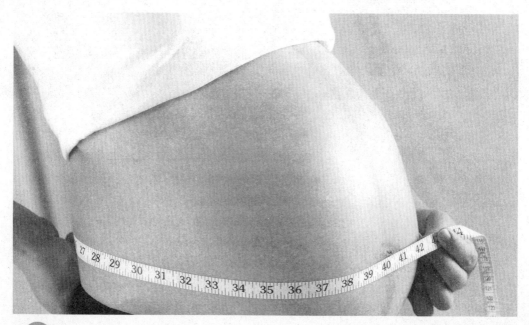

怀孕中期心理与营养

chapter

妊娠中期，胎儿和母体都发生了明显变化，胎儿各器官系统迅速发育。因此，这个时期搞好孕妇的心理保健与营养提供，尤其会关系到胎儿的发育质量。另一方面妊娠中期被称为孕妈妈的心理"黄金期"。随着妊娠的继续进展，妊娠初期的不适症状消失，孕妇又恢复了正常的食欲和睡眠。这些生理上的改变，使孕妇的情绪随之发生着变化，尤其是胎动的出现对准妈妈无异于一针兴奋剂。但也会出现下列心理问题，如对分娩的过度恐惧、心理上的过分放松、心理上的过分依赖等，这些心理状况均不利于胎儿。因此，必须在轻松活泼、严肃紧张的双重心态中搞好怀孕中期的心理保健。另外，必须充分认识到这个时期的营养供给，对于胎儿、孕妇有着重要作用。要妥善地安排好怀孕中期孕妇的饮食生活。下面，我们即针对上述问题进行探讨。

 怎样缓释妊娠中期的精神压力?

答 一定的精神压力在人的一生中也有必要，它可以使人提高竞争能力，应付和处理遇到的任何危机。压力太小不能使人充分施展才能，压力太大又会使人烦躁、易怒、易疲劳并且容易生病。

胎儿在子宫内发育时就遇到身体所分泌出的压力激素，这对胎儿是有好处的，这将为其在出生过程中经历压力做准备。但如果孕妇的血液中持续存在这种化学物质，就会对宝宝产生不利的影响。所以，能否正确处理好压力，决定着孕妇能否提高机体的应激能力。

怀孕阶段的身体和情绪的巨变，使孕妇身体的每个组成部分都会受到影响，例如呼吸系统、心血管系统，以及神经、排泄、内分泌和生殖系统等。于是孕妇可能会患有莫名的头痛、胃痛和肌肉痛而感到害怕和担心，这些疼痛信息都是由于肌肉紧张引起的。当适应一段时间以后，就会感到舒适一些。孕妇要穿宽松的衣服，这对胎儿生长有利；每天要留出一些时间锻炼"十步减压法"。这样能使孕妇体会到当肌肉紧张时是怎样的感觉，放松时又是怎样的感觉，利于缓解孕妇压力。

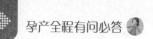
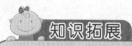
知识拓展

压力激素

压力激素，即体内的皮质醇含量，这种物质被认为是一种压力激素。研究发现，那些喝茶的人体内的皮质醇含量在压力出现后50分钟平均下降47%，而那些喝"安慰剂"的人体内皮质醇含量只下降27%。喝茶对于帮助人们松弛紧张心情有一定的作用。

 # 如何快速清除紧张情绪？

 当感到紧张的时候，为了立即放松可采用下面的"快速放松法"锻炼：深深吸气，使肺部完全被气体充满，然后慢慢从口中呼出，让气流带着紧张情绪从头顶流向脚趾。当气流完全排出，再吸气，将肺充满。然后轻轻呼气，同时依次放松前额、上下颌、肩、手、腹部和腿等部位。呼气能清除紧张情绪。无论任何时候，只要感到紧张就做深呼吸吧。

 # 妊娠中期孕妇生理、心理如何变化？

妊娠中期时，妊娠反应有增无减，孕妇的心理也随之变化起伏，但总的来说，多半孕妇都能适应生理变化带来的不适感。孕妇于怀孕16周后会感觉到胎动，会产生惊喜的心情，但还存在着一些担心和疑虑，如胎儿的性别、长相、胎儿发育情况等。且有时心境不好，会出现情绪波动。

情绪变化与胎儿身心健康有密切关系。孕中期胎儿的耳、眼等感觉器官发育日趋完善，对母亲大血管的血流声、心跳、呼吸、运动、肠蠕动等声音及外界音乐、噪声等均能听见，并有所反应。所以，应重视胎教和孕妇生活、工作和营养等方面的调理，生活要有规律，情绪要保持稳定乐观，饮食结构要合理，体育锻炼及工作不能过度。

坚持每日20~30分钟的散步是必要的。饮食方面要多吃些动物蛋白质如瘦肉、牛奶、鱼虾、猪肝等，少吃油腻、煎炒的食品，不要吃刺激性食物，要多吃天然的新鲜食品。多听轻音乐，多看优美的画册，保持良好的心境。

Q 为什么怀孕时情绪不好会影响胎儿？

 答 这是因为母亲情绪刺激能引起自主神经系统的活动，释放出乙酰胆碱等化学物质；还可引起内分泌变化，分泌出不同种类和数量的激素，这些物质都会经胎盘和脐带进入胎儿体内，从而影响其身心健康。

另外，神经高度紧张会使孕妇大脑皮质的兴奋性增强，致使大脑皮质失去与内脏的平衡，也会影响胎儿正常发育。

 Q 妊娠中期的营养补充有哪些生理特点？

 答 怀孕3个月时的胎儿体重大约20克，从第4个月开始，胎儿体重增长加快，逐渐发育成熟，至妊娠中期末时，胎儿体重可增加到1000克。此时胎儿如出生，能啼哭；若具备良好条件，加强护理，还可存活。

胎儿每月体重增加情况见下表：

胎儿每月体重增加量							
妊娠时间（月）	0~3	4	5	6	7	8	9	10
体重增加（克）	20	100	120	340	420	500	700	800

妊娠中期，为了适应胎儿生长发育的需要，母体各系统发生了巨大的适应性变化，如：子宫的容积随着胎儿、胎盘和羊水的增长而扩大；乳腺增生加速，乳房增大；孕妇血容量扩充；肾脏排泄功能加速，部分营养素可随尿液丢失。但此时，孕妇会因雌激素的影响或缺乏维生素C，出现齿龈充血、肿胀、疼痛、出血等症状，蛋白质、糖类、脂肪、矿物质等的代谢发生变化，使各种营养素的需要量显著增加。

整个妊娠期，孕妇体重增加大约10千克，妊娠早期（怀孕期的前3个月）仅会增加0.8~1.5千克，妊娠中期和后期每周大约增加0.4千克。妊娠中期，大部分孕妇的早期妊娠症状消失，食欲改善，饮食量增加。

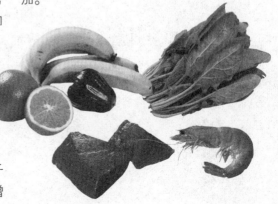

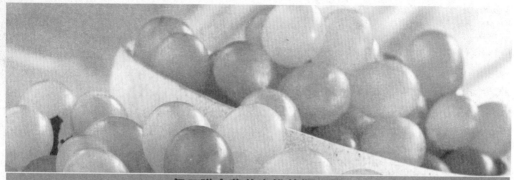

每日膳食营养素推荐摄入量

成年妇女（轻体力活动）	孕 妇		
	1~3个月	**4~7个月**	**8~10个月**
热量（千焦）	8786（2100千卡）	8786（2100千卡）	9623（2300千卡）	9623（2300千卡）

成年妇女（轻体力活动）	1~3个月	4~7个月	8~10个月
热量（千焦）8786（2100千卡）	8786（2100千卡）	9623（2300千卡）	9623（2300千卡）
蛋白质（克）65	70	80	85
脂肪（热量比）20%~30%	20%~30%	20%~30%	20%~30%
钙（毫克）800	800	1000	1200
铁（毫克）20	20	25	35
锌（毫克）11.5	11.5	16.5	16.5
碘（微克）150	200	200	200
维生素A（微克视黄醇当量）700	800	900	900
维生素D（微克）5	5	10	10
维生素E（毫克）14	14	14	14
维生素B_1（毫克）1.3	1.5	1.5	1.5
维生素B_2（毫克）1.2	1.7	1.7	1.7
烟酸（毫克）13	15	15	15
维生素B_6（毫克）1.2	1.9	1.9	1.9
维生素B_{12}（毫克）2.4	2.6	2.6	2.6
维生素C（毫克）100	100	130	130
叶酸（微克叶酸当量）400	400	400	400

Q　妊娠中期为什么要增加热量？

答从妊娠中期开始，孕妇的基础代谢加速，糖利用增加，热量需要量每日比妊娠早期增加约126千焦（30千卡）。但最近的调查表明，大部分妇女在怀孕5个月时都会调换做较轻的工作，且家务劳动和其他活动有所减少。因此，热量的增加应依据劳动强度、活动量的大小，因人而异。

要注意观察孕妇体重的增加情况，妊娠中期和后期体重的增加应不少于每周0.3千克，不多于0.5千克。

但热量摄入过多，会致使新生儿体重太大，难产机会增加。另外，随着热能需要量的增加，与能量代谢有关的维生素B_1、B_2的需要量也相应增加，需要补充。

Q　孕中期为什么要摄入足量的蛋白质？

答为了满足胎儿、子宫、胎盘、母血、乳房等组织迅速增加的需要，并为分娩消耗及产后乳汁分泌进行适当储备。蛋白质的摄入，此时应足量。孕妇每月蛋白质的摄入量不应低于80克。

同时，妊娠中期的胎儿脑细胞分化发育处于第一个高峰期，蛋白质的缺乏可导致脑细胞的永久性减少。此时一般每天要

比妊娠早期多摄入15～25克蛋白质，而且最好吸收的动物性蛋白质的量应占全部蛋白质的一半，另一半为植物性蛋白质（包括大豆蛋白质）。因此，孕妇除了食用以面粉、米为原料的主食外，肉类、鱼类、蛋类、奶类等副食品也尤为重要，要讲究营养均衡。

知识拓展

动物性蛋白质

给人体提供蛋白质的食物分植物性与动物性食物两大类。植物性食物如豆类含蛋白质20%～40%；动物性蛋白质含量一般为10%～20%；含动物性蛋白质主要有肉类，包括畜、禽类10%～20%、鱼类15%～25%，以及鲜奶类平均3%(吸收率极高87%～89%)和蛋类12.8%。其蛋白质构成以酪蛋白为主(78%～85%)，能被成人较好地吸收与利用。更重要的是，动物性蛋白质的必需氨基酸种类齐全，比例合理，因此比一般的植物性蛋白质更容易消化、吸收和利用，营养价值也相对高些。

Q 为什么适宜的脂肪供给尤为重要？

答 脂肪是提供热量的重要物质。动物性食品和植物油都有丰富的脂肪，孕妇应根据实际情况作出适量的补充。

妊娠中期，脂肪开始在孕妇的腹壁、背部、大腿及乳房部位存积，为分娩和产后哺乳作必要的热能储备。怀孕24周时，胎儿也开始脂肪储备。脂肪还是构成脑和神经组织的重要成分，必需脂肪酸缺乏时，可推迟脑细胞的分裂增殖。

脂肪的摄入量一般应以占全部热量的25%～30%为宜。植物油和动物油应有适当的比例。植物油所含的必需脂肪酸比动物油更为丰富。动物性食品，如肉类、奶类、蛋类已含有较多的动物性脂肪，孕妇不必再额外摄入动物油，如猪油、羊油等，烹调菜肴时，只要植物油就可以了。

Q 孕中期饮食安排应注意什么？

答 需要注意如下几点：

❶ 主食要充足

孕中期要摄入足够的主食以保证热能的供给，可以节省蛋白质的消耗。提倡孕妇选食标准应是米、面，或与杂粮混食，如玉米面、小米、麦片等。孕中期每日应摄入主食400～500克。

❷ 多吃动物性食品

动物性食品提供的蛋白质应占蛋白质总量的1/3以上。特别是动物内脏，含有丰富的优质蛋白质、血红蛋白铁、维生素B_2、叶酸、维生素B_{12}、维生素A等，这正是孕中期妇女最为需要的几种营养素。孕中期孕妇至少每周选食1次一定量的动物内脏。

❸ 增加植物油摄入量

孕中期应增加烹调所用植物油的量，以适应胎儿机体及大脑生长发育的需要。也可多吃些诸如花生仁、核桃仁、葵花子仁及芝麻等食品。

❹ 合理烹饪，减少维生素的损失

例如，淘米时应避免反复用力搓洗；烧煮时不应丢弃米汤；煮稀饭及蒸馒头时不应加碱；蔬菜先洗后切，切后就烧，不宜搁放太久；蔬菜烧炒时，宜武火快炒等。

❺ 少食多餐

孕中期，逐渐增大的子宫进入腹腔可能挤压胃，孕妇每餐后易出现胃部胀满感，故孕妇宜少食多餐，每日4～5次。

Q 孕中期春季1日食谱应如何安排？

答 可以按如下食谱进行安排：

早餐：馒头50克，稀饭（粳米）50克，酱鸡蛋50克，酱瓜10克。

午餐：炒蚕豆（鲜蚕豆100克，植物油5克，盐适量），红烧带鱼（带鱼100克，植物油5毫升，酱油及白糖适量），米饭100克（大米）。

午点：芝麻糊（米粉25克，芝麻25克，白糖适量）。

晚餐：炒青菜（青菜100克，植物油5毫升，盐适量），油豆腐烧肉（油豆腐50克，猪肉150克，植物油5毫升，酱油及白糖各适量），米饭100克（粳米）。

晚点：苹果100克。

Q 孕中期夏季1日食谱应如何安排？

答 可以按如下食谱安排：

早餐：薄荷糕100克，牛奶卧鸡蛋（牛奶250克，鸡蛋50克，白糖10克）。

午餐：炒苋菜（苋菜150克，植物油5克，味精及盐各适量），油爆虾（海虾100克，植物油5克，味精及盐各适量），紫菜虾皮汤（紫菜10克，虾皮10克，香油3克，味精及盐各适量），米饭150克（大米）。

午点：百合汤（百合100克，绿豆10克，白糖15克），西瓜500克。

晚餐：糖醋藕片（藕片100克，植物油5克，白糖、醋及酱油各适量），红烧白鱼（白鱼150克，植物油10克，酱油及白糖适量），拌黄瓜（黄瓜100克，香油3克，味精及盐适量），米饭100克（大米）。

晚点：西瓜500克。

Q 孕中期秋季1日食谱应如何安排？

答 可以按照如下食谱安排：

早餐：蛋糕40克，酸牛奶250克，银耳羹（银耳30克，白糖37克）。

午餐：三鲜水饺（面粉150克，虾仁25克，猪肉50克，鸡蛋50克，韭菜150克，香油3毫升，葱、姜、酱油、味精及盐各适量），拌芹菜（芹菜100克，香油2克，姜、味精及盐各适量）。

晚餐：芫荽爆肉片（猪肉70克，芫荽200克，蛋清20克，植物油15毫升，葱、姜、蒜、料酒、水淀粉、胡椒粉、白糖、味精及盐各适量），牛奶菜花（菜花100克，牛奶20毫升，高汤、料酒、水淀粉、味精及盐各适量）。

晚点：柿子150克。

Q 孕中期冬季1日食谱应如何安排？

答 可以按如下食谱安排：

早餐：粢饭100克，油条25克，甜豆浆（豆浆250毫升，白糖5克）。

午餐：什锦火锅（涮羊肉片150克，菠菜150克，粉丝50克，香油2毫升，酱油、醋、白糖、味精及盐各适量），米饭150克（粳米）。

午点：烤红薯200克。

晚餐：红烧排骨（猪大排150克，植物油5毫升，酱油及白糖适量），炒卷心菜（卷心菜150克，植物油5毫升，味精及盐适量），虾皮豆腐汤（虾皮10克，豆腐100克，香油3毫升，味精及盐适量），米饭100克（粳米）。

晚点：橘子100克。

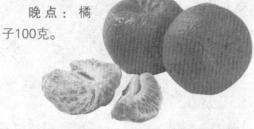

 知识拓展

粢 饭

上海最普及的民间早点品种，用粢饭包热油条捏紧，热吃甚美，且经济实惠。取消毒湿布一块，摊在左手掌上；右手捞一团粢饭放在湿布上摊开，包入热油条1根，再放些白糖，用双手控拢捏紧即成。

Q 有助于优生的食物有哪些？

答 依据各类食物的营养成分不同，可分为如下类别：

❶补钙宜多吃花生、菠菜、大豆、鱼、海带、骨头汤、核桃、虾、海藻等。

❷补铜宜多吃糙米、芝麻、柿子、动物肝脏、猪肉、蛤蜊、菠菜、大豆等。

❸补碘宜多吃海带、紫菜、海鱼、海虾等。

❹补磷宜多吃蛋黄、南瓜子、葡萄、谷类、花生、虾、栗子、杏等。

❺补锌宜多吃粗面粉、大豆制品、牛肉、羊肉、鱼肉、花生、芝麻、奶制品、可可等。

❻补锰宜多吃粗面粉、大豆、胡桃、扁豆、腰子、香菜等。

❼补铁宜多吃芝麻、黑木耳、黄花菜、动物肝脏、油菜、蘑菇等。

❽补镁宜多吃香蕉、香菜、小麦、菠萝、花生、扁豆、蜂蜜等。

❾补二十二碳六烯酸（DHA）应多吃海鱼、海虾，或直接服用DHA制品。

孕妇最易忽视的"营养素"有哪些?

答 依据分析,主要有以下几类营养素易被孕妇忽视:

① 水和新鲜空气

水和空气是必需的营养物质,但是应注意呼吸新鲜的空气、饮用足量清洁水的重要性却不是人人都明白的。水是占人体重量60%的各种液体的主要成分。饮水不足,就不能很好地运送其他物质和电解质。

怀孕期间常饮水亦有助于皮肤和肺部的排泄及调节体温。水的重要作用是不言而喻的。然而,在多喝水的同时,却应注意少吃盐和含盐过多的食物,否则体内大量存在的钠离子会引起水肿和不适。

清新的空气也是孕妇必需的。常有一些孕妇怕招风感冒,卧室不开窗,人为地限制了新鲜空气的摄取。长此以往,不仅会使孕妇健康受损,而且会给胎儿带来一定的影响。

比较好的方法是:孕妇在早上起床之后,到有树林或草地的地方去做操或散步,去呼吸草木所释放的清新空气,这将会使孕妇感到精神焕发。再者,树木多的地方以及有较大面积草坪的地方,尘土和噪声都比较小。

那些在较高温度下工作的孕妇,除早晨外,在工间休息时也应到有树木、草坪或喷水池的地方走走。晚上最好能开小窗睡觉,若天太冷可关窗,但应在起床后,打开一部分窗户以更换空气。

② 阳光

以前有一种较严重的孕期并发症,叫骨质软化病。症状是:孕妇贫血消瘦、动作缓慢、体力疲惫、腰酸腿痛、手脚抽搐,常可使胎儿营养缺乏,患先天性佝偻病,孕妇还会难产,连累胎儿受损和死亡。这些皆因孕妇体内缺乏钙、磷,以及代谢功能发生障碍而引起的恶果。虽说现在已大为减少,但是许多出生后得佝偻病的婴儿即在提醒更多的准妈妈:在孕期就要注意从膳食和阳光中补充维生素D,以帮助人正常的吸收体内的钙。

知识拓展

晒太阳

根据我国一年四季日光照射的程度,晒太阳应选在紫外线最充足的时候。一般从4～10月份的上午8:00至下午5:00紫外线最多;11月、12月和3月一样,都是上午9:00到下午3:00紫外线最多;1月、2月,仅在中午12:00到下午3:00紫外线最多。

但要注意,千万不要隔着玻璃晒太阳,那样只能获得热量,所需的紫外线全被挡在玻璃外面了。为了充分利用阳光,孕妇参加一些户外劳动和进行适当的运动也是十分必要的。

食物中含有多种维生素这是人人都知道的。但太阳怎么能治疗缺钙的孕妇呢？原来，太阳中有3种光线：一是红外线，一是可见光线，再就是紫外线。紫外线照到人体的皮肤上，可穿透皮肤表面，作用于皮下的7-脱氢胆固醇，使它发生一系列的变化，成为具有抗佝偻病、帮助体内钙质吸收的维生素D_3。所以说，孕妇除了服用脂肪含量较多的乳、蛋和鱼肝油外，勤晒太阳，也可以吸收些宝贵的营养。

而且太阳光中的紫外线，除了能防治佝偻病外，还具有杀菌和消毒作用。阳光在室内照射30分钟以上，能达到空气消毒的效果。所以，经常开门让室内受到阳光照射，可以提高孕妇的抵抗力，预防感染性疾病，有益于胎儿发育。

综上所述，即便是在冬季，孕妇在天气较好时，也要到户外去晒太阳，每天不应少于半小时。尤其是居住在"偏房"，平时与阳光接触较少的孕妇，尤应特别做到这一点。

Q 孕中期孕妇喝孕妇奶粉有好处吗？

答 要想使孕妇补充足够的营养，为胎儿健康成长提供必需的营养元素，同时又要不过量饮食、避免肥胖，最好的办法就是喝孕妇奶粉。

品质良好的孕妇奶粉含有孕妇、产妇、胎儿必需的各种营养成分，如维生素和各种必需的微量元素等。每天喝一点孕妇奶粉是孕妇有效补充营养的途径，又方便又有效，每天早晚各一杯，你就可以安心地得到自己和宝宝所需的一切。

知识拓展

孕妇奶粉

针对孕妇的生理特点，为促进胎儿的正常发育，满足孕妇和胎儿所需营养特别配制的奶粉。孕妇奶粉在国外已有相当长的历史，进入国内也有将近十年的时间。孕妇奶粉营养元素有：蛋白质、脂肪、叶酸、亚油酸、亚麻酸、钙、磷、铁、锌等9项。专家认为，要提高全民族的身体素质就必须从提高胎儿的素质开始，而要提高胎儿的素质，就要从加强孕妇营养开始。孕妇奶粉是保证孕妇营养全面、均衡的一个重要因素，能满足孕妇及胎儿特殊的营养需求。我们应该改变观念，加强营养投资，科学地摄取营养。

准妈妈营养不良害处多吗?

答 孕妇营养不良会造成如下问题:

① 胎儿和新生儿死亡率高

据世界卫生组织统计，新生儿及产妇死亡率较高的地区，母子营养不良比较普遍。营养不良的胎儿和新生儿的生命力较差，不能经受外界环境中各种不利因素的冲击。此外，某些先天性畸形也与母子营养缺乏有关。

② 新生儿体重下降和早产儿增多

调查表明，新生儿的体重与母亲的营养状况有密切关系。据国外对216名孕妇的营养状况调查，其中营养状况良好者，出生婴儿的平均体重为3866克；营养状况极差者，出生婴儿的平均体重为2643克。

③ 贫血

营养不良会导致孕妇贫血。孕妇贫血具有一定的危害性，往往会造成早产，并使新生儿死亡率增高。而且孕妇贫血会使婴儿肝脏缺少铁元素储备，使婴儿易患贫血。

④ 对婴儿智力发育的影响

人类脑细胞发育最旺盛的时期为妊娠最后3个月至出生后1年内，在此期间，最易受营养不良的影响。孕妇妊娠营养不良会使胎儿脑细胞的生长发育延缓，DNA合成过度缓慢，也就影响了脑细胞增殖和髓鞘的形成，所以母体营养状况可能直接影响下一代脑组织成熟过程和智力的发展。

孕妇为什么要多喝牛奶?

答 怀孕是女性的一个特殊生理过程。一个微小的受精卵会在280天左右长成一个胎儿。在整个孕期，母体需要储存钙50克，其中供给胎儿30克。如果母体钙摄入不足，胎儿会从母体的骨骼中夺取，以满足生长的需要，这就使得母体血钙水平降低。

现在有一些专业营养公司研制出孕妇奶粉，它根据孕妇的生理需求，在奶粉中强化钙质，同时兼顾其他营养，冲调方便，口感好，是不错的补钙选择。

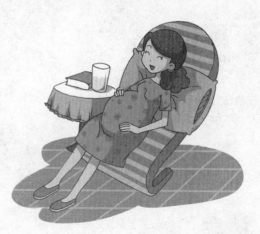

Q 孕妇为什么要特别注意补钙？

答 钙对人体来说非常重要，它是骨骼的主要组织成分，而且妊娠期胎儿骨骼的生长发育也需要大量的钙。研究证明，妊娠末期，胎儿体内约含钙25克，因而孕妇需补充足够的钙，才能保证母体本身代谢及胎儿骨骼的正常发育。

妊娠中期每天需要补充1000毫克钙，妊娠晚期要供给1200毫克钙。若钙摄取不足或吸收不良，则胎儿所需要的钙必须从母体骨质中获取，从而造成孕妇缺钙，引起孕妇骨质疏松及软化而发生骨质软化症。同时，缺钙对胎儿的生长发育，尤其是骨骼的发育也会产生障碍，使出生后的婴儿患有先天性佝偻病。

补充钙剂主要是在饮食中摄入，但日常饮食的含钙量已不能满足孕妇对钙剂的需求，应挑选富含钙的食物。另外，孕妇从妊娠中期开始就要补充一些含钙药物。且单独服钙剂的同时需加服维生素A、维生素D，如鱼肝油丸，1日2次，每次1粒，或饮用含维生素A、维生素D的牛奶也可以。

Q 补钙过量对宝宝不利吗？

答 钙是母体和胎儿骨骼发育不可缺少的元素，如果摄取不足易引起佝偻病，严重的还可影响脑组织发育而造成智力障碍。但是，孕妇盲目地采用高钙饮食，大量饮用牛奶，过量加服钙片、维生素D等，其实对胎儿有害无益。

营养学家认为，孕妇如果补钙过量，胎儿有可能患高钙血症。出生后婴儿囟门过早关闭，颌骨变宽而突出，鼻梁前倾，主动脉窄缩，既不利于胎儿生长发育，又有损于颜面美观。

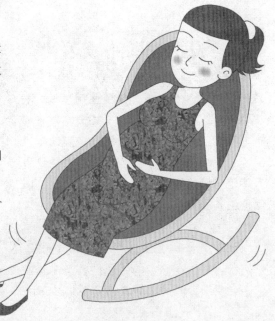

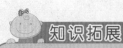

高钙血症

血清钙浓度高于2.75mmol/L即为高钙血症。主要见于甲状旁腺功能亢进，其次是骨转移癌。诊断鉴别：可有使血钙升高的原发病存在；早期出现疲倦、软弱、乏力、食欲减退、恶心、呕吐和体重下降；严重者有头痛、肌痛、口渴、多尿，或有意识模糊、昏睡甚至昏迷；高钙危象，脱水、高热、心律紊乱及心肾功能衰竭以致死亡；血清钙高于正常。预防：治疗原发病，如切除甲状旁腺腺瘤等；低钙饮食，防止缺水；补液，应用乙二胺四乙酸(EDTA)、类固醇激素、硫酸钠等。

Q 孕妇是否需要补铁？

 答 铁元素是人体血液的重要成分。缺铁性贫血是孕妇较为普遍的病症。导致这种病的主要原因有：

❶怀孕的母体需血量明显增加，对铁的需要量也会相应增加，但体内供铁不足。

❷胎儿自身造血及身体的生长发育都需要大量的铁，这些铁只能靠母体供给。

❸分娩时的出血及婴儿出生后的乳汁分泌也需在孕期储备一定量的铁。

孕妇还应该注意膳食的调配，有意识地食用含铁质丰富的蔬菜、动物肝脏、肉类、鸡蛋等，以预防孕期缺铁性贫血的发生。

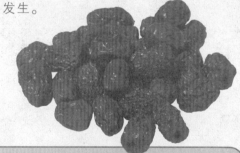

孕妇如何补铁

孕妇要想通过普通膳食摄取铁质来满足以上各种需求是很困难的。所以，孕期缺铁性贫血较为常见。需要通过服用铁剂来补充。一般服用铁剂10天左右，贫血症状就会开始减轻，连续服用2～3个月，贫血可得到纠正。

常用的口服药是硫酸亚铁，每次0.3～0.6克，每日3次；也可服用10%枸橼酸铁胺10毫克，每日3次，或葡萄糖酸亚铁、右旋糖酐铁等。

服用铁剂的同时，最好加服100毫克维生素C，可有利于铁的吸收。服药要坚持，不可间断，而且在贫血被纠正后还应继续服药1～2个月，此时每天服药1次即可。

Q 怎样补充铁剂最好？

答 铁可以增进造血能力，预防和纠正贫血。妇女一生都离不开铁，尤其在孕期。怎样补充铁剂才能达到事半功倍的效果，其中有很多奥秘。比如通过下面的食物补充及饮食注意，即可获得较好的铁元素补充：

① 富含铁的食物

❶肉类：尤其是动物肝、心、肾。

❷蛋：鸡蛋、鹌鹑蛋。

❸鱼类：各种海鱼、河鱼。

❹豆类：豆腐、干豆腐、素鸡。

❺蔬菜：深绿色带叶蔬菜、花菜。

② 怎样获得更多铁元素

用铁锅烧煮食物。如果做菜时加入番茄、柠檬汁或橙汁，锅中就会有更多铁元素进入食物中。

服用硫酸亚铁片剂的同时吃一些橘子、芒果或木瓜之类的水果，会使身体吸收更多铁剂。

③ 服用铁剂注意事项

❶服用铁剂前后1小时内不要喝咖啡、茶等饮料。

❷服药后如出现恶心、呕吐等不良反应，可以停药2～3天。

❸铁剂服用时间需要连续1个月以上。

Q 孕妇需要补锌吗？

答 孕妇缺锌对孕妇自身和胎儿不利，缺锌主要会影响胎儿在宫内的生长，会使胎儿的脑、心脏、胰腺、甲状腺等重要器官发育不良，也导致婴儿出生后上述器官功能不全或者患病。对孕妇自身来说，缺锌一方面会降低自身免疫能力，容易生病，从而殃及胎儿；另一方面会造成孕妇味觉、嗅觉异常，食欲减退，消化和吸收功能不良，这样又势必影响胎儿发育。

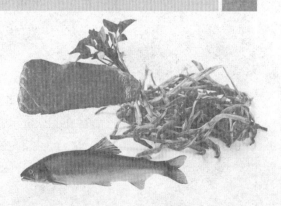

研究证明，有的胎儿中枢神经系统先天性畸形、宫内生长迟缓，以及婴儿出生后脑功能不全，都与孕妇缺锌有关。因此，孕妇需要补锌。但孕妇补锌要经过科学的检查和诊断，确实需要补锌时再补，而且要在医生指导下进行。

孕妇怎样补锌?

答 对多数孕妇来说，可通过饮食途径补锌。如经常吃些牡蛎、动物肝脏、肉、蛋、鱼以及粗粮等含锌丰富的食物，还可常吃一点核桃、瓜子等含锌较多的零食。同时，孕妇要尽量少吃或不吃过于精致的米、面，因为小麦磨去了麦芽和麦麸成为精面粉时，锌已大量损失掉了。另外，还可通过冲调含锌的奶粉来补锌。

 怎样补碘才科学?

答 碘的主要功能是人体用以合成甲状腺素，可促进蛋白质、糖类、脂肪、维生素、水、盐等营养素的合成和代谢，促进生长发育，促进胎儿脑细胞DHA含量及脑细胞数目的快速增长。胎儿期和出生后的2年都是脑细胞的增殖期。碘对胎儿尤为重要，孕期缺碘可造成胎儿不可逆转的脑损伤，因此，每日母亲应食用碘175微克，孕妇补碘可通过食用含碘丰富的食品，如海带、海鱼及碘盐（每千克盐含碘30毫克），孕妇每天食用约6克碘盐即可。

食用碘盐时要注意如下事项：碘易挥发，故碘盐不可储存过久；保存碘盐要加盖，放置干燥阴凉处，不要受潮，不要受热或烘烤；购买碘盐应做到小包装，随吃随买；在食品即将做好时才加入碘盐。碘盐不宜爆锅、入煮或久炖。另外，碘在体内代谢的特点是"多吃多排，少吃少排"，所以补充碘必须逐日定量进行。

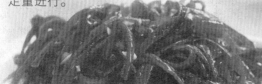

甲状腺

甲状腺的位置是在颈部前下方，后面是气管环状软骨，前面是颈前肌肉群。人类甲状腺在胎儿期就开始出现，胎儿出生后甲状腺发育成为左右两腺叶，连接两个叶的中间部是峡部。在青春期甲状腺发育成熟，甲状腺的重量为15～30克，两个叶各自的宽度为2～2.5厘米，高度为4～5厘米，峡部宽度2厘米、高度2厘米。女性的甲状腺比男性的稍大一些。正常情况下，由于甲状腺很小，很薄，因此在颈部既看不到亦摸不到。如果在颈部能摸到甲状腺，即使看不到，也被认为甲状腺发生了肿大。这种程度的肿大往往是生理性的，尤其是在女性青春发育期，一般不是疾病的结果，但有时也可能是病理性的。甲状腺的结构和功能单位是滤泡，甲状腺滤泡大小不一，其形态一般呈球形、卵圆形或管状，其主要功能是分泌甲状腺激素。甲状腺是人体血液供应最丰富的器官，每分钟组织血流量达4～6毫升，比脑、肾供血量还要多，约等于肾血流量的3倍。甲亢时通过甲状腺的血流量可增加100倍。

Q 怎样适量摄入维生素A和胡萝卜素？

答 维生素A又名视黄醇，主要存在于海产鱼类肝脏中。妊娠期，母体与胎儿均需要大量的维生素A。如果维生素A供应不足，可引起胚胎发育不良；严重不足时，可导致婴儿骨骼和其他器官畸形，甚至流产。但摄入过量的维生素A同样有引起胎儿畸形和影响胎儿正常发育的可能。鉴于以上原因，我国营养学会推荐孕妇对于维生素A的供给量标准与非孕妇一致，即3300国际单位。下面食物中富含维生素A及胡萝卜素，供参考：

❶ 维生素A的食物来源

各种动物肝脏、鱼肝油、鱼卵、牛奶、禽蛋以及核桃仁等。

❷ 胡萝卜素的食物来源

有色蔬菜，如菠菜、苜蓿、胡萝卜、豌豆苗、辣椒、甜薯、韭菜、雪里蕻、油菜、苋菜、茼蒿，以及杏、芒果等。

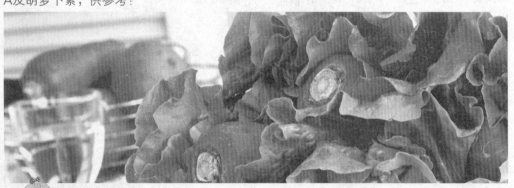

知识拓展

视黄醇

维生素A又称抗干眼病维生素。天然的维生素A有两种形式：A_1及A_2。A_1又称视黄醇（retinol），A_2又称3-脱氢视黄醇。维生素A在体内的活性形式包括视黄醇、视黄醛和视黄酸。植物中不存在维生素A，但有多种胡萝卜素，其中以β-胡萝卜素最为重要。它在小肠黏膜处由β-胡萝卜素加氧酶的作用，加氧断裂，生成2分子视黄醇，所以通常将β-胡萝卜素称为维生素A原。食物中视黄醇多以脂肪酸酯的形式存在，在小肠水解为视黄醇，被吸收后又重新合成视黄醇酯，以脂蛋白的形式储存于储脂细胞内。血浆中的维生素A是非酯化型，它与视黄醇结合蛋白结合而被转运，后者又与已结合甲状腺素的前清蛋白相结合，形成维生素A-RBP-PA复合物，当运输至靶组织后，与特异受体结合后被利用。在细胞内，视黄醇与细胞视黄醇结合蛋白结合。

孕妇缺乏维生素B$_1$的危害是什么?

答 维生素B$_1$又称硫胺素，人体若缺乏硫胺素，不仅使糖类代谢发生障碍，还将影响机体整个代谢过程，而且影响氨基酸与脂肪的合成。长期大量食用精制的大米和面粉，而缺少其他杂粮和多种副食品的补充，易造成人体硫胺素的缺乏。缺乏此元素的患者易发生脚气病，并表现为体弱及疲倦，然后出现肢端麻痹或功能障碍等多发性神经炎症状。孕妇如果硫胺素不足或缺乏，疲倦、乏力、小腿酸痛、心动过速等症状将更加明显。

哪些食物富含维生素B$_1$?

答 下面列举出的食物皆富含维生素B$_1$:

❶ 含维生素B$_1$较多的动物性食品

动物肾、肝以及猪肉、蛋类。

❷ 含维生素B$_1$较多的植物性食品

糙米、标准面、小米、玉米、豆类、花生仁、核桃以及葵花子等。

注意：粮食碾得越精细，其硫胺素的含量越低。

为什么要适量摄入维生素B$_2$?

答 维生素B$_2$又名核黄素。核黄素是人体中许多酶系统的重要辅基的组成成分。这种辅基与特定蛋白质结合，形成黄素蛋白。黄素蛋白是机体组织在呼吸过程中很重要的一类递氢体。由于妊娠期母体代谢旺盛，故核黄素需要量有明显增加。研究发现，妊娠后4个月尿核黄素排量明显下降，而分娩后就迅速回升。孕妇如果在妊娠期核黄素不足或缺乏，可引起或促发孕早期妊娠呕吐；孕中期口角炎、舌炎、唇炎以及早产儿发生率增加；孕晚期其危害比孕早期小。因此，必须保证孕早期核黄素的补充。

核黄素存在于多种食物中，但从人体需要来看：一般动物性食物中的含量比植物性食物中含量高。以内脏最为丰富，如羊肝、牛肝、猪肝、猪心、羊肾、牛肾、猪肾、鸡肝、鸭肝等，鳝鱼、海蟹、鸡蛋、牛奶等食品中含量也较高。

植物性食物中，如黄豆、菠菜、苋菜、空心菜、芥菜、金花菜、雪里蕻、韭菜、海带、黑木耳、紫菜、花生仁等，核黄素含量也比较丰富。蔬菜在膳食中占有较大比重，是膳食中核黄素的重要来源之一。

Q 为什么要适量摄入维生素B₆?

答 维生素B_6是中枢神经系统活动、血红蛋白合成以及糖原代谢所必需的辅酶。它与蛋白质、脂肪代谢密切相关。人体如果缺乏维生素B_6，可引起红细胞低色素性贫血、神经系统功能障碍、脂肪肝、脂溢性皮炎等。

孕妇在怀孕期间，由于雌激素增加，色氨酸代谢增加，维生素B_6需要量也就增加。此外，妊娠时血液稀释，孕妇血中维生素B_6水平可降至孕前水平的25%。胎儿5个月时是其中枢神经系统增长的高峰，对维生素B_6最为需要，因而必须重视维生素B_6的摄入量。下面食物中富含维生素B_6：

① 含有维生素B_6的动物性食品

牛肝、鸡肝、鸡肉、牛肉、猪肉、鱼、蟹、鸡蛋、牛奶等。

② 含有维生素B_6的植物性食品

葵花子、花生仁、核桃、黄豆、扁豆、胡萝卜、菠菜、土豆、全麦粉、甜薯、香蕉、葡萄干、橘子等。

Q 为什么要适量摄入维生素B₁₂?

答 维生素B_{12}具有促进红细胞生成、维持神经髓鞘代谢的功能。如果在妊娠期间维生素B_{12}供给不足，常会发生巨幼红细胞性贫血，新生儿可患贫血。在妊娠过程中，胎儿不断将维生素B_{12}储存于肝脏，足月胎儿体内共积存约30微克。专家指出，孕妇如果缺乏维生素B_{12}，胎儿的畸变发生率就有可能增加，所以，维生素B_{12}对孕妇非常重要。

富含维生素B_{12}的食物主要是动物性食品，如牛肾、牛肝、猪心、鸡肉、鸡蛋、牛奶、虾、干酪。另外，豆豉、黄酱等也含有较多的维生素B_{12}。

Q 为什么要适量摄入维生素C?

答 维生素C，又名抗坏血酸，是连接骨骼、结缔组织所必需的一种营养素，能维持牙齿、骨骼、血管、肌肉的正常功能，增强对疾病的抵抗力，促进外伤愈合。

人体如果缺乏维生素C，可引起坏血病，并有毛细血管脆弱、皮下出血、牙龈肿胀流血或溃烂等症状。怀孕期间，胎儿必须从母体中获取大量维生素C来维持骨骼、牙齿的正常发育以及造血系统的正常等功能，从而使母体血浆中维生素C含量逐渐降低，至分娩时仅为孕早期的一半，所以要加强维生素C的摄入。

 为什么要适量摄入维生素D?

答 维生素D是类固醇的衍生物，具有抗佝偻病的作用，被称为抗佝偻病维生素。维生素D可增加钙和磷在肠内的吸收，是调节钙和磷的正常代谢所必需的物质，对骨骼和牙齿的形成极为重要。当孕妇缺乏维生素D时，可出现骨质软化。最先而且最显著的发病部位是骨盆和下肢，以后逐渐波及脊柱、胸骨及其他部位。严重者可出现骨盆畸形，由此可影响自然分娩。维生素D缺乏可使胎儿骨骼钙化以及牙齿萌出受影响，严重者可造成小儿先天性佝偻病。

 知识拓展

合理补充维生素D

为了预防小儿佝偻病，孕妇在孕期应采取以下几种措施：

多吃富含维生素D的食物，如动物肝脏、蛋黄等。常到室外晒太阳，适当参加劳动。怀孕后半期和哺乳期，应口服维生素D。发生低血钙抽筋的孕妇应及时治疗。含维生素D的食品有鱼肝油、鸡蛋、动物肝脏、小虾等。孕妇只要能正常食用这些食物，就可保证维生素D的供给。需要注意的是：长期大量服用维生素D可引起中毒，中毒症状包括食欲下降、恶心、呕吐、腹痛、腹泻等。因此，不可过量食用富含维生素D的食品。

 怎样摄入维生素E?

答 维生素E又名生育酚，能促进人体新陈代谢，增强机体耐力，维持正常循环功能；还是高效抗氧化剂，能保护生物膜免遭氧化物的损害；还能维持骨骼、心肌、平滑肌和心血管系统的正常功能。维生素E广泛存在于绿色植物中，动物体内含量较少。

孕妇保证维生素E的供给非常必要。研究认为，维生素E缺乏与早产儿溶血性贫血有关。

为了使胎儿储存一定量的维生素E，孕妇应每日增加2毫克摄入量。维生素E广泛分布于植物性食品中，特别良好的来源为麦胚油、玉米油、菜籽油、花生油及芝麻油等。此外，猪油、猪肝、牛肉以及土豆等食物中也含有维生素E。

只要孕妇在饮食上做到多样化，维生素E就不会缺乏。

 温馨提示

　　造血系统包括血液、骨髓、脾、淋巴结以及分散在全身各处的淋巴和单核巨噬细胞（也称网状内皮）组织。血液的功能为：运输，血液能将氧气、营养物质、激素等运送至全身各组织细胞，又将组织细胞代谢产物运送到肺、肾等处排出体外；保持身体的酸碱平衡；调节身体的体温；防御和保护身体。血浆中含有抗体、抗毒素、溶菌素等。白细胞能吞噬细菌和异物，淋巴细胞可产生抗体。血小板在止血、凝血过程中起着重要作用。

Q 为什么要适量摄入维生素K?

答 维生素K是正常凝血过程所必需的。维生素K缺乏与机体出血或出血不止有关。维生素K有止血功能，它是经肠道吸收，在肝脏中能生产出凝血酶原及一些凝血因子，从而起到凝血作用。

　　若维生素K吸收不足，血液中凝血酶原减少，容易引起凝血障碍，发生出血症状。孕妇在妊娠期如果缺乏维生素K，会导

致流产率增加，即使胎儿存活，由于其体内凝血酶低下，也易出血，或者引起胎儿先天性失明和智力发育迟缓及死胎。

　　孕妇应注意每天多摄取富含维生素K的食物，如菜花、白菜、菠菜、莴苣、苜蓿、酸菜、圆白菜、番茄、瘦肉、肝等。必要时可每天口服1毫克维生素K。

Q 孕妇为何不宜大量补充维生素类药物?

答 有些孕妇唯恐胎儿缺乏维生素，每天服用许多维生素类药物。当然，在胎儿的发育过程中，维生素是不可缺少的，但盲目大量补充维生素只会对胎儿造成损害。

　　医学专家对孕妇提出忠告：过量服用维生素A、鱼肝油等会影响胎儿大脑和心脏的发育，诱发先天性心脏病和脑积水；脑

积水过多又易导致精神反应迟钝。

　　孕妇如果维生素D摄入过多，则可导致特发性婴儿高钙血症，表现为囟门过早关闭、颌骨变宽而突出、鼻梁前倾、主动脉窄缩等畸形，严重的还伴有智商减退。故孕妇应在怀孕前期每天摄钙800毫克，后期和哺乳期增至1200毫克，不宜再多。平时

常晒太阳的孕妇可不必补充维生素D和鱼肝油。

　　孕妇为减轻妊娠反应可适量服用维生素B$_6$，但也不宜服用过多。孕妇如果服用维生素B$_6$过多，其不良影响主要表现在胎儿身上，会使胎儿产生依赖性，医学上称为"维生素B$_6$依赖性"。当小儿出生后，维生素B$_6$来源不像母体内那样充分，结果出现一系列异常表现，如容易兴奋、哭闹不安、容易受惊、眼球震颤、反复惊厥等，还会出现1~6个月体重不增，如诊治不及时，将会留下智力低下的后遗症。

 ## 孕妇多吃鱼有好处吗?

答 孕妇多吃鱼，特别是海产鱼，可使孩子更加聪明。所以，在孕妇的日常膳食中应适当增加鱼类食物。

　　沙丁鱼、鳗鱼、青鱼等海鱼，通过食物链，可从浮游生物中获得微量元素，储存于脂肪中。二十二碳六烯酸（DHA）是构成大脑神经髓鞘的重要成分，能促进大脑神经细胞的发育。多食富含DHA的鱼类，宝宝会更聪明。鱼肉还富含二十碳五烯酸（EPA），它是人体必需的脂肪酸，机体自身是不能合成的。它具有多种药理活性，可以抑制促凝血素A的产生，使血液黏度下降，使抗凝血脂Ⅲ增加，这些活性都可以起到预防血栓形成的作用。同时，二十碳五烯酸在血管壁能合成前列腺环素，可使螺旋动脉得以扩张，以便将足够的营养物质输送给胎儿，促进胎儿在母体内的发育。另外，鱼肉中含有较多磷质、氨基酸，这些物质对胎儿中枢神经系统的发育会起到良好的作用。因此，在孕妇的膳食中增加些鱼类食物，对胎儿和孕妇本身来说，都是十分有益的。

 ## 孕妇能否服用人参?

答 体弱的孕妇在孕早期可适当进补人参，提高自身免疫力，抵御外来病菌的侵入，并能增进食欲。研究表明，人参可明显增加机体红细胞膜流动性，具有明显的抗缺氧作用，对血液循环有明显改善作用，还能增强心肌收缩力，对胎儿的正常发育可起到促进作用。

　　在孕早期，中医学主张服用红参，体质偏热者可服用生晒参。孕中晚期，如水肿较明显，动则气短，也以服红参为宜，体质偏热者可服西洋参。总之，应在医生指导下选择服用，千万不要服用过量。

　　红参、西洋参常用量为3~10克，生晒参为10~15克，蒸煮45分钟左右为佳。服时以少量多次为宜。服参时忌与萝卜同服，少饮茶。

在临近产期及分娩时，不提倡服用人参，以免引起产后出血。其他人参制剂也应慎服。当出现头胀、头痛、发热、舌苔厚腻、失眠、胸闷、憋气、腹胀、玫瑰疹、瘙痒、鼻出血等症状时，应立即停服。

 Q 妊娠中期的膳食原则有哪些？

答 妊娠中期，早孕反应消失，食欲增加，此时需要摄入足够的营养。主食除了粳米、白面外，还要食用一定数量的粗粮，如小米和玉米等。要保证优质蛋白质的摄入，大豆及豆制品和瘦肉、鱼、蛋等都富含优质蛋白质。下面，对于孕中期（怀孕4～7个月）的饮食要求，列出如下几点：

第4个月时，因胎儿发育较快，需补充优质蛋白质、钙、锌、植物脂肪，故应多食富含上述物质的食品，如牡蛎、海蜇、大豆、牛奶等。还应吃些富含维生素E的食物，以预防流产。

第5个月时，应继续大量补充优质蛋白质、钙、锌等，同时还要适当添加一些有预防感染性疾病作用的食品，如冬瓜、赤豆等。

第6个月时，母体循环血量增加，容易出现生理性贫血，易疲劳，胎儿发育很迅速。应特别注意补充优质蛋白质、铁、锌、钙，此外还应限制对食盐的摄入量。

第7个月时，胎儿发育仍比较快，皮肤与生殖器的发育处在重要阶段，孕妇体内钙的水平较低，有可能出现抽筋，循环血量增多。此时，在保证全面营养的同时，着重补充钙与维生素E，应多吃大豆、牛奶、猪排骨汤、胡萝卜、玉米等食品。

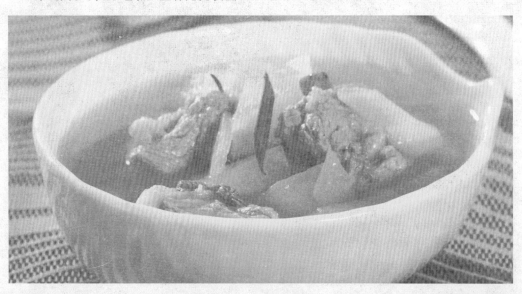

怀孕中期疾病防治

chapter

孕妇在妊娠中期可能并发许多疾病，但千万不要恐慌，只要自己注意，诊治及时是完全可以避免疾病的发生及不良后果的。妊娠中期可能并发的疾病很多，主要有：心脏病、慢性高血压、静脉曲张、泌尿系统感染、肾小球肾炎、病毒性肝炎、肝硬化、急性脂肪肝、急性胆囊炎、胆石症、肝内胆汁郁积症、急性阑尾炎、急性胰腺炎、消化性溃疡、糖尿病、甲状腺疾病、贫血、白血病、血小板减少性紫癜、肺结核及宫内感染等。另外，由于一些非正常因素的干扰，可能出现诸如葡萄胎、死胎等严重的妊娠问题。一般来说，妊娠并发疾病在很大程度上是由于孕妇重视治疗、轻视预防所致。孕妇平时应加强营养、经常锻炼，保持愉快、放松的心情，这样才有助于预防各类并发症的发生，更好地保胎护胎。下面，针对怀孕中期的疾病防治问题进行探讨。

Q 何谓葡萄胎及治疗方法？

 葡萄胎又称水疱状胎块，是指妊娠后胎盘绒毛滋养细胞异常增生，绒毛基质积液，变成水疱，水疱间相连成串，形似葡萄而得名。

葡萄胎最常见的症状是停经2～3个月后开始不规律阴道流血。通过妇科检查发现，子宫明显增大，状约孕5个月大小，但听不到胎心，也无胎动。通过B超检查发现，子宫内不见胎儿，宫腔内充满小囊状回声，人绒毛膜促性腺激素（HCG）值明显增高。

葡萄胎是良性孕卵本身的病变，但大约15%的人可能发生恶变。因此，一旦确诊，应立即手术清宫，一般在第1次手术后7天左右进行第2次刮宫。术后每周作尿妊娠试验1次，或查血HCG值1次，直至呈阴性为止。以后每月检查1次，半年后每3个月检查1次，1年后每6个月检查1次，共随诊2年，2年内不宜怀孕。对诊断为侵蚀性葡萄糖（恶性葡萄胎）的患者应给予化疗，直至HCG呈阴性、宫腔内及子宫肌层无病变为止，以后随诊同前。

Q 孕期为什么要慎做牙齿治疗？

答 牙科医生提示，最好能在怀孕前做一次彻底的牙齿检查和治疗，因为孕期不宜做牙齿治疗，即使牙齿出现紧急状况，也只能做暂时性的症状治疗。拔牙或任何侵入性治疗，均应延至产后再进行。怀孕期间，建议每3个月检查一次牙齿。孕妇应注意以下牙科问题：

❶ 怀孕前期（前3个月）

这个时期是胚胎器官发育与形成的关键时期，如服用药物不当或X线照射剂量过高，就可能会导致流产或胎儿畸形。所以，若非紧急状况，不宜进行牙科治疗。

❷ 怀孕中期（第4~7个月）

若一定要治疗牙齿，此时期是比较适当且安全的治疗时机，建议只做一些暂时性的治疗，如龋病填补等。

❸ 怀孕后期（后3个月）

此时孕妇不适合进行长时间的牙科治疗，因为敏感的子宫容易因外界刺激而引发早期收缩，再加上治疗时长时间采取卧姿，胎儿会压迫下腔静脉，减少血液回流，引发仰卧位低血压，同时使心脏输出量下降，产生脑缺氧，从而有产生晕厥、丧失意识等症的可能。

Q 妊娠期为什么不宜拔牙？

答 大量临床资料表明，在妊娠最初的2个月内拔牙可能引起流产；妊娠8个月以后拔牙可能引起早产；只有妊娠3~7个月时拔牙，才相对安全一些。因此，妊娠期除非遇到必须拔牙的情况，一般不宜拔牙。

妇女在妊娠期间身体产生了一系列生理变化，个别牙或全口牙的牙龈容易充血、水肿，牙龈乳头会明显增生，牙齿容易出现病况。由于妊娠期对各种刺激的敏感性增加，即

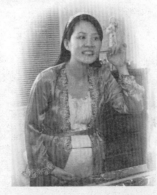

使轻微的不良刺激也有可能导致流产或早产，所以有习惯性流产、早产的孕妇更要严禁拔牙。

对于妊娠期间必须拔牙的孕妇，拔牙时间要选择在妊娠3个月以后、7个月以前，并要在拔牙前做好充分的准备工作，如：要保证患者有足够的睡眠，避免精神紧张；在拔牙前一天和拔牙当天可肌内注射黄体酮10毫克；拔牙麻醉剂中不可加入肾上腺素；麻醉要完全，以防止因疼痛而反射性引起子宫收缩，导致流产。

孕妇为何要预防感染?

答 孕妇感染病毒和细菌后,对胎儿的不利影响很多。

感染时孕妇高热可使母体血液中含氧量不足,致使胎儿发生缺氧,出现流产、死胎或影响胎儿发育。病毒可通过胎盘进入胎儿体内,影响胎儿发育。临床证实,孕妇在妊娠早期感染风疹病毒,有50%的可能性发生流产、死胎、先天性心脏病、聋哑、先天性白内障、肝脾肿大、小头畸形及智力发育迟缓等症。妊娠中期感染,也有10%的孕妇生出畸形儿。由此可见,怀孕期防止各种传染病感染非常重要。

孕妇极易发生尿路感染,发病率高达11%。其原因是由于妊娠内分泌的改变和增大的子宫,易引起输尿管功能性和机械性阻塞所致。若不及时治疗,还可能导致流产、早产、胎儿发育不良,甚至胎儿畸形。孕妇尿路感染可发生于妊娠期的任何月份,极易被忽视,因为大多数患者无症状或症状轻微。所以,应特别引起重视。

 孕妇预防感染应注意什么?

答 需要注意如下事项,如:不到或少到公共场所,不要与传染病患者接触,杜绝各种感染机会。注意个人卫生和环境卫生。孕妇平时要注意外阴部清洁卫生,居室要保持良好的通风和日光照射。至少每月或2周去医院检查一次小便,以便及时发现和治疗尿路感染。

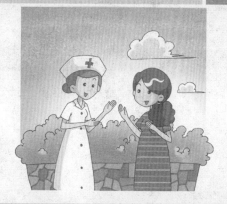

 妊娠期滴虫性阴道炎的防治方法有哪些?

答 为防治妊娠期滴虫性阴道炎,妊娠前应进行妇科病普查,如发现滴虫,应积极治疗。尽量不要使用公共性的浴池、浴盆、游泳池、坐厕及衣物等,减少间接传染。丈夫如果也受滴虫感染,应尽早彻底治愈。可用甲硝唑(灭滴灵)阴道栓剂,每晚睡前清洗外阴后,置入阴道深处1枚,10日为1个疗程。治疗期间,防止重复感染,内裤和洗涤用的毛巾、浴巾应煮沸5~10分钟,以消灭病原菌。在妊娠早期,孕妇不宜口服驱虫药,否则有致畸的可能。

Q 怎样防治妊娠期真菌性阴道炎？

答 在妊娠期，孕妇尿糖含量增高，如果合并糖尿病，尿糖会更高。尿糖的增高会使阴道真菌迅速繁殖，所以孕妇特别容易患真菌性阴道炎。

孕妇如果患了真菌性阴道炎，会感觉外阴和阴道瘙痒、灼痛，排尿时疼痛加重，并伴有尿急、尿频，性交时也会感到疼痛或不舒服。真菌性阴道炎的其他症状还有白带增多、黏稠，呈白色豆渣样或凝乳样，有时稀薄，含有白色片状物，阴道黏膜上有一层白膜覆盖，擦后可见阴道黏膜红肿或有出血点。如果进行涂片检查和培养，便可发现真菌。

治疗妊娠期真菌性阴道炎时，应选择正确的药物和用药方法。首先要彻底治疗身体其他部位的真菌感染，注意个人卫生，防止真菌感染经手指传入阴道。由于口服酮康唑和氟康唑有使胎儿畸形的危险，因此最好采用制霉菌素栓剂和霜剂进行局部治疗。

Q 孕妇为什么要预防便秘？

答 孕妇容易出现便秘，可能是由于肠管平滑肌正常张力和肠蠕动减弱、腹壁肌肉收缩功能降低，加上饮食失调，如食物过于精细或偏食，食入的粗纤维过少，或饮水太少以及运动量减少等因素所造成。

到妊娠晚期，增大的子宫和胎儿先露部压迫直肠，也能导致排便困难。患便秘的孕妇，轻者食欲减低，导致肠功能失调；严重者诱发自身中毒，这时因为体内许多代谢产物要从粪便排出，而重度便秘时，在肠管内积聚的代谢产物又被吸收而导致中毒。这对孕妇和胎儿都是不利的。

Q 预防孕妇便秘有哪些方法？

答 养成定时排便的良好习惯，不管有没有便意，在晨起、早餐后或晚睡前都应按时去厕所，久而久之就会养成按时排便的习惯。

要注意调理好膳食，多吃一些富含纤维素的绿叶蔬菜和水果。

适当进行一些轻体力活动，促进肠管运动增强，缩短食物通过肠道的时间，并能增加排便量。

可在每天早晨空腹饮一杯温开水或凉开水，这也是刺激肠管蠕动的好方法，有助于排便。

蜂蜜有润畅通便的作用，可调水冲服。

孕妇应重视腹泻的治疗吗？

 正常人每日大便一次，而孕妇则容易发生便秘，往往是隔日或数日大便一次。但如果妇女妊娠后每日大便次数增多、便稀，伴有肠鸣或腹痛，这就是发生了腹泻。腹泻对孕妇不利。

腹泻常见的原因有肠道感染、食物中毒性肠炎和单纯性腹泻等。对于轻症单纯性腹泻，一般服用止泻药即可治愈，对孕妇不会造成多大损害。但因肠道炎症引起的腹泻，大便次数明显增多，易激发起子宫收缩，引起流产。因此，细菌性痢疾感染严重而严重腹泻时，细菌内的毒素可波及胎儿，致胎儿死亡，所以要加强治疗。

孕妇为何易得痔疮？

孕期痔疮发生率明显增高，主要原因在于：怀孕后，逐渐增长膨大的子宫会压迫盆腔内静脉而影响静脉血液回流，由此使肛门周围静脉血流淤滞，压力增高，静脉血管发生迂曲、扩张、突起等变化，这样就形成了痔疮。

此外，妊娠期体内雌、孕激素含量增高，造成水钠潴留、血管扩张，加之孕期活动量减少，胃肠蠕动减缓，易于引起大便干燥，甚至便秘，排便时用力屏气，腹压增高，这些也是诱发痔疮的因素。孕期一般应避免进行痔疮手术，以免造成流产、早产。通常在分娩后，随着影响盆腔静脉血液回流的压迫因素解除，大多痔疮也就不治自愈了。

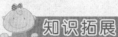

孕妇痔疮的治疗

孕妇的痔疮表现为肛门周围发痒、疼痛，以及排便时常会有出血。治疗孕妇痔疮的对策为：防止便秘；不要长期站立；把冰袋敷于患处可减轻瘙痒；如痔疮持久，要告知医生，采用药膏或肛门栓剂治疗。

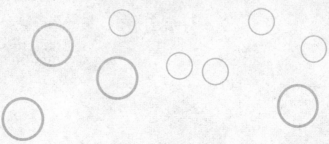

Q 什么是妊娠瘙痒？

答 有的孕妇怀孕后出现皮肤瘙痒，当痒得难以忍受时，常常用力抓挠，全身皮肤留下明显抓痕，甚至抓破结痂，医学上称此病为妊娠瘙痒症。

瘙痒是由妊娠带来的。这样的孕妇常有家族史，而且每次怀孕都会出现这种情况。孕妇除瘙痒外，有时皮肤会发黄，化验表明：血清氨基酸转移酶增高，血清总胆红素增加。孕妇除了上述症状外，还会出现精神状态不好、恶心、呕吐、肝区疼痛、厌油腻等肝炎症状。瘙痒并不影响继续妊娠，在分娩后1～2周便自行消除。

Q 解除妊娠瘙痒的方法有哪些？

答 妊娠瘙痒症的发生原因主要是妊娠造成机体内分泌改变，孕激素增加，导致肝内胆汁淤积，胆盐刺激皮肤感觉神经末梢所致。那么如何预防或缓解妊娠瘙痒呢？

首先，家族中有类似病史的妇女怀孕后，饮食要清淡，不吃辛辣刺激性食物。内衣裤以蚕丝类衣料为好。研究人员发现：蚕丝类内衣裤可以有效防止妊娠瘙痒。

其次，应防止皮肤干燥，尤其秋冬季节要做好皮肤保湿。室内空气不可太干燥，否则容易诱发或加重瘙痒感。

最后，出现皮肤瘙痒时，尽量使用外用药，口服药对胎儿有不良影响。如果外用药效果不好，瘙痒实在难忍时，应在医生指导下，选择不良反应、无明显致畸作用的药物，如苯海拉明、氯苯那敏（扑尔敏）等。不可自行决定服药，且服药时间和剂量要严格遵照医嘱。

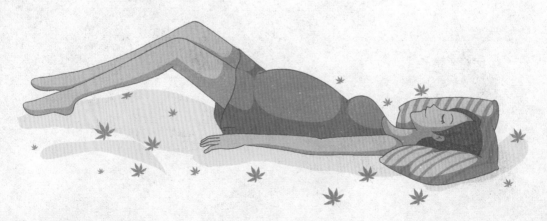

准妈妈水肿有何防治对策？

答 准妈妈下肢甚至全身水肿，同时伴有各种不适，如心悸、气短、四肢无力、尿少等，出现这些情况就是不正常的了。研究表明：营养不良性低蛋白血症、贫血和妊娠高血压综合征是准妈妈水肿的常见原因。因此，当出现较严重的水肿时，要赶快去医院检查和治疗，同时要注意如下方面的饮食调理：

1 进食足够量的蛋白质

水肿的准妈妈，特别是由营养不良引起水肿的准妈妈，每天一定要保证食入适量的畜、禽肉，以及鱼、虾、蛋、奶等动物类食物和豆类食物。这类食物含有丰富的优质蛋白质。贫血的准妈妈每周要注意进食2~3次动物肝脏，以补充铁。

2 进食足够量的蔬菜和水果

准妈妈别忘记每天进食蔬菜和水果，蔬菜和水果中含有人体必需的多种维生素和微量元素，它们可以提高机体的抵抗力，加强机体新陈代谢，还具有解毒利尿等作用。

3 不要吃过咸的食物

水肿时要吃清淡的食物，不要吃过咸的食物，特别不要多吃咸菜，以防止水肿加重。

4 控制水分的摄入

对于水肿较严重的准妈妈，应适当控制水分的摄入。

5 少吃或不吃难消化和易胀气的食物

如油炸的糯米糕、白薯、洋葱、土豆等，以免引起腹胀，使血液回流不畅，加重水肿。

准妈妈皮疹有何防治对策？

答 皮疹常见于超重并大量出汗的准妈妈，这是由体内激素的变化及汗液浸渍引起的。红色的皮疹常发生在乳房下或腹股沟等处被汗湿透的皮肤皱褶内。

治疗方法是：可用无香味的肥皂洗患区并使之干燥；外用炉甘石洗剂可减轻皮肤的不适；穿宽大的棉质衣服。

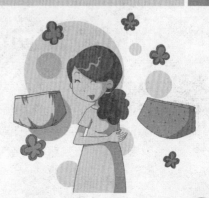

Q 孕中期孕妇腹部胀痛怎么办？

答 孕中期，胀大的子宫因受刺激而发生阵发性收缩，即可引起下腹胀痛。针对其原因，可通过如下方法加以治疗：

疲劳和受凉是主要原因。另外，孕中期子宫增大、子宫下段开始形成、子宫下段组织过度伸展时，也可引起痛感。

因此，治疗时需要精神放松，并进行松弛练习；子宫收缩变硬，在睡眠时要采用侧卧位，且注意腹部保暖。

痛感较重且持续1小时以上时，应看医生。

Q 哪些原因能造成妊娠期坐骨神经痛？

答 怀孕期间发生坐骨神经痛是腰椎间盘突出引起的。怀孕后内分泌的改变使关节韧带变得松弛，这是为胎儿娩出做准备。但腰部关节韧带或筋膜松弛，稳定性就会减弱。另外，怀孕时体重增加加重了腰椎的负担，若发生腰肌劳损和扭伤，就很有可能导致腰椎间盘突出。突出的椎间盘往往压迫坐骨神经起始部，引起水肿、充血等病理改变，刺激产生症状。X线拍片或CT检查是诊断椎间盘突出的好办法，但孕妇却不宜采用，以免影响胎儿发育，诊断只能靠临床表现。

很多治疗腰椎间盘突出的方法都不适用于孕妇，如活血化瘀的中成药或膏药可影响胎儿；佩戴腰围会限制腹中胎儿活动，不利于胎儿发育等。

孕妇应注意不能劳累，应该穿平底鞋、睡硬板床，休息时在膝关节下方垫上枕头，使髋关节、膝关节屈曲，以减少腰部后伸，使腰背肌肉、韧带、筋膜得到充分休息。

为减少分娩时的痛苦和困难，可选择剖宫产。分娩后，腰椎间盘突出常能缓解。如不缓解，可以采取常规的治疗方法。

Q 妊娠期怎样防治糖尿病？

答 妊娠期糖尿病是指妊娠期发生或发现的糖尿病，发生率为1%~5%。妊娠期复杂的代谢改变，使糖尿病的控制更复杂化，也使孕妇患者的分娩期并发症和胎婴儿并发症的发生率明显增高。因此，对

妊娠期糖尿病患者在妊娠、分娩及产后各阶段，做好血糖检测和护理是减少母婴并发症的重要环节。

控制饮食是治疗妊娠期糖尿病的主要方法，理想的饮食应该是既能提供维持

妊娠的热量和营养，又不引起餐后血糖过高。如何确保合理饮食，有下列方法可供参考：

按孕前标准体重计算，每日所需总热量为126千焦/千克体重。若孕妇为低体重，每日所需总热量为167千焦/千克体重；若孕妇为高体重，每日所需总热量为100千焦/千克体重。

Q 什么是母子血型不合？

多次妊娠的妇女易发生溶血，第一胎则很少出现。母儿血型不合主要有如下两种：

① ABO血型不合

如果母亲血型为O型，父亲是A型、B型或AB型，胎儿血型与母亲相同，胎儿则平安无事；但如果胎儿血型与父亲相同，母体就可能产生对抗胎儿血细胞的抗体，并经胎盘进入胎儿体内，导致胎儿红细胞破坏，产生溶血。此症常见于母亲是O型血，父亲为A型、B型或AB型血，可以在第一胎就发病，随着妊娠次数的增加，病情会加重。

但并不是所有O型血的母亲都发生此病，这取决于母亲体内抗体的多少。

② Rh血型不合

如果母体血型为Rh阴性，胎儿血型为Rh阳性，带有Rh阳性抗原的红细胞会通过胎盘进入母体血液，产生相应的血型抗体，此抗体又经过胎盘进入胎儿血液循环，作用于胎儿红细胞，从而导致溶血。

知识拓展

血型抗体

血型抗体是一种免疫球蛋白，有IgG、IgM两种。IgG分子量小（7S－r球蛋白），为不完全抗体（胶体介质抗体或遮断性抗体），能通过胎盘；而IgM分子量大（19S－γ球蛋白），为完全抗体（盐水凝集抗体），不能通过胎盘。Rh、ABO血型抗体能通过胎盘起作用的是IgG。

ABO血型的确定		
父母血型	子女可能有的血型	子女不可能有的血型
O+O	O	A B AB
O+A	O A	B AB
O+B	O B	A AB
O+AB	A B	O AB
A+A	A O	B AB
A+B	A B O AB	—
A+AB	A B AB	O
B+B	B O	A AB
B+AB	A B AB	O
AB+AB	A B AB	O

Q 可能有母子血型不合的孕妇该怎么办？

答 针对溶血症，可在妊娠期采取下列措施：

1 按医嘱服中药

黄疸茵陈冲剂以及一些活血化瘀理气的药物可以对血中免疫抗体的产生起到抑制作用。

2 提高胎儿抵抗力

在妊娠的第24、30、33这3周，各进行10天左右的综合治疗，每日静脉注射25%葡萄糖40毫升，加维生素C，同时口服30毫克维生素E，每日3次。另外，要间断吸氧，每日3次，每次20分钟。

3 在适当时机终止妊娠

越近足月，产生的抗体就越多，对胎儿的影响越大。因此，在妊娠36周左右就可酌情终止妊娠。

知识拓展

母子血型不合

一般来说，既往分娩有过死胎、死产或其新生儿有溶血病史的孕妇，如再次妊娠仍可能产生母子血型不合性溶血。这类孕妇要及早检查，如怀疑母子血型不合，要立即采取预防措施。医生要详细询问既往病史，测定夫妇双方的血型和Rh因子。如果孕妇血型为O型，丈夫为A型、B型或AB型，则胎儿有可能发生ABO型的血型不合症；如果夫妇一方为Rh阳性，另一方为Rh阴性，则可能发生Rh型血型不合症。

Q 母子血型不合会造成什么后果？

答 母子血型不合会造成新生儿溶血症，主要是由于母亲为O型血，子女为A型或B型血的缘故。在正常情况下，母体与胎儿的血液被胎盘中的一层膜隔开，通过这层膜进行物质交换，保证胎儿的营养和代谢物质的出入，母体和胎儿的血液并不是相通的。如果由于某种原因，胎盘的天然屏障遭到破坏，胎儿有少量的血液流入母体，这就等于胎儿给母亲输血。由于母子血型不一样，胎儿的血会刺激母体产生抗体，母体产生的这种抗体会通过胎盘带给胎儿，进而与胎儿红细胞发生作用。尤其在有较多的抗体进入胎儿体内时，便会破坏红细胞，这就造成新生儿溶血症，也就是ABO溶血症。除了ABO溶血症外，还可发生其他血型系统的溶血症，但在中国以ABO溶血症最为常见。新生儿溶血症，轻者表现为黄疸、贫血和水肿等；重者发生胆红素脑病，使脑神经核受损，出现抽风、智力障碍等症状；更为严重者，胎儿会在母体内死亡。

知识拓展

母儿血型不合时的护理措施

❶密切观察小儿黄疸、贫血的发展及其程度。

❷积极采取措施，用激素、血浆、白蛋白、葡萄糖、中药等进行综合治疗，以加速胆红素的正常代谢和排泄。

❸必要时还可采取换血治疗和光照疗法。

 Q 孕期为什么要检查血型？

答 检测孕妇血型，已被绝大多数医院列为产前检查的常规项目。血型检测内容有ABO血型检测和Rh血型检测。检测血型的意义在于：

❶便于及时发现母儿血型不合。预先了解血型，可指导孕期监测，及时采取预防措施，在有异常情况下可在适宜的时间终止妊娠，并作好新生儿溶血症的救治准备。

❷在妊娠及分娩过程中，常常存在发生出血并发症的可能性，如流产、前置胎盘出血、胎盘早剥出血以及产后出血等。在前述情况发生时，为了救治母婴，有可能需要输血治疗。因此，预先检测孕妇血型，可做到有备无患，一旦有输血必要，可在紧急情况下为抢救赢得时间。

此外，我国汉族中血型为Rh阴性者甚为少见，而在我国少数民族地区(如苗族、维吾尔族等)及欧美国家Rh阴性者所占比例较高。因此，在我国大部分地区，Rh阴性血源极为匮乏，只有预先知道血型，对特殊血型者有事先的准备，才能防患于未然。

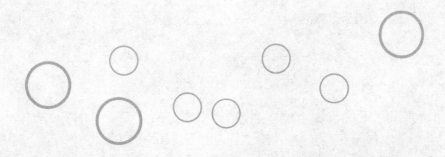

175

温馨提示

　　特殊血型：Rh阴性血。Rh(是恒河猴，Rhesus mokey的缩写)血型是红细胞血型的第二大血型系统，其抗原性和临床意义仅次于ABO血型。我国汉族人群中绝大多数人是Rh阳性血，Rh阴性血是一种稀有血型，在我国十分罕见，其平均出现率仅占1‰～3‰，如果再分配到A、B、O、AB血型，比例更是不到万分之一。因此，一旦这种人群有输血需要，往往产生供血困难。特殊血型抗原鉴定有：P血型、Ii血型、Lewis血型、MNSs血型、Lutheran血型、Kell血型、Duffy血型、Kidd血型、Diego血型、Auberger血型、Sid血型、Colton血型、Yt血型、Dombrock血型、Vel血型、Scianna血型、Xg血型、Gerbich血型、Wright血型、Stoltzfus血型。

Q 孕期定期测量血压有什么重要意义？

答 妇女怀孕以后，身体会发生许多变化，有些情况可能系疾病所致，如果不能及时发现、治疗，严重的甚至会危及母婴安全，如妊娠高血压综合征就是妊娠期妇女最常见的一种疾病，它一般发生于怀孕20周以后。此症的主要表现有高血压、水肿及蛋白尿，严重时还会出现头痛、头晕、视物不清、抽搐或昏迷，常常危及母亲和胎儿生命。

　　该病的发病原因至今尚不清楚，亦无可靠的预测方法和有效的预防措施。要减少其危害性，只能通过定期测量血压，发现早期症状，及时处理，防止病情向严重阶段发展。

　　检测妊娠高血压综合征的方法是：如果测量有两次血压(相隔6小时以上)≥17.3／12千帕(130／90毫米汞柱)，或比

 温馨提示

　　怀孕早期的基础血压升高4／2千帕(30／15毫米汞柱)，并伴有不同程度的水肿时，就应视为本病的早期症状。

　　妊娠高血压要及时处理，否则病情会进一步发展，会给母子带来危害。所以，怀孕以后定期测量血压非常重要。一般应在产前检查时请医生测量，平时也可用家庭用血压计在家自我检测，一旦发现异常要及时到医院就诊。测量血压时，应排除外界因素的干扰(如运动、紧张等)。另外，要注意：孕妇应休息至少半小时以后再行测量，每次要测量同一侧上肢。

Q 妊娠期的皮肤色素沉着怎么办?

答 妊娠期的妇女,会在脸上及颈部出现大小不一、形状不规则的深色斑点,称作"妊娠纹或肝斑"。此症,有些人比较严重,散布范围较广,使得脸上好像戴了面罩一般,于是有人把它称作"妊娠面罩"。

对于崇尚"一白遮百丑"的中国女子来说,皮肤变黑是很让人困扰的,幸好这种色素沉着的现象在生产后大都会消失或消退,而恢复原状。但女性们需切记:如果你不希望皮肤变黑,或希望皮肤能恢复原状,那么怀孕期间最好减少晒太阳的次数与时间。同时,生产后也尽量不要使用口服避孕药。日晒和口服避孕药都会使色素沉着在皮肤里,使肤色变黑。

✳ 温馨提示

肝斑:黄褐斑是一种色素性皮肤病,患者脸部皮肤会出现淡褐色或褐色的色素斑。黄褐斑多发生在脸颊与额头,大小形状不一,呈淡茶褐色的斑。患者皮肤表面光滑,没有其他症状(即不痛不痒)。男女都有可能患上黄褐斑,但是,较多发生在孕妇或月经不调的妇女以及某些慢性病患者(如结核、癌症、慢性酒精中毒或肝病等)身上。如果患者是因怀孕而长肝斑,分娩后多数会缓慢消退。中医认为,导致黄褐斑的病因有以下4种:❶情志不遂,情志失调,如肝气郁结、暴怒伤肝、思虑伤脾、惊恐伤肾,都可能使气机逆乱,气血不能上到面部,则生褐斑。❷劳伤脾土,饮食没有节制、劳倦过度、偏嗜五味(也就是偏好某种味道的食物),可使脾胃功能受阻,出现褐斑。❸肾精亏损,房事过度,久伤阴精,或人到中年,肾精亏耗,颜面不得滋润而生褐斑。❹外受风邪,皮表受风(风热、风寒),导致气血不和,气血上不到脸部而生斑。

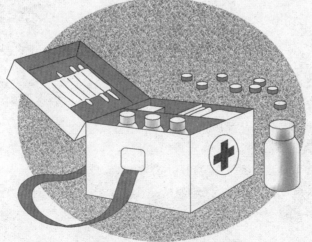

Q 孕中期为何要小心蛀牙？

答 妇女怀孕期间口味常有明显的改变，可能变得喜欢吃零食，再加上行动不便而疏忽清洁口腔的工作，常会使口腔及牙缝中残留许多食物的残渣，因此发生蛀牙的机会较高。另外，怀孕后，由于激素的关系而出现的牙龈流血、肿胀等问题，也容易受到食物残渣的影响而发炎。所以，孕妇发生牙周病及龋病的概率比一般人高。

在门诊中常会碰到：孕妇抱怨怀孕后牙齿变得酸痛，刷牙时牙龈容易流血；有些人的牙龈甚至胀大或肿瘤样(称为"牙龈瘤")；有些人则抱怨出现口臭等问题。对于这些问题，妇女怀孕期间，如能注意口腔的清洁卫生，上述的症状大都可以改善，牙龈出血与牙龈瘤虽然无法防治，但牙周病和龋病的发生却可以大大地减少。

所以，孕妇必须随时注意口腔卫生。孕妇可以使用软毛牙刷、牙线、冲牙机和漱口水来保养牙齿及维护口腔的清洁卫生。

Q 孕期发生鼻出血应该怎样处理？

答 妇女怀孕后，因体内雌激素的增加，使鼻黏膜扩张、血管充血，容易发生鼻出血。

如果发生单侧鼻出血，不必害怕，静坐下来，将头仰起，然后用手指将出血侧的鼻翼向鼻中部紧压；双侧出血时，则用拇指及食指分别将两侧鼻翼压向中部；如有干净棉球塞入鼻孔中再压更好，一般按压几分钟后就可止血。在额部用毛巾冷敷，可以帮助局部血管收缩，减少出血，加速止血。将头部仰起时，鼻内渗出的血液可从鼻后孔流入咽喉，应吐出。如经按压仍不能止血，或反复发生鼻出血，应到医院诊治。

 知识链接

用品和饰品污染

❶增白化妆品污染。一些皮肤增白剂对人的面容有潜在的危险。特别是许多祛斑化妆品中含有无机汞和氢醌等有毒的化学药品。增白霜中的汞是氟化汞和碘化汞，也很容易被皮肤吸收导致慢性积聚，会引起局部或全身性的毒副反应。如皮炎、肌肉萎缩、粟粒疹，甚至发生过敏反应。专家建议，女性在使用增白剂的同时，应随时观察皮肤的反应，以便识别品牌的好坏。最实际的是要选择适合自身的品牌，并非价钱越高对健康的危害越小。

❷洗涤用品的污染。据卫生检测部门证实，市场上许多洗涤用品中或多或少地含有对

人体或生态环境有害的成分。在抽查中发现，某些洗衣粉中的三聚磷酸钠、硅酸钠、表面活性剂、荧光增白剂等均是有害物质。专家建议，有条件的话，尽可能选择一些环保无磷型的品牌，避免用手过多接触洗涤中的衣物，接触后手应尽快用清水反复冲洗，以去其残毒。

❸香水污染。从化学角度讲，香水中含有多种易挥发的有害化合物，它对人体神经系统产生的毒副作用不可小视。很多人使用香水时，会出现头晕、恶心、呕吐等中毒症状，有人则发生过敏反应，引起皮肤疾患。因此，女性在使用香水时，喷射的浓度尽可能低一些，并且不要将香水过多接触皮肤，特别是劣质的香水。

Q　孕妇怎样预防甲状腺功能不足？

答 孕妇应定期检查是否存在甲状腺代谢不足，因为这种病可能会降低胎儿的智商。在怀孕期间患甲状腺代谢不足的孕妇，其平均智商水平低4分，有的智商水平之差多达7分。婴儿在出生时，则不会表现出任何有关的智障迹象。

甲状腺分泌的激素可控制新陈代谢以及人体的生长和发育。甲状腺代谢不足的症状包括乏力、皮肤干燥和体重增加，如果孩子生来就患有甲状腺代谢不足，会导致认知困难。患甲状腺代谢不足的孕妇更容易出现"先兆子痫"这种可能危及生命的病症，也更容易造成早产。

由于胎儿的甲状腺直到怀孕中期才开始发挥作用，因此，胎儿在发育的最初阶段要

依赖于母亲的甲状腺功能。母亲患有甲状腺代谢不足所生出的孩子中，约有1／5的智商数低于正常值，则智商的平均值明显低于甲状腺功能正常的妇女所生的孩子。

知识拓展

子 痫

孕妇在妊娠5个月后出现高血压、水肿、蛋白尿的基础上，又出现头晕、眼花、胸闷、恶心、呕吐等症状，继而发生抽搐或昏迷，这是妊娠晚期常见的子痫。这时，孕妇易并发心、肾功能衰竭而导致孕产妇和胎儿死亡。

Q　怎样处理心慌、气促？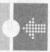

答 在妊娠期间，为适应妊娠及胎儿生长发育的需要，在呼吸时，膈肌上下活动的幅度比非孕期增大。同时随着妊娠子宫的增大，腹肌活动度减少，胸部活

动相应增加，不由自主的腹式呼吸改变为胸式呼吸，以其来补偿气体交换的不足，使肺的通气量比非孕期增加40%。由此，会造成在怀孕期间形成诸如心肌发生代偿

性肥厚、心腔扩大、心跳加快等症。再者由于孕期母体的血容量比非孕时平均增加1500毫升，出现所谓妊娠生理性贫血，从而血液供氧能力下降。同时，由于增大的子宫使心脏向上移位，心脏在不利的条件下工作。这些因素都加重了心脏的负担，使得机体通过增加心率及心搏量来完成额外工作。这些生理性的改变，一般不出现症状，但遇活动量增多，就可出现心慌、气急。对此，孕妇不必紧张，要注意做适量的运动。运动时，若遇不适，要立即停止。对于此症，最好的方法是休息。充分的睡眠可以解除身体的疲劳，促进新陈代谢。

孕妇为何会胃灼热？

答 胃灼热是由胃酸过多引起的。其原因有：慢性病，如胃溃疡、慢性胃炎、消化不良；由于摄入过多刺激性食物，如辣椒、葱、姜、蒜、醋、油等。

所以，孕妇要针对原因进行治疗，应注意饮食要有规律，减少刺激性食物，也可在医生指导下服用一些抗酸药物。

孕妇为什么要当心患哮喘病？

答 孕妇对哮喘病应该有足够的重视。因为一旦患了这种疾病，除孕妇本人遭受痛苦外，腹内的胎儿也会深受其害。母亲的阵阵气喘，会使体内的胎儿时时缺氧，严重时，还会发生胎儿窒息死亡。而目前一些治疗气喘病的常用药物，多对胎儿有不良影响，因此，如能在怀孕前给予有效的治疗，谨防气喘病初发或复发，对胎儿的生长发育无疑是大有益处的。

中医治疗孕妇子嗽病有何良方？

答 子嗽病，俗称"胎嗽"，是指妇女在怀孕期间一种常见的顽固性咳嗽症。此症多发于孕期3～4个月，表现为干咳、无痰；咳嗽严重时，食不甘味、夜卧不宁，患者被搞得形体消瘦，苦不堪言。此症貌似支气管炎，做胸部X线透视，除可能有"肺纹理增粗"外，未见肺炎、肺结核等征象。但用西药抗生素、祛痰止咳剂等药医治，很难见效。此症因患者津亏阴虚、体质瘦弱，怀孕以后又因胎儿日益长大，与母体"争"津"抢"血，致使孕妇肺失濡润，胎火上逆，而得干咳频频的"子嗽病"。

此症若治疗不当，迁延日久，不但母

体身体大耗，且日后降生的小生命易患"先天不足"，表现为体质纤弱，易患外感或便溏等。用中药紫菀汤加减，治疗子嗽病，有滋阴润燥、疏降肺气、清热止咳之效。

 # 孕期还有哪些疫苗应严禁接种？

答 为了保护孕妇的健康，孕期可以接受疫苗注射，但不是所有的预防针孕妇都能打。有过流产史的孕妇不宜打预防针。孕妇应该向医生介绍自己的健康情况、过敏史和怀孕情况等，让医生决定是否需要打预防针。

① 麻疹疫苗

孕妇不能接种麻疹疫苗，因为麻疹疫苗是活疫苗。如果孕妇从未得过麻疹，也没接种过麻疹疫苗，却又接触了麻疹患者，就应马上注射丙种球蛋白。

② 风疹疫苗

也是活疫苗，孕妇也应禁用，只能在育龄期及早接种疫苗。未患过风疹的孕妇如果在妊娠早期接触风疹患者，最好终止妊娠。因为风疹病毒极易引起胎儿畸形，而免疫球蛋白的预防效果又不肯定。

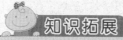 ## 知识拓展

孕期接种禁忌

孕期最好不用活疫苗，因为活疫苗有直接感染胎儿的可能。虽然死疫苗无传染力，但可引起发热、头痛、无力等全身反应，从而诱发子宫收缩，可增加流产、早产的危险。胎盘球蛋白药剂，其主要用来预防麻疹及传染性肝炎，有时可发生过敏反应，所以也不应作为增加孕妇体质的补药。此外，水痘、腮腺炎、卡介苗、乙脑和流脑病毒性减毒活疫苗、口服脊髓灰质炎疫苗和百日咳疫苗，孕妇都应忌用。

 # 怎样防治孕妇心烦？

答 中医认为，孕妇在妊娠期间，由于火热乘心，热邪扰心，则神明不举，而出现烦闷不安、郁郁不乐或烦躁易怒等现象。按病因分析，此症主要分阴虚、痰火两类。

① 阴虚妊娠心烦

此症因机体阴虚，孕后血聚养胎，阴血益感不足，心火偏亢，热扰心胸，而致心烦。

证见：心中烦闷，坐卧不宁，或午后

潮热、心烦，口干咽燥，干咳无痰，渴不多饮，小便短黄，舌红，苔薄黄而干，脉细数而滑。宜用清热养阴、安神除烦之药膳治疗。下面两方可以缓解此症：

地黄枣仁粥

♥ 原料

生地黄30克，酸枣仁30克，粳米100克。

♥ 制作

❶枣仁研细，水煎取汁100毫升。

❷生地黄水煎取汁100毫升。

❸粳米洗净，煮成粥加入药汁，再煮沸。早晚温服。

♥ 功效

滋阴、清热、除烦，适用于阴虚所致妊娠心烦。

黄连阿胶蛋黄汤

♥ 原料

黄连5克，生白芍、阿胶各10克，鲜鸡蛋2个（约120克）。

♥ 制作

❶前两味加水先煎取汁。

❷以30毫升沸水烊化阿胶，合并两汁，打入蛋黄，搅匀，煮沸。每晚睡前顿服。

♥ 功效

滋阴、清热、除烦，适用于阴虚所致妊娠心烦。

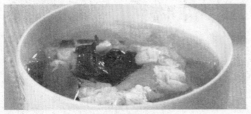

❷ 痰火妊娠心烦

此症因有痰火积于胸中，孕后阳气偏盛，阳盛则热，痰热互结，上扰于心，遂致心烦。

证见：妊娠心胸烦闷，头晕心悸，胸脘满闷，恶心呕吐，苔黄而腻，脉滑数。宜用清热化痰之药膳治疗。下面的食谱适用于缓解此症：

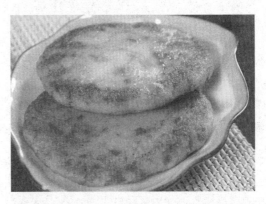

海橘饼

♥ 原料

胖大海500克，广柑500克，白糖100克，甘草50克。

♥ 制作

❶先将胖大海、甘草加水炖成茶。

❷将广柑去皮核，放小锅中，加白糖50克，腌渍一日，至广柑肉浸透糖，加清水适量，文火熬至汁稠，停火。

❸将广柑肉压成饼，加白糖50克，搅匀倒盘，通风阴干，装瓶。

♥ 提示

每服5～8瓣，用已做好的大海甘草茶冲下，每日3次。

♥ 功效

清热、燥湿、化痰，适用于痰火所致的妊娠心烦。

Q 中医怎样食疗腹痛？

答 在整个妊娠过程中，因气血运行不畅而发生小腹疼痛者，称为妊娠腹痛。本病的发生，主要是因血虚、气郁、腹寒等引起。此症分为如下3种类型，并均已给出对应的治疗食谱，请参考选用。

❶ 血虚妊娠腹痛的治疗

此症因机体气血虚弱，妊娠以后血聚养胎，阴血益虚，气血运行无力，胞脉失养，因而腹痛，其痛为绵绵作痛。

证见：面色萎黄，或少寐心悸，苔薄白，舌质淡，脉细滑弱。宜用养血安胎止痛之药膳治疗。下面一方可用：

枣杞鸡汤

💛 **原料**

大红枣10枚，枸杞子30克，500克童子鸡1只。

💛 **制作**

❶将鸡去毛及内脏，洗净。

❷与枣、杞同炖至鸡烂熟，吃鸡喝汤。食时可放入精盐少许。

💛 **功效**

养血止痛安胎，适用于血虚妊娠腹痛。

❷ 气郁妊娠腹痛的治疗

此症因情性忧郁，孕后血以养胎，肝血偏虚，肝气失于条达，血海气机失调，胞脉阻滞，气血不畅，以致腹痛。

证见：小腹边胀痛，或情志不爽，或急躁易怒，脉弦滑，苔薄黄。宜用舒肝解郁、止痛安胎之药膳治疗。下面食谱适用于此症：

绿梅茶

💛 **原料**

绿茶、绿萼梅各6克。

💛 **制作**

上2味共用沸水冲泡，当茶频饮。

💛 **功效**

理气，解郁，止痛，适用于气郁之妊娠腹痛。

❷ 腹寒妊娠腹痛的治疗

此症因机体阳虚，孕后胞脉失去温煦，有碍气血畅行，因而发生腹痛。

证见：妊娠小腹冷痛，绵绵不止，形寒肢冷，面色亮白，或纳少便溏，舌淡苔薄白，脉细弱。宜用暖宫止痛、养血安胎之药膳治疗。下面食谱适于此症：

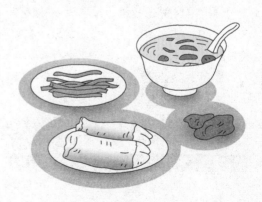

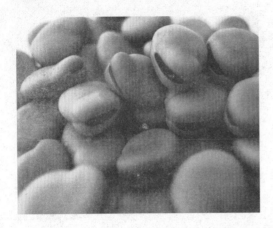

苹果豆蔻煲乌鸡

♥ 原料

乌骨母鸡1只(约500克)，苹果、草豆蔻各5克。

♥ 制作

鸡洗净，去内脏，置苹果、草豆蔻入其腹内，以竹签缝好切口，加水煮熟，调味食用。

♥ 功效

温中健胃，适用于虚寒妊娠腹痛。

Q 孕中期有哪些食疗食谱可缓解腹痛?

答 下面两道食谱可供选用：

当归生姜羊肉汤

♥ 原料

羊肉650克，当归、生姜片各20克，精盐6克，料酒15毫升，酱油3毫升，味精5克。

♥ 制作

❶将当归洗净，切成片，待用。

❷把羊肉剔去筋膜，放入沸水锅内焯去血水后，过清水洗净，用刀切成小块，待用。

❸将瓦煲洗净，加入清水适量，置于火上，用武火煮沸，加入当归片、羊肉块、生姜片、料酒，煲加盖，用文火煲3~4小时，放入精盐、味精调味即可。

♥ 功效

补气养血，温中暖肾。适用于妇女孕期气血不调。

红糖姜楂茶

♥ 原料

焦山楂12克，生姜3片，红糖30克。

♥ 制作

❶将山楂、生姜片清洗干净，待用。

❷把炒锅洗净，放入清水适量，置于炉火上，武火煮沸，加入山楂、生姜片、红糖，约煮30分钟，即可饮汁。

♥ 功效

养血、活血、化瘀止痛。适用于孕期腹痛。

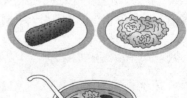

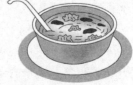

Q 中医如何食疗小便不通？

答 在妊娠过程中，出现诸如小便不通畅，甚至小腹胀急疼痛、烦躁不安等症，称为"妊娠小便不通"。病因主要是胎气下坠，压迫膀胱，以致膀胱导尿不利，尿道不通，尿流不出。本病有肾虚、气虚之分。下面分别列出对于此症候的医治食方。

❶ 肾虚型

此症因机体肾气不足，胞系于肾，孕后肾气愈虚，系胞无力，胎压膀胱，或肾虚不能温煦膀胱化气行水，故小便难。

症见：妊娠小便频数不畅，继则闭而不通，小腹胀满而痛，坐卧不宁，畏寒无力。宜用温肾扶阳、化气行水之药膳治疗。下面食谱适于此症：

香滑鲈鱼球

♥ 原料

鲈鱼肉180克，姜0.9克，长葱段9克，白糖0.6克，汤45毫升，味精0.6克，香油0.9克，料酒9毫升，湿淀粉3毫升，生油750毫升(耗油45克)，精盐0.9克。

♥ 制作

❶将鱼肉切成方块入锅，炒到六成熟，倒在笊篱里，去油。

❷把锅放回火位，放入汤、姜、酒、盐、糖、香油、鱼块，加盖煮至熟时，放入葱段，并调入湿淀粉、味精、香油便成。

♥ 功效

补肾、利尿，适用于肾虚之妊娠小便不通。

❷ 气虚型

此症因机体虚弱，中气不足，妊娠后胎儿逐渐长大，气虚无力举胎，胎重下坠，压迫膀胱，溺不得出。

症见：妊娠期间，小便不通，或频数

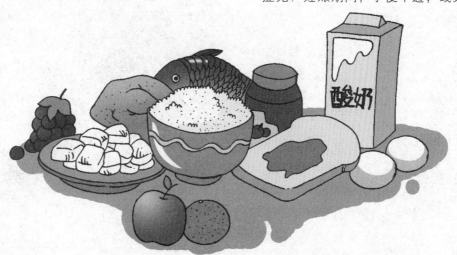

量少，小腹胀急疼痛，坐卧不安，面色亮白，精神疲倦，头重眩晕，短气懒言，大便不爽，舌质淡，苔薄白，脉虚缓滑。宜用补气、举胎之药膳治疗。下面两食谱适用此症：

桃花溜海米

♥ 原料

鲜桃花5朵，大海米10克，熟火腿10克，鸡蛋4个，鲜姜、鸡汤、味精、料酒、白胡椒面、精盐、油、湿淀粉各适量。

♥ 制作

❶鲜桃花摘去花蕊，取下花瓣洗净控水，切成丝；海米洗净，加入料酒，上笼蒸透，切成碎末。

❷火腿、鲜姜分别切成末；鸡蛋在碗内打散，加入鸡汤、味精、料酒、白胡椒面、精盐、湿淀粉搅拌均匀。

❸炒锅置火上烧热，放油，入鲜姜末煸炒出香味，捞出姜渣，放入调好的鸡蛋

炒熟，盛入盘内撒上鲜桃花丝、海米、火腿即可。

♥ 功效

补气、利尿，适用于气虚型妊娠小便不通。

清炖鲫鱼

♥ 原料

鲫鱼1条(约250克)，笋肉25克，水发香菇5只，葱、姜、盐、胡椒粉、黄酒、味精各适量。

♥ 制作

❶笋肉、香菇分别洗净，切片；鲫鱼去鳞、鳃、肠杂及颌下硬皮，用黄酒、盐、胡椒粉浸泡20分钟，取出置碗内，鱼身中间摆放香菇片，两头放入笋片。

❷加黄酒少许，再加葱段、姜片、味精，上屉蒸1.5~2小时，至鱼熟烂，拣去葱姜，食用鱼肉即可。

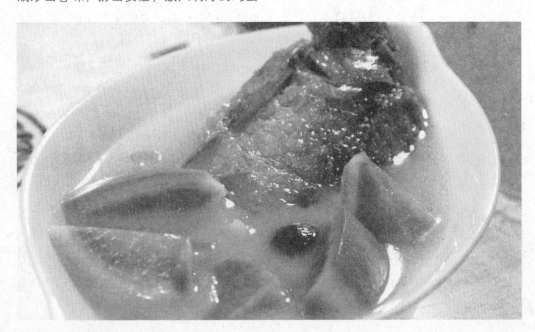

怀孕中期运动保健

孕中期，由于胎盘已经形成，宫内情况相对稳定，已经度过了早孕流产的危险，可以进行适度的活动与运动，包括旅游，但仍需注意劳逸结合。可以恢复性生活，但应避免性生活过频以及性高潮导致的子宫收缩。 如怀孕前有运动习惯，怀孕时仍可维持相同运动量，如跳舞、慢跑等。但怀孕前没有运动习惯，就不建议在怀孕时增加新的运动项目，仅建议从事散步等轻松的活动，以免体力无法负担，增加受伤机会。事实上，怀孕时维持一定的运动，对胎儿和母亲都有好处。比如母亲的血容量增加、改善焦虑心情、生产产程会缩短、自然生产机会提高、胎儿窘迫概率降低，且运动的母亲所生之宝宝，运动神经元的发育比一般新生儿更快。总而言之，若想让生产更顺利，维持产后身材与体力，建议妇女在怀孕前就开始培养运动习惯，并在怀孕过程中持之以恒。但有妊娠合并症或并发症的，会受到一些限制，像高血压、多胞胎怀孕、心脏疾病、前置胎盘或有早产现象等均不适合运动。下面，我们针对怀孕中期如何运动的问题一一展开讨论。

孕妇活动为什么不宜太少？

答 有的孕妇怀孕后十分害怕早产或流产，因而活动大大减少，甚至从怀孕起就停止做一切工作和家务，体力劳动更不敢参加。其实，这样做是没有必要的，对母婴健康并不利，甚至有害。

当然，孕妇参加过重的体力劳动、过多的活动和剧烈的体育运动也是不利的，但是如果活动太少，会使孕妇的胃肠蠕动减少，从而引起食欲下降、消化不良、便秘等症，对孕妇的健康也不利，甚至会使胎儿发育受阻。因此，妇女在怀孕期间应注意做到适量运动，注意劳逸结合，不可一味卧床休息。同时，生活要有规律，每天工余、饭后要到室外活动一下，散散步或做一些力所能及的家务活。还应经常做些体操，对增进肌肉的力量、促进机体新陈代谢大有益处。

187

※ 温馨提示

　　妊娠期间一般不要更换工作，应注意避免体位特殊、劳动强度高以及震动性大的工种。妊娠7个月后，最好做些比较轻松的工作，避免上夜班，以免影响休息和出现意外事故。临产前2～4周最好能在家休息。

 # 孕妇运动为何不宜过于剧烈？

答 孕妇适当运动和活动可以调节神经系统的功能，增强心肺活力，促进血液循环，有助于消化和睡眠，也有利于胎儿生长发育。但孕妇一定要禁止参加过量的活动和剧烈的运动。

　　孕妇不宜肩挑重担，不要提举重物和长时间蹲着、站着或弯着腰劳动。这些过重的活动会压迫腹部或引起过度劳累，导致胎儿不适，造成流产或早产。

　　常骑自行车的孕妇，到妊娠6个月以后，不要再骑自行车，以免上下车不便，出现意外。不要参加跑步、举重、打篮球、踢足球、打羽毛球、打乒乓球等体育运动，这些运动不但体力消耗大，而且伸背、弯腰、跳高等动作幅度太大，容易引起流产。

　　妊娠8个月以后，孕妇肚子明显增大，身体笨重，行动不便，有的孕妇还出现下肢水肿以及血压升高等情况，这时应尽量减少体力劳动，不宜干重活，只能做一些力所能及的轻活。在家务劳动中，要注意不做活动量大的活儿，更不要劳动时间过长，使身体过于疲劳。

 # 孕妇久坐有哪些影响？

答 妇女妊娠时，下肢和外阴部静脉曲张是常见的现象。静脉曲张往往随着妊娠月份的增加而逐渐加重，越是妊娠晚期，静脉曲张越厉害，经产妇比初产妇更为常见且严重。这是因为，妊娠时子宫和卵巢的血容量增加，以致下肢静脉血液回流受到影响；增大的子宫压迫盆腔内静脉，阻碍下肢静脉的血液回流，从而使静脉曲张更为严重。

　　但静脉曲张是可以减轻和预防的。孕妇在妊娠期要休息好。有些孕妇因工作或习惯经常久坐久站，就易出现下肢静脉曲张。因此，只要孕妇注意平时不要久坐久站，也不要负重，就可避免下肢静脉曲张。

　　有的孕妇已经出现下肢或外阴部静脉曲张，如自觉下肢酸痛或肿胀，容易疲倦，小腿隐痛，踝部和足背有水肿出现，行动不便时，更要注意休息。严重时需要卧床休息，用弹力绷带缠缚下肢，以防曲张的静脉结节破裂出血。一般在分娩后静脉曲张会自行消退。

严冬季节为何不宜勤外出？

在严冬季节，孕妇不宜经常外出。首先，孕妇受寒冷刺激，可引起血压升高，血液理化性质易发生变化，使血液浓缩，黏稠度增高，容易并发妊娠高血压综合征。其次，冬季是各种呼吸道传染病高发季节，孕妇经常外出，会增加感染机会。最后，冬季雨雪天气，路滑容易摔跤而受伤，由此增加流产和早产的风险。因此，为安全起见，在严冬季节，孕妇最好减少外出。如果必须外出处理事务或到医院检查，一定要多穿衣服，戴帽子、口罩，穿防滑鞋，并最好有人陪同。

孕期正确游泳有什么益处？

孕期游泳是一项时尚的运动，但必须谨慎行事。在一些城市流行的"孕妇游泳教室"里，参加的人多起来了，据说这是因为在妊娠期间游泳能带来各种各样的好处。可以形成如下益处：

❶游泳能改善情绪，振奋精神。

❷和不进行游泳的孕妇相比，适当进行游泳锻炼的孕妇顺产率高，平均分娩时间缩短，腰痛、痔疮、静脉曲张等症状均有所减轻。

❸胎儿臀位孕妇，通过游泳可转为正常胎位。

孕期游泳所带来的这些好处，是由于在水中不需要加重身体的负担，即可锻炼腿部、腰部的肌肉，既轻松又不易感到疲劳。

在孕妇游泳教室里，你可以学习到使身体放松的方法，感受到由于"水中坐禅"而使肺活量增大所带来的良好的综合效应。国外的有关数据也表明，参加游泳训练的孕妇不仅顺产率远远高于普通产妇，并且产程也能缩短一半左右。

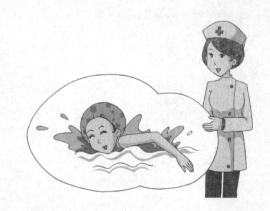

孕妇游泳要注意什么？

孕期毕竟是非常时期，要想进行游泳锻炼的准妈妈们必须严格遵守如下注意事项：

❶有过流产、早产、死产经历的孕

妇，必须在得到医生的许可后在其指导下进行游泳运动。

❷在妊娠满4个月前不能游泳。

❸患有高血压、心脏病的孕妇不得游泳。

❹阴道有出血或下腹疼痛时不要游泳。

❺要选择在室温、水温都处于30℃左右的室内游泳池游泳，池水经过严格消毒。如某些细菌含量超标，就有可能引发妇科炎症，一旦用药治疗还有可能对胎儿发育造成影响。

❻游泳要在肚子不感胀满的中午前后的1小时内进行。游泳时间不宜过长，以自身感到舒适为度，稍有疲惫感即应停止锻炼。

❼游泳须在家人的陪同下进行。

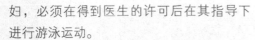

Q 孕期出游要注意什么？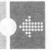

答 孕妇外出旅行，为了防范一些意外情况，在出行前应先咨询医生一些问题，如：目前身体状况能否耐受出行，需要哪些必备物品和药物等。出行前，最好能留存医生的联系方式，以备特殊或意外情况时，能及时联系并得到指导。此外，不要忘记携带孕妇健康手册。

如果旅行中出现腹部疼痛、阴道流血或流水样物、胎动异常、头痛目眩等症状，应变更预定计划，及时赶到附近的医院进行检查和处理。

旅行中，要谨慎选择所乘的交通工具，避免过度拥挤和颠簸，避免乘坐时间过长而影响身体及腹中胎儿。

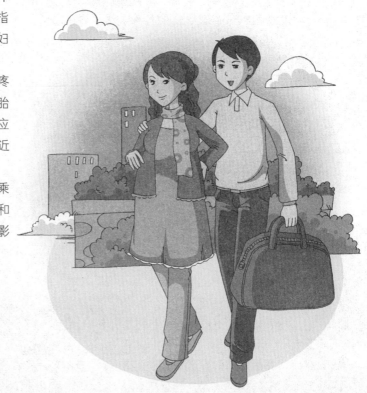

4 怀孕中期药膳食谱

chapter

　　怀孕中期应该结合孕妇胃口变好的情形，进行科学的饮食搭配。应该说明的是：孕妇在怀孕后并没有特定不能吃的食物，只是对那些会刺激内脏，对身体有不良影响的食物要尽量节制；孕期宜限制咸辣食品，过多的盐分会增加肾脏的负担，引起高血压、水肿等；食物调味要尽量清淡；少吃刺激性强的食物，饮料、饮茶宜淡不宜浓，不吃生冷食物；营养剂不可任意服用，从食物中直接获得营养是最好的途径；如果要服营养剂，必须在医生的指导下服用，以免造成不良的影响。对此，我们设计出如下的营养食谱，以供选用。

Q 山药糕的食疗功效是什么？

答 山药糕具有补血、益气，益于消化的功效。其做法如下：

山药糕

 原料

　　山药1000克，镶粉350克，豆沙馅500克，白糖500克，蜜饯150克，猪油150克。

制作

　　❶将山药洗净，上笼蒸1小时，熟后取出，趁热剥去外皮，用刀背压成细泥(越细越好)，放入盆内，加镶粉、白糖、猪油各150克，清水150毫升拌匀成厚浆状。

　　❷笼内铺一块湿布，将原浆倒在布上，用武火蒸30分钟左右，取出倒在刷过油的盆子里，凉后再揉匀，分成10块待用。

　　❸在饭碗内刷一层猪油，蜜饯用刀切碎，放在碗底里排成各种图案，然后每碗内放1块山药泥，再在碗底压平放上豆沙馅，豆沙上面再盖上1块山药泥压平，放在蒸笼里再蒸30分钟左右，出笼后把蒸好的山药糕覆入盘中即可上桌。

功效

　　清香甘甜，色彩诱人食欲。

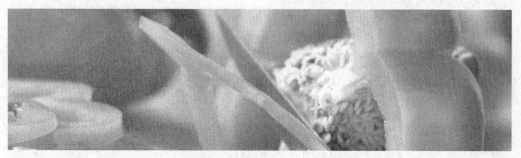

Q 红枣年糕的食疗功效是什么？

答 补血健身，益气回肠，利于母体营养吸收。其做法如下：

红枣年糕

♥ **原料**

糯米粉420克，小红枣55克。

♥ **制作**

❶糯米粉放入和面机内，加少量水搅拌，直至用手握米粉不散不稀能成团时，便可蒸制。

❷在蒸笼屉中铺放湿白布，将米粉铺匀在屉中，米粉表面均匀撒上洗净的小红枣，置于沸水锅上蒸制约45分钟即熟。

❸蒸熟的糕坯反扣在案板上，冷却后用刀切成正方块便为成品。

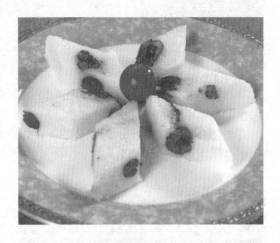

♥ **功效**

糕形正方，表面玉白色，黏附有小红枣。甜黏适口，具有枣香味。

Q 姜汁黄瓜有什么功效？

答 含有多种维生素及矿物质。黄瓜中含有纤维素，具有预防便秘的功能。生姜中含有挥发油，有止吐、增强食欲的作用。

姜汁黄瓜

♥ **原料**

嫩黄瓜500克，生姜25克，白糖、精盐、香油、味精各少许。

♥ **制作**

❶将黄瓜刷洗干净，用凉开水冲一下，放在案板上，一剖为二，挖去籽，切成4厘米的粗条，加精盐拌匀。15分钟后，沥去水，盛入小盆中。

❷将生姜洗净，用洁净的纱布擦干水分，放在案板上，用刀拍散，剁成姜末，撒在黄瓜上。倒入白糖、香油、味精、搅拌均匀，10分钟后即可装盘食用。

♥ **功效**

香嫩脆鲜，咸甜爽口。

Q 吃粉丝菠菜有什么益处?

答 粉丝菠菜含丰富的糖类、胡萝卜素、维生素B$_2$、维生素C，以及钙、磷、钾等多种营养物质。具有滋阴平肝、帮助消化的作用。其做法如下:

粉丝菠菜

♥ 原料

菠菜500克，水发粉丝100克，海米25克，精盐、芥末面、芝麻酱、醋、蒜、味精各少许。

♥ 制作

❶菠菜择去黄叶，削去根，洗净，沥干水，切成3厘米长的段，放入沸水锅内烫一下捞出，用凉开水投凉，控净水，放在大盘内。

❷将水发粉丝放入凉开水中洗一下，捞出，控净水分，切成4厘米长的段，放在菠菜上。

❸将海米用温开水泡发好，捞出，撒在粉丝上面。

❹将蒜剥去皮，洗净，用刀拍扁，切成细末。

❺将芥末面用热水焖湿，芝麻酱用少许凉开水浸好，再放入精盐、醋、味精、蒜末，搅拌均匀，浇在盘内即成。

♥ 功效

清鲜味美，通窍开胃。

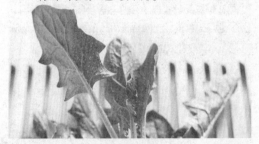

Q 香椿芽焖蛋的功效是什么?

答 含有丰富的优质蛋白质、脂肪、维生素A、维生素D、B族维生素、维生素C以及钙、铁、钾等矿物质。

香椿芽焖蛋

♥ 原料

鸡蛋6个（约300克），鲜嫩香椿芽50克，花生油、精盐各少许。

♥ 制作

❶将香椿芽洗净，放入碗中，倒入开水盖严，3分钟后取出，沥干水，切成碎末。

❷将鸡蛋打入碗中，加精盐搅打至起泡沫。

❸锅置火上，放入花生油烧热，将鸡蛋倒入锅内，急速炒两下，趁鸡蛋尚未炒熟时，将香椿芽末放在鸡蛋中间，用铲子将四周的鸡蛋向中心折叠，使蛋液包住香椿芽。然后将鸡蛋翻个身加少许水，用一个大碗扣在上面，改用小火焖3分钟（中间将锅摇动一下，防止粘锅底）。揭去大碗，慢慢滑到盘内即成。

♥ 功效

鸡蛋微胀软嫩，香椿芽清香适口。

Q 牡蛎粥的功效是什么？

答 牡蛎味咸，性平、微寒，可供药用。牡蛎粥对锌和维生素D缺乏的病症有疗效。

牡蛎粥

♥ 原料

鲜牡蛎肉100克，糯米100克，大蒜末50克，猪五花肉50克，料酒10毫升，葱头末25克，胡椒粉1.5克，精盐10克，熟猪油2.5克。

♥ 制作

❶糯米淘洗干净备用，鲜牡蛎肉清洗干净，猪五花肉切成细丝。

❷糯米下锅，加清水烧沸，待米稍煮至开花时，加入猪肉、牡蛎肉、料酒、精盐、熟猪油，一同煮成粥，然后加入大蒜末、葱头末、胡椒粉调匀，即可食用。

♥ 功效

牡蛎肉味极鲜美，是优良的营养食品。以牡蛎入粥食用，是南方沿海民间风行的小吃。

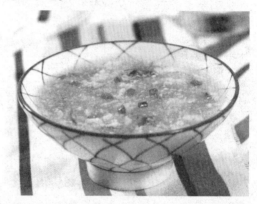

Q 西米木瓜奶露的功效是什么？

答 木瓜有明目清热、清肠热、通大便的功效，适合孕妇怀孕中期食用。

西米木瓜奶露

♥ 原料

西米45克，木瓜半个，鲜奶2杯，冰糖适量。

♥ 制作

❶先将西米洗净，用清水浸约1小时，沥水备用。

❷木瓜去皮，挖去瓤籽，切成小块，用榨汁机榨成木瓜汁，备用。

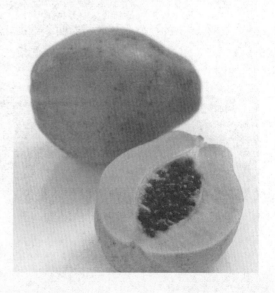

❸冰糖捣碎，加入鲜奶内，慢火煮热至冰糖完全熔解。加入西米略煮3分钟，再加入木瓜汁，拌匀熄火，可热食，亦可待冷后，放入冰箱，冷冻后进食。

💗 功效

本品香浓嫩滑，含丰富的蛋白质、维生素A、维生素C及矿物质。

Q 枣泥鳜鱼有什么功效？

答 枣泥含糖类、蛋白质、脂肪以及钙、磷、铁等元素，特别适合怀孕妇女食用。

枣泥鳜鱼

💗 原料

鳜鱼1条（约600克），枣泥50克，白糖、玫瑰花酱、醋、料酒、盐、淀粉、蛋清、花生油各适量。

💗 制作

❶将鳜鱼洗净，斩断头尾，从中间片开，中段片去皮骨，切成5厘米的方片，加入料酒、盐，调匀。随即将一侧沾满淀粉，然后抹上枣泥卷成卷。将蛋清加淀粉、花生油，搅拌成咸糊。

❷将油烧至四成热，将鱼卷挂糊入油中炸至金黄色，将头尾亦炸成金黄色，捞出装盘，摆成鱼形。

❸起油锅加调料调成味汁，浇在鱼卷上即可。

💗 功效

色泽金黄，外酥里嫩。

Q 白瓜松子肉丁的功效是什么？

答 食用本品可润肺、正气、助消化，并帮助胎儿大脑健康发育。

白瓜松子肉丁

💗 原料

白瓜1个，瘦肉180克，松子1.5汤匙，蒜茸1茶匙，生抽1茶匙，糖、生粉各适量。

💗 制作

❶白瓜去皮及瓤，洗净，切小粒。瘦肉切小粒加调味料，略腌。松子以清洁湿布抹过备用。

❷下油，炒熟白瓜盛起。再下油，爆香蒜茸，下瘦肉粒，炒香至熟，再将白瓜粒回锅，下松子兜匀，便可上碟。

💗 功效

白瓜含蛋白质、纤维素和维生素，可帮助消化。松子含蛋白质、脂肪、铁等矿物质，有健脑通便之功效。

Q 八宝鳜鱼的功效是什么？

答 富含钙、磷、铁等营养元素，适宜保胎、安胎、养颜。

八宝鳜鱼

♥ 原料

鳜鱼1条(重750克左右)，榨菜15克，虾仁50克，熟鸡肉脯25克，水发海米15克，松子仁15克，鲜蘑菇50克，熟火腿15克，苹果25克，香菜25克，鸡蛋2个，面包渣100克，花生油1000毫升(实耗100毫升)，料酒25毫升，盐8克，糖10克，味精2.5克，胡椒粉1.5克，淀粉30克，葱姜汁10克，香油5毫升，辣酱油1小碟，鲜汤适量。

♥ 制作

❶将鳜鱼去鳞、鳃、内脏，洗净后放在案板上，用刀将鱼头剁下，拍扁、摊开，再切下鱼尾（带长约3厘米的肉段）；将鱼尾正中的脊骨挑出，使尾巴竖起，然后用少许盐抹匀，放入盆内，加部分料酒、葱姜汁腌渍一下，沾上一层淀粉；在鳜鱼中段脊背处下刀，片下两块鱼肉，剔掉鱼皮，片去肚皮肉，在肉厚的一面分别用刀剖上一个刀缝口，再用小刀尖顺着刀口，把里面的缝剖大，成为里大、口小的刀缝（深度为肉的3/4），用葱姜汁、料酒、胡椒粉、盐、味精把鱼块表面和刀缝内外都抹匀，放入另一盆内，腌渍入味（腌渍5分钟以上）。

❷将虾仁、松子仁漂洗干净；榨菜洗净，与海米、火腿均切成碎末；鲜蘑菇洗净，和鸡肉切成碎粒(米粒大小)；苹果削皮，洗净，切成长0.5厘米见方的小丁；鸡蛋打入碗内，快速抽打起泡，加入淀粉，调成鸡蛋糊；香菜洗净，切段。

❸将锅置火上，放油250毫升，烧至六七成热，把虾仁和松子仁分别下锅，滑炸至七八成熟，捞出控油；原锅内留适量底油，放回火上，烧至六七成热，下入海米末、火腿末、鲜蘑菇粒、鸡肉粒、榨菜末等，煸炒几下后加入适量鲜汤、盐、料酒、糖，烧开后用湿淀粉勾芡，边勾芡边放入味精拌匀；待芡汁转浓，即倒入滑好的虾仁、松子仁和苹果丁，端锅颠翻几下，淋入香油，盛在碗内，成为馅心；凉后，分成两份，分别嵌进两块鱼肉的刀缝中；然后将鱼肉均匀涂上鸡蛋糊，两面都沾上面包渣，即成"八宝鱼"坯料。

❹将锅置火上，放油750毫升烧至七成热，先把沾好粉的鱼头、鱼尾下锅内略炸，见色黄、发挺，肉已成熟即捞出控油，放在鱼盘的两端；原锅内的油烧至七八成热时，投入鱼块速炸一下，待发黄、发硬应立即捞出；将锅移至中小火上，锅内油温烧至五六成热时，再将鱼块投入炸熟(前后炸4~5分钟)后捞出，沥干余油，用刀切成1厘米厚的斜刀片，整齐地码在鱼盘内头、尾之间，四周围上香菜段，食时带辣酱油一小碟上桌蘸吃即可。

♥ 功效

色泽金黄，外脆里嫩。

孕中期如何食疗改善痔疮？

答 下面的五道食谱用材丰富，可供选用：

马齿苋鱼肉汤

💗 **原料**

马齿苋500克，鲮鱼肉500克，豆腐2块，姜2片，葱1条，盐1／2茶匙，糖1／4茶匙，胡椒粉少许，生粉1茶匙，水2汤匙。

💗 **制作**

❶将马齿苋洗净，在滚水中略烫过后，捞起放入冷水内浸泡。

❷鲮鱼肉洗净剁烂成鱼茸，加入腌料拌匀；用手涂油，将鱼肉做成丸状，候用。

❸豆腐切成小块待用。

❹在煲内注入适量清水，放入鱼球、豆腐及姜葱，以中火煲约20分钟。

❺捞起冷水中的马齿苋，沥去水分，切成适当长度，放进汤内，煮沸后加入调味料，即可熄火饮用。

💗 **功效**

马齿苋的茎稍带红色，茎叶多汁，稍带酸味，含丰富铁质及维生素A、B族维生素、维生素C，具有杀菌作用。如将叶晒干煎服，可治恶疮、便秘及尿道炎。

 知识拓展

女性子宫健康的"四怕"

一怕反复人工流产：如果反复手术，特别是在短时期重复进行，对子宫损害很大，是导致子宫伤、病以致不孕的重要因素。

二怕私自堕胎：这样做的严重后果是子宫破损或继发感染者甚多。

三怕忽视产前检查：忽视产前检查，不能及时发现孕妇和胎儿的异常，会导致难产甚至子宫破裂等严重后果。

四怕畸胎、多胎：由于畸胎和多胎容易发生难产，从而危及子宫安全，故孕期应注意检查，如发现畸胎、多胎，就应采取有效措施。

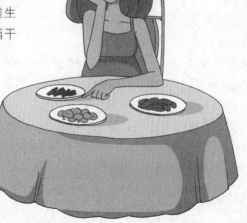

蜜香汁

♥ 原料

蜂蜜80克，香油35毫升。

♥ 制作

❶将一杯开水凉凉待用。

❷把香油和蜂蜜混匀，加入凉开水调服。早晚各一次。

♥ 功效

润肠增津，滑肠通便。对孕妇肠道津枯便秘、痔疮者有益。

松子仁粥

♥ 原料

松子仁30克，粳米100克，精盐少许。

♥ 制作

❶将松子仁打破，取洁白肉仁，洗净，沥干水，研烂如膏，待用。

❷把粳米放入水中淘洗干净，待用。

❸在煮锅中加清水适量，放入松子膏及粳米，置炉火上煮，烧沸后改用中小火煮至米烂汁黏时，点入少许精盐调味即可食用。

♥ 提示

服法为每日食1～2次。

♥ 功效

润肠增液，润肠通便。对孕期便秘、痔疮者有益。

Q 缓解妊娠缺铁性贫血的食谱有哪些？

答下面的几道营养丰富的食谱对缓解此症很有效，供选用：

治妊娠缺铁性贫血。

卤猪肝

♥ 原料

猪肝500克，精盐、味精、葱段、姜片、花椒、八角、茴香各适量。

♥ 制作

❶将猪肝洗净，切块。

❷锅置火上，放清水适量，下入猪肝，煮沸，捞出倒掉汤，放入清水再煮至肝熟，放入精盐、味精、葱段、姜片、花椒、八角、茴香，小火卤煮猪肝，卤至猪肝入味，捞出切片装盘即可。

♥ 功效

咸香，有补血作用。孕妇常食，能防

黄豆肉丁

♥ 原料

猪瘦肉200克，黄豆200克，精盐、味精、葱末、姜末、酱油、花生油、肉汤各适量。

♥ 制作

❶将猪肉洗净，切丁；黄豆去杂洗净，下锅煮熟。

❷炒锅放油，上火烧热，放入葱末、姜末炝炒，放肉丁炒至变白，放入酱油、熟黄豆、精盐，注入肉汤，烧沸后撇去浮沫，烧至肉熟、黄豆入味时，放入味精，出锅装盘即可。

♥ **功效**

鲜香、豆烂、肉嫩。常食有利防治贫血。

冬菜炒蚕豆

♥ **原料**

鲜嫩蚕豆200克，冬菜200克，植物油、酱油、味精、白糖各适量。

♥ **制作**

❶剥去蚕豆皮，洗净。

❷冬菜洗净，切成碎末。

❸锅置火上，放油烧热，随即将蚕豆和冬菜末放入急炒，将熟时加入酱油、白糖、味精，再炒几下即成。

♥ **功效**

滋阴健脾，开胃利膈。孕妇贫血、食欲不振者宜服。此菜鲜嫩、清淡，能提高食欲，并含有蛋白质、脂肪、维生素 B_1、维生素 B_2、维生素C、烟酸，以及钙、磷、铁等营养物质，尤其是磷、铁较丰富，是孕妇贫血的保健菜肴。

冬菜：由菘菜(白菜)腌制而成，其味苦、咸，性平，归肺、肾经，能滋阴开胃、化痰利膈。据《本草拾遗》记载，若以之下粥，大有补益。

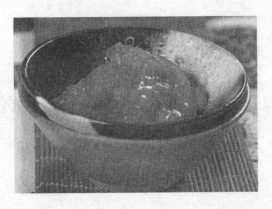

虾籽烧蹄筋

♥ **原料**

虾籽250克，水发蹄筋600克，料酒、精盐、酱油、味精、白糖、葱段、姜片、胡椒粉、花生油、熟鸡油、香油、淀粉、高汤各适量。

♥ **制作**

❶将蹄筋修去两头，切成段，放在锅内，加葱、姜、料酒、清水，上火煨20分钟左右捞出，拣出葱、姜，捞出蹄筋，沥去水。

❷锅内放油，上火烧至六成，放入虾籽煸炒，烹入料酒，放入高汤，烧开后再放入蹄筋，加入精盐、味精、酱油、白糖、香油、胡椒粉，烧透后再用水淀粉勾芡，淋入鸡油，出锅装盘即可。

♥ **功效**

鲜香，软糯。营养丰富，妊娠妇女常食可防止铁、钙、磷等矿物质的缺乏，有利于胎儿生长发育。

萝卜炖牛肉

♥ **原料**

牛肉350克，胡萝卜100克，精盐、大料、料酒、花椒、葱段、姜片、酱油各适量。

♥ **制作**

❶将牛肉洗净，切块；胡萝卜洗净，切成与牛肉大小一样的块。

❷炒锅上火，放入适量清水、牛肉块、精盐、葱段、姜片、料酒、酱油、花椒、大料，武火烧沸，撇净浮沫后放入胡萝卜，改用文火炖烧至牛肉烂熟即可。

功效

牛肉嫩香，胡萝卜烂熟。营养丰富，有养血、强筋骨的作用。孕妇食用有利自身和胎儿的生长发育。常食还能防治妊娠贫血。

牛肝大枣汤

原料

牛肝250克，大枣30克，精盐、料酒、花椒、姜片各适量。

制作

❶将牛肝洗净切成小块，大枣洗净去核。

❷将牛肝、大枣、精盐、料酒、姜片、花椒(用纱布包好)同时入锅，注入适量清水，煮至牛肝熟烂，出锅盛入汤碗即可。

功效

肝鲜嫩，味微甜，有养血的功效。孕妇常食能增加营养，并能防治妊娠缺铁性贫血。

黄豆排骨汤

原料

猪排骨300克，黄豆100克，精盐、味精、黄酒、葱段、生姜片、胡椒面各适量。

制作

❶黄豆拣去杂质，用温水浸泡一夜；猪排骨洗净血水，剁成小块。

❷锅置火上，加适量的清水，放入黄豆、排骨，武火烧沸，撇去浮沫，加入黄酒、葱段、生姜片，用文火炖至黄豆、排骨烂熟，放入精盐、味精、胡椒面调味即可。

功效

养血益气，滋补肝肾。猪排骨滋阴润

燥、补肝养血、益肾填精、强健筋骨，含有丰富的蛋白质、脂肪、糖类、钙、铁、磷等营养素。黄豆味甘性平，归脾、大肠经，健脾宽中、润燥消水，富含钙质。

猪肝蛋黄粥

原料

猪肝50克，鸡蛋2个，粳米50克，精盐、味精、料酒各适量。

制作

❶猪肝洗净，剁成茸，放碗内，放入精盐、料酒腌渍；粳米淘洗干净；鸡蛋煮熟，取蛋黄碾压成泥。

❷锅内加适量水烧沸，放入粳米、肝泥、蛋黄共煮成粥，用精盐、味精调好味即可。

功效

咸鲜，粥稠。具有补肝养血作用，常食用可防治妊娠贫血。

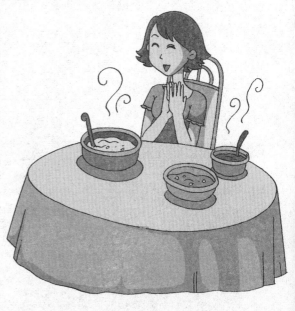

Q 胎儿健脑食谱有哪些?

答 下面三道美味食谱适于孕妇食用,利于胎儿脑发育:

鸡丝金针菇

♥ 原料

金针菇300克,鸡丝250克,花生油、鸡蛋清、水淀粉、葱姜末、精盐、味精、料酒、香油各适量。

♥ 制作

❶将鸡丝放碗内,用鸡蛋清、精盐、水淀粉调匀上浆;金针菇洗净后一切为二。

❷炒锅上火,放花生油,烧至四成热,下入浆好的鸡丝,划散至热,捞出,沥干油。

❸锅内留油少许,下葱姜末炝炒,下入金针菇煸炒后放鸡丝,稍炒后,再下料酒、精盐、味精略炒,淋入香油,出锅装盘即可。

♥ 功效

味美清香,滑嫩爽口。具有很好的增智健脑、补五脏的作用。孕妇食用不仅可以促进胎儿智力发育,而且能提高孕妇的记忆力,增强体质。

芝麻菠菜

♥ 原料

芝麻50克,菠菜200克,精盐、味精、香油各适量。

♥ 制作

❶将芝麻淘洗干净,沥干水,放入净锅内,用文火炒香,碾成末(不碾也可)。

❷将菠菜择洗干净,切成段,放入沸水锅内焯透,捞出沥干水,放入盘内,放入精盐、味精拌匀,撒上芝麻末,淋上香油即成。

♥ 功效

清淡,鲜香。有补中益气、益智健脑、利肠胃的作用。孕妇食之有利于胎儿大脑的发育。

草鱼豆腐

♥ 原料

草鱼1条(重约500克),豆腐250克,青蒜10克,腌雪里蕻15克,料酒、酱油、白糖、花生油、鸡汤各适量。

♥ 制作

❶将草鱼去鳞、去鳃、去内脏洗净,切成3段;腌雪里蕻洗净切成小块;豆腐切成小方块;青蒜去杂洗净切段。

❷炒锅上火,放花生油烧热,放入鱼段、雪里蕻、料酒、酱油、白糖、鸡汤,烧至鱼熟,放入豆腐,烧至豆腐入味,撒入青蒜即可。

♥ 功效

清淡,鲜嫩,适口。孕妇食用不仅能健身,而且有利于胎儿大脑的发育。

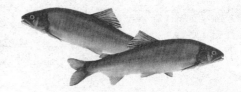

怀孕中期监护与生活

怀孕中期，必须加强对孕妇及胎儿的监护，充分保证孕妇、胎儿的营养供给，尤其要在饮食、健康、心理、疾病等方面加强对孕妇的日常护理，避免出现各种危及孕妇、胎儿健康的事情发生。怀孕中期的孕妇监护与生活，包括如下方面，如：注意营养，避免营养失衡；保持室内空气清新，不去空气污浊的环境；职业有问题要咨询，避免不良环境接触；注意冷暖减少疾病，生病用药要遵医嘱；妊娠中期，也就是妊娠 4～7 个月，女性的妊娠生理状况相对稳定，性生活可以适当恢复，等等。下面，我们就来仔细探讨相关的内容。

 胎儿发育迟缓怎么办？

答 产前检查的重要目的是，医生可根据孕妇子宫底高度、腹围、体重及B超检查等指标，对胎儿生长发育是否正常进行综合分析判断。当医生发现胎儿宫内生长发育迟缓，首先要寻找其生长迟缓的原因，在排除胎儿畸形后，要检查是否有妊娠高血压综合征、肾炎、原发性高血压等疾病。

在得到明确诊断后，要采取相应的治疗措施。除原发疾病的治疗外，一般的治疗内容有：加强孕妇的饮食营养，保证充足热量的摄入，必要时进行高营养治疗，给孕妇静脉输注葡萄糖、维生素C、能量合剂、复方氨基酸，同时给予血管扩张药物；增加孕妇卧床休息时间，取侧卧位以保持子宫胎盘得到充分的血液灌注；孕妇每天定时吸氧，以提高其血氧浓度；要求孕妇做好自我监护，发现胎儿异常情况及时就诊。

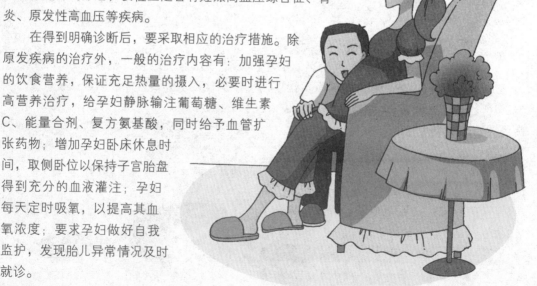

Q 形成体重过轻胎儿的原因有哪些？

答 其原因按照科学研究资料，可得出如下几点：

❶ 胎龄短

正常胎儿胎龄为38～42周，出生时体重为2.5～4千克。一般来说，胎龄越短，体重越轻。早产儿多为出生体重不足2.5千克的低体重儿。早产儿在宫内生长发育正常，因娩出过早，器官尚未成熟，生活能力差，抵抗力低下，易感染。因此，要预防孕妇发生早产，加强孕期检查，搞好孕期的劳动保护，使孕妇在妊娠32周以后适当减轻劳动强度，保证足够的睡眠，避免性生活。引起早产的原因有孕妇患有急慢性疾病、子宫畸形、妊娠并发症、胎膜早破、多胎妊娠、胎盘功能不全等。发生这些情况，应及时治疗、加强监护，避免早产的发生。

❷ 营养不良

孕妇营养不良也是娩出低体重儿的重要原因。在孕期，要注意摄入易消化的高蛋白质、高维生素食物，如鱼、蛋、肉、水果、蔬菜等。为预防贫血及缺钙，应多吃动物肝、血等。目前，真正因经济困难所致的营养不良已少见，因择食造成的营养不良却屡见不鲜。孕妇自以为花钱买了高档食品，营养水平挺高，实际上会造成食物的营养比例失调。偏食，会造成母胎的营养不良。

❸ 孕期的并发症

孕期的妊娠高血压综合征、胎盘功能不全和宫内感染等常造成胎儿死亡，活产出生后也常为低体重儿。这是因为上述疾病导致子宫血管痉挛，胎盘供血不足，胎盘功能减退，从而使胎儿在宫内发育迟缓。因此，孕妇要按时进行检查，发现异常，及时纠正。

❹ 孕妇患有某些严重疾病

孕妇患有心脏病、糖尿病、肝炎、肾炎时，可发生缺氧，引起子宫收缩，发生早产或胎儿发育迟缓。患有严重疾病的妇女，以不生育为宜，否则不仅可能生出不健康的孩子，而且会给自己带来危险。如果要生育，也要在疾病基本治愈，在医生的指导下开始妊娠。在妊娠期，要加强产前检查，同时对疾病进行监测和治疗。

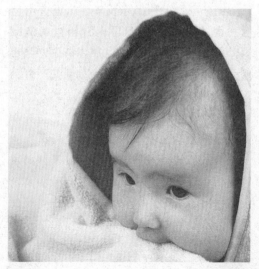

❹ 妊娠年龄

妇女妊娠的最佳年龄是24～29岁，这段时期女子身心发育完善，腹部肌肉发达，骨盆韧带处于最佳状态。这个时期生育，胎儿发育最好，发生低体重儿的情况最少。当然，产生低体重儿的原因很多，如孕妇吸烟、酗酒、滥用药物、接受大量射线等，都可能导致低体重儿的出生。

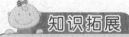

知识拓展

形成巨大儿常见原因

❶父母体格高大，特别是父亲高大。

❷孕期营养过剩，特别是糖类及脂肪类食物摄入过多。

❸糖尿病患者因新陈代谢异常，常娩出巨大儿。

❹过期妊娠常使胎儿体重增加较多。

Q 突然听不到胎心音该怎么办？

答 胎心音检查，是判断胎儿是否存活以及是否健康存活的关键指标。临床检查听不到胎心音则只有一种可能，那就是胎儿已经死亡。当然，在实际探查胎心音时，可能会遇到暂时听不到的情况，如使用听筒或多普勒胎心探测仪听取胎心音，有时需要改换几次听取部位才能听到清晰响亮的胎心音。

胎儿死亡的原因涉及多个方面，有胎盘方面的原因(如胎盘早剥、胎盘功能减退)，有脐带方面的原因(如脐带打结、脐带脱垂)，也有胎儿方面的原因(如胎儿严重畸形、先天缺陷)。

通常在胎儿死亡前，胎动常先消失，或胎动次数明显减少。在用听筒听不到胎心音时，应改用多普勒胎心仪探听，如果确认胎心音消失，一般要做B超检查观察，而后作出胎儿死亡的诊断。B超观察可明确看到胎心、胎动、胎儿肌张力、胎儿呼吸运动等各项生命指征。

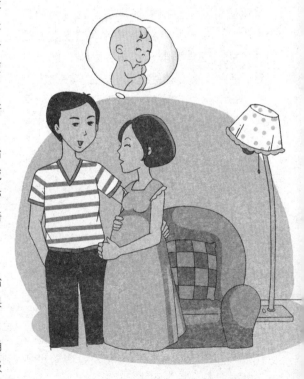

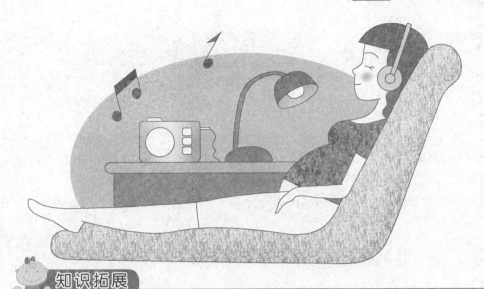

 知识拓展

蛋白尿

　　蛋白尿分生理性和病理性。正常人每天尿中排出少于200毫克的蛋白质，称为生理性蛋白尿。病理性蛋白尿为尿内蛋白增多，排泄物为白色。蛋白尿大多数与肾脏疾患有关，是肾脏病的一项客观指标。

Q 医生如何预测胎儿体重？

答 如何准确地预测胎儿体重一直是困扰产科的重大问题。迄今为止，分娩前对胎儿体重的测量，尚停留在依据多方面资料进行综合估计的水平。以下是几种临床常用的估算方法：

❶ 根据宫底高度和腹围推算

　　即:胎儿体重(克)=89.62×子宫底高度(厘米)+4.74×腹围(厘米)–129.7

　　或胎儿体重(克)=子宫底高度(厘米)×腹围(厘米)×1.076

❷ 根据超声探测的胎头双顶径进行推算

　　即双顶径达8.5厘米以上时，90%的胎儿体重超过2.5千克；双顶径在9～10厘米，胎儿体重在3.3～4千克；大于10厘米时，胎儿体重往往超过4千克。胎儿体重(克)=双顶径(厘米)×900–5200。产科医生通常还要依靠临床经验，对公式计算结果进行修正，以求尽量使估算值接近实际体重。

Q 孕期的体重增加情况是怎样的？

答 在妊娠期间，孕妇和胎儿的体重都会增加，平均增长9～13.5千克。一般而言，即胎儿3.4千克，胎盘0.65千克，羊水0.8千克，子宫增长1千克，乳腺增长0.4千克，血容量增加1.25升，组织间液增加1.2升，脂肪存储3.8千克。

孕三四个月之内，胎儿发育和孕妇各器官组织改变均刚刚开始，早孕反应会影响食欲，体重增长较少，妊娠反应严重时还可使体重下降；孕16～24周，体重增加较快，平均每周增长0.6千克；孕25～40周，体重增加减慢，平均每周增长0.4千克；孕末期，胎儿体重增长很少，孕妇体重每周增长不超过0.5千克。

肥胖孕妇体内贮存的"燃料"足以满足母、胎热量需要。有专家建议，体重增加不宜超过9千克。瘦型孕妇孕前体重在45千克以下的，则注意多摄取些高热量食物。另外，高蛋白质食物的摄取也是必不可少的。

Q 孕期如何控制体重？

答 孕期体重增加过多，不仅使孕妇在产后难以恢复到自己满意的健美体形，更重要的是可能会给母婴带来危害。预防孕妇肥胖应注意以下几点：

❶ 饮食多样化

妊娠期增加营养，有利于胎儿的生长发育，但不要过度追求高蛋白质、高热量成分，应适当增加蔬菜、水果及蛋白质含量少的食物，饮食要求多样化，做到"百无禁忌"。

❷ 不要过分强调休息

尽管孕妇应保障充足的睡眠和休息，但在没有妊娠并发症或合并症等特殊情况下，可以正常参加工作及从事一般性家务劳动，同时应积极参加户外活动和孕期保健运动，这样有利于机体的新陈代谢，有利于使能量的积累与消耗维持平衡。

❸ 控制食盐摄入量

孕妇应相应减少食盐的摄入量，因为过多摄入食盐，可加重妊娠期体内的水钠潴留，增加体重和心肾负担，不利于母婴健康。

❹ 注意补充微量元素和维生素

孕妇应适当地补充微量元素及维生素，这样有利于机体的正常新陈代谢和能量的合理分配与消耗。孕期可适当增食一些含钙、锌、维生素C、B族维生素等营养元素丰富的食物。

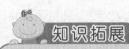

孕妇过胖

妇女怀孕后，由于多食高热量、高蛋白的食品，而身体活动量却有所减少，因此易于发胖。当然，这其中尚有妊娠所带来的生理性改变因素。

Q 经常体育锻炼能降低妊娠危险吗？

答 许多体重超重的女性处于临界高血压水平，或有患其他妊娠疾病的危险，医生常常建议她们要限制体育活动。但是一项初步的研究结果表明：在怀孕期间进行体育锻炼，实际上可以使患病的危险减少。

在这项新的研究中，美国西雅图市的研究人员调查了201名患有妊娠高血压综合征和383名正常血压的女性，主要是询问她们在怀孕头5个月内运动的类型、强度、频度和持续时间等问题，以及步行和爬楼梯等情况。

调查结果显示，那些自称经常进行体育锻炼的女性患妊娠高血压综合征的可能性比少锻炼者低35%，那些有轻到中度活动的孕妇比不活动者患病的危险小24%。进行散步、跑步、游泳和有氧运动的女性，患先兆子痫的危险减少得最多。另外，自称步行速度每小时不少于5千米的女性，不管走了多长的距离，与根本不走路者相比，患先兆子痫的危险少33%～41%，并且随着每天爬楼梯量的增多，患妊娠高血压综合征的危险也减少了。说自己每天爬楼1～4层的女性，这一危险减少47%，爬10层以上者则减少了57%。除此之外，研究人员还发现，

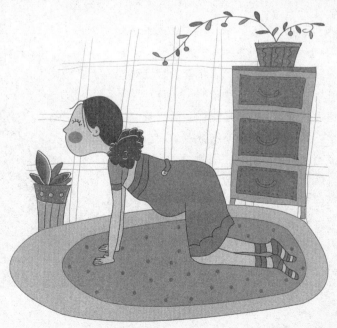

报告自己在怀孕前一年里还进行运动的女性，患先兆子痫的危险也下降了。研究人员说，应该鼓励女性进行体育锻炼，除非有其他明显限制活动的生理指征。

孕妇为何不宜过多日光浴？

答 "日光浴"有别于平时所说的"晒太阳"，两者在接受阳光的方式与程度上均有差别。日光浴需尽可能裸露体表皮肤，使之直接接受阳光的照射，通常照射时间也较长。而晒太阳的概念则在阳光照射范围与时间上要差得多。日光浴可因接受紫外线量大而易于引起皮肤的损伤，严重者还可能发生皮肤癌，此外也易于引起脑部的损伤而发生"日射病"。

孕妇多晒太阳，可防止发生骨质软化症，也有利于胎儿的发育，但如果进行日光浴，则不仅容易发生上述的损伤，还会加剧乳晕、外阴、脐周、脐下正中线以及额部、面颊等处皮肤的黑素沉着。因此，孕妇不但不宜日光浴，而且在烈日下外出活动时，还应注意防护，如戴上草帽、太阳镜和用伞具等遮挡紫外线。

为什么孕妇不宜到拥挤的场所？

答 怀孕后的妇女身体抵抗力较非孕时普遍降低，由此易受外界多种病原菌的感染而引发疾病。人员密集且流动性大的场所，自然为多种疾病——特别是呼吸道传染性疾病的传播提供了便利条件。怀孕妇女出入这些场所次数多了，当然也就会增加感染的机会。因此，为了避免被传染疾病，孕妇应尽量避免到人员密集、混杂且空气流动性差的场所去，如车站、商场、超市和影剧院等处。也应尽量减少串门。在冬季或有流感时期，外出尽量戴口罩。此外，要避免到人员拥挤的场所，防止发生意外。

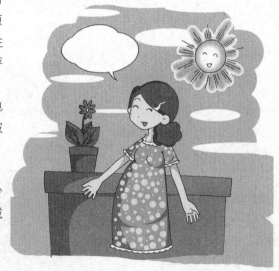

Q 孕妇为何不要多闻汽油味?

答 现代交通工具多数是以汽油提供动力,为了使这些动力汽油防震、防爆,通常需要加入一定量的四乙基铅,故又称为乙基汽油。乙基汽油燃烧时,四乙基铅分解而释放出铅,随废气排入大气,人通过呼吸而使排放的铅进入体内并在体内积聚,严重者可引起铅中毒。自然,前述情况也会对孕妇及其腹中的胎儿产生危害作用,有可能导致胎儿的先天性发育畸形。因此,孕妇要忌多闻汽油。此外,四乙基铅毒性剧烈,短时间内高浓度吸入或经皮肤接触吸收,可造成急性中毒。因此,孕妇不宜从事生产、配制或保管四乙基铅、乙基溶液和乙基汽油等类的工作。

Q 噪声对胎儿有哪些危害?

答 从孕妇妊娠第20周起,构成胎儿内耳一部分的耳蜗开始生长发育,至婴儿出生后30天的时间内,其仍在发育成熟的过程中。在胎儿的内耳蜗成长阶段,极易被低频率噪声损害,外环境大量的低频率声音可进入子宫,被胎儿听到。

许多研究表明,噪声不但会引起早产、流产、新生儿体重减轻,还可能造成胎儿畸形。因为噪声能使其内分泌腺体的分泌功能紊乱,使脑垂体分泌的催产素增加,引起子宫强烈收缩,导致流产、早产。噪声对胎儿危害极大,因为高分贝噪声能损害胎儿的听觉器官。那些曾经受过

85分贝以上(重型卡车声音为90分贝)强噪声污染的胎儿,在出生前就已丧失了听觉的敏锐度。

知识拓展

脑垂体

人体最重要的内分泌腺,分前叶和后叶两部分。可分泌多种激素,如生长激素、促甲状腺、促肾上腺皮质激素、促性腺素、缩宫素、泌乳素、抗利尿激素、黑色细胞刺激素等。这些激素对代谢、生长、发育和生殖等有重要作用。

Q 孕妇夏季有哪些注意事项?

答 从医学角度和自然环境条件来看,育龄妇女的最佳怀孕时间应该是7~8月份。但并不是所有的妇女都是在这个时间受孕,还有一些妇女是在冬春受孕,那么,在孕期怎样才能安然地度过酷热的夏天呢?在酷暑时节,人们最易出现睡眠不

足、饮食不佳的情况，而吃好、睡好对孕妇和胎儿来讲都是不可忽视的。为此，孕妇在夏季必须注意以下几个方面的问题：

❶ 不宜起居无常

夏季酷暑炎热，人们往往起居失常，作息时间没有规律，这对孕妇和胎儿都是不利的。孕妇在这一时期应该做到"夜卧早起，无厌于日"。中午要有适当的休息时间，用于消除疲劳，弥补晚上的睡眠不足，但也不宜嗜睡过长，以免神思昏昏，久卧伤气，也对母子不利。为了适应夏季的气候，孕妇还应适当参加一些体育锻炼，增强体质，以顺应季节的变化，保证胎儿的健康成长。

❷ 不宜烦躁易怒

炎夏酷暑，加上怀孕后的一些生理变化，使一些孕妇变得烦躁不安，这样也会影响到腹中胎儿，对母子健康是不利的。中医学历来十分重视情志对疾病和健康的影响。

❸ 不宜夜间贪凉

夏季天气炎热，人们在夜间往往迎风而卧，或电扇彻夜不停。中医学认为，妇女妊娠后，多气血虚弱，易受风邪侵袭，疾患遂生，故夏夜乘凉，应注意"夏不欲过凉"、"眠不动扇"、"不可坐卧星下"、"盛夏夜卧，亦必着单"等。

❹ 不宜暴晒中暑

夏季天气炎热，孕妇要注意避免中暑，避免因暑毒攻胎，引起胎儿的不良反应。孕妇外出时要戴草帽或打太阳伞，尽量避免长时间处在烈日直射之下。平时经常饮用一些防暑茶、绿豆汤之类清暑解热之品。

❺ 不宜饮食无节

盛夏时节，人们普遍饮食欠佳，但处在孕期的妇女对饮食和营养切不可马虎，既不可过食生冷，也不能饮食过于简单，随便对付，避免引起腹中胎儿营养不良。

❻ 不宜卫生不节

盛夏季节天气炎热，人们都喜欢去游泳，由于江河或游泳池都是公共活动场所，很容易传播各种疾病，尤其是某些疾病易通过孕妇阴道传播，影响孕妇和胎儿的健康。因此，孕妇在夏季要注意卫生，尤其不要在公共游泳池游泳。

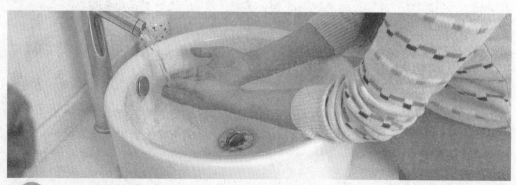

Q 孕妇冬季应注意哪些问题？

答 孕妇在冬季需要注意如下问题：

不足，孕妇会因此感到全身不适，还会对胎儿的发育产生不良的影响。

❶ 注意预防感冒

严寒的冬天空气干燥，容易感冒，孕妇应特别注意预防感冒，不要去人多拥挤的地方，特别是有感冒流行的区域，以免被感染。

❸ 适量运动散步

散步是孕妇最适宜的运动，不要因天气冷就不外出，应该在阳光充足、气候比较温暖的下午坚持散步，使肌肉筋骨活动，血液流通畅快，且又可呼吸新鲜空气。

❷ 注意空气流通

因天寒怕冷，人们常将门窗紧闭，不注意通风，从而造成室内空气污浊，氧气

❹ 注意防止路滑摔跤

下雪天孕妇外出时应有伴同行，且穿上防滑的鞋，以免滑倒。

Q 孕妇穿着上有何讲究？

答 孕妇衣着对于孕期来说很重要，要注意如下几点：

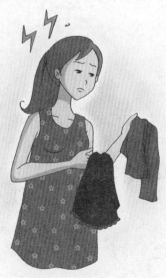

❶ 外衣

孕妇服的设计应因人而异，服装的立体轮廓最好呈上小下大的A字形。此外，容易穿、脱也是重要条件之一。衣料方面，夏天要选吸湿性强、手感好的纯棉；冬天从保暖性考虑，最好选用毛织品。

❷ 内衣

纯棉制品为最佳，化纤制品应尽量不用。此外，因为要勤换勤洗，所以应选用好洗的衣料。刚买回来的新衣料，应该先下水洗一次再用。因为这些衣物在加工处理阶段，会使用各种各样的化学药品，不洗一下就穿用，容易引起皮肤炎症。

③ 衬裙

前开式的衬裙在看病时、喂奶时都方便，可选用扣式的、拉链式的，或者左右掩襟式的。

④ 乳罩

为了在健康检查时、喂奶时方便，乳罩也应选用前开式的。

⑤ 三角裤

最好选用能把肚子完全遮住的、适于孕妇穿的短裤，如有可能从怀孕早期就换上。要选用具有良好的透气性和吸湿性，并且经得住洗涤的材料制作的三角裤，冬天还要考虑保温，最好用纯棉。三角裤不要用松紧带紧勒肚子和大腿根，最好用带子，根据肚子的变化，随时调整松紧。

Q 孕妇穿鞋应注意些什么？

 脚是人体之根，是人体精气凝聚之点。连接人体脏腑的十二经脉有一半起止于脚，有60多个穴位汇集在脚上。因此，脚被称为人体的"第二心脏"。

为了健康，我们应该像保护心脏一样保护好脚，特别是那些因怀孕而脚部水肿的准妈妈，在怀孕期间，更应根据脚的变化选择合适的鞋。不少准妈妈怀孕3个月以后，大脚趾下面就开始肿，6个月以后整个脚都会发生肿胀。孕晚期，脚和腿水肿就更加突出，走起路来不平衡。随着体重的增加，血液循环更加不畅，脚受的压迫感更明显。

怀孕时脚的压迫感使腰痛症状加剧，也会压迫胎儿，影响胎儿生长发育。因此，准妈妈应从怀孕第3个月开始就换穿对脚负担小、行动方便的鞋。适合准妈妈穿的鞋，最重要的是鞋跟要低。如果鞋跟高，给脚和腰都会增加负担，要穿跟高2厘米以下的鞋。另外，要选择宽松、轻便、透气性好的天然材料鞋。沉重、不透气的

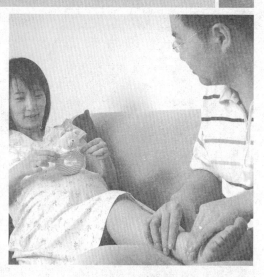

鞋会加重脚的水肿。因此，要尽量避免穿合成皮鞋或用尼龙做的鞋。

脚部水肿严重的准妈妈，从怀孕第6个月以后，则应选择比自己脚大一码的鞋子。但是过大的鞋不跟脚，走起路来不方便，应掌握好鞋的尺寸。脚肿的准妈妈易跌跤，所以宜穿防滑的鞋。要选用那些有弹性、用柔软材料做成的宽松的鞋。

孕期有哪些中医保健措施?

答 中医将孕期保健称为胎前保健,是指从怀孕开始到产前这段时间。在这段时间里,孕妇可能会出现各种生理与病理现象,在此介绍几种常见症状及其中医保健措施:

① 恶心、呕吐

常发生在怀孕早期,一般在停经40～60天。轻者不需用药物治疗,一般可将大米炒黄,拌生姜汁后晒干,每次取数粒嚼服即可;重者可将苏叶、黄连、豆蔻仁各1克,用沸水浸焖10分钟后,少量多次饮用,效果良好且无不良反应。

② 腰腹疼痛

以腰痛较为常见,肾气不足、督脉失养是常见的致病原因。可用力对搓双手至手心发烫,然后分别按摩两侧肾区,每日2～3次,起强腰健肾之功。对先兆流产者此法不适用。

 知识链接

孕期不适

❶腹痛:上腹部痛者,多为胃痛,由恶心、呕吐引起,可服用左金片(丸),每次4片,每天3～4次。下腹部痛者,多为肠痉挛所致,可用白芍30克、甘草10克,水煎服,每日1剂,分2次服用。

❷肠炎引起的腹痛:多伴有腹泻,可用白芍15克、黄芩10克、防风6克、甘草10克,水煎服,每日1剂,分2次服用。更少见者为蛔虫扰动引起,可用乌梅30克、川连10克,水煎服,每日1剂,分2次服用。患有盆腔炎者,怀孕后也常感下腹隐痛,且伴有白带增多,一般要等产后再做处理。

❸咳嗽:多系咽痒干咳,常发生在妊娠后期,由胎火偏旺、消灼肺金所致,可用沙参15克、麦冬30克、桔梗5克、百合10克、甘草6克,煎汁后少量频饮。

❹水肿:多出现于妊娠中、后期,以下肢水肿多见,严重者可遍及全身,并伴有胸闷憋喘等症状。可用天仙藤30克、炒白术10克、大腹皮10克、泽泻10克、车前草30克,水煎服,每日1剂分2次服用。

 温馨提示

如果水肿的同时还伴有蛋白尿、高血压,应及时住院治疗。另外,产前用红参30克,文火煎汁至泥状,咀嚼时全无药味为止,再高度浓缩至1小盅,待临产时服用,有增强产妇机体能量、加快分娩进程的作用。但口干、舌红、便秘者忌用。

Q 孕期能否长时间看电视?

答 电视机的普及可让人们欣赏到自己喜爱的电视节目,但彩色电视机发出的射线和微波辐射会对孕妇和胎儿产生影响。

有人对长期在电视机前工作的工人做过调查,发现他们的健康状况比一般人要差。其中孕妇有90%会出现不良反应,容易导致流产和早产,严重者出现胎儿发育不良。

电视机的显像管在高压电源激发下,向荧光屏连续不断地发射电子流,从而产生对人有影响的高压静电,并释放大量的正离子。正离子可以吸附空气中带负电的尘埃和微生物,附着在人体的皮肤上,会使孕妇的皮肤发生炎症。

荧光屏还能产生波长小于400微米的紫外线,由此产生臭氧,当室内臭氧浓度达到1%时,可导致咽喉干燥、咳嗽、胸闷、脉搏加快等,就会影响孕妇和胎儿的健康。

因此,孕妇不宜长期在荧光屏前工作,不宜近距离长时间看电视;看电视时应该距荧光屏2米以外,并注意开启门窗。看完电视后,不要忘记洗脸。

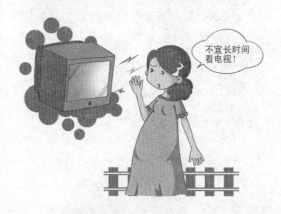

> 不宜长时间看电视!

Q 远离电磁辐射有哪些对策?

答 虽然家电产品产生的电磁波对人类健康会造成诸多的不良影响,但人们又不可能完全不使用这些为生活带来极大便利的产品,那么就应该有技巧地避开电磁辐射的伤害。远离家电产品电磁辐射,有以下三大对策可供参考:

① 对策一:保持安全距离

研究发现,手机在拨通、接听瞬间产生的电磁波最强,因此这些时候最好尽量远离人体。电脑显示器背面与两侧产生的电磁波都比正面强,因此不宜过于接近电脑显示器的背面和侧面。孕妇要与电脑显示器背面保持1米以上的距离,与电脑屏幕保持70厘米以上的距离,使用后必须立即远离。家电用品所产生的电磁波无所不在,使用者必须非常小心。孕妇使用吹风机时不要将吹风机贴近头部。孕妇最好不要使用电热毯。

　　孕妇应与烤箱、烤面包机保持70厘米以上的距离，与音响、电冰箱、电风扇保持1米以上的距离，与电视机、冷气机、运作中的微波炉以及电热器保持2米以上的距离。若屋外有输电缆线通过，要尽量将卧床放在距离输电缆线最远的地方。

② 对策二：减少使用时间

　　一般人使用电脑的时间一天不应超过6小时，每隔1小时需要离开电脑10分钟，孕妇和孩童一周使用电脑的时间不应超过20小时。手机每天通话不可超过30分钟。尽量少看电视，少打电动玩具，尤其是孕妇、儿童，如果看电视或打电动玩具时间过长，不仅会受电磁辐射，伤害眼睛，更会因此而减少活动量，有碍健康。

③ 对策三：要拔掉插头

　　当电器产品接上插头时，即使没有打开电源开关，仍有微量电流通过，也会产生微量电磁波。若在不使用电器时拔掉插头，则可避免不必要的电磁波辐射，还可节省10%的电力。

Q 为什么孕妇忌睡席梦思床？

答 席梦思床以其弹性好，以及良好的睡卧柔软、舒适等特点，而成为当今家庭常用卧具，但对孕妇则不宜，其原因如下：

① 易致脊柱的位置失常

　　孕妇脊柱的腰部前屈加大，睡席梦思床或其他高级弹性沙发床后，会对腰椎产生严重

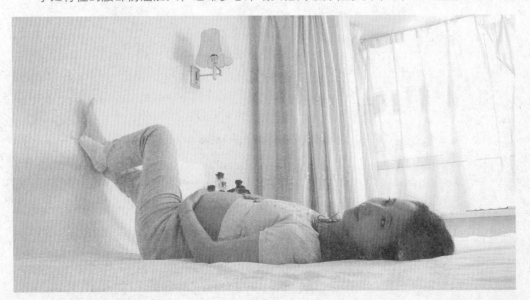

影响。仰卧位时，其脊柱呈弧形，使已经前屈的腰椎关节摩擦增加；侧卧位时，脊柱也向侧面弯曲。如此长期受其影响，会使脊柱的位置失常，压迫神经，增加腰肌的负担，既不能消除疲劳，又不利于生理功能的发挥，还可引起经常性腰痛。

❷ 不利于翻身

正常睡眠时的体位是经常变动的，一夜可达20次左右。学者认为，辗转翻身有助于大脑皮质的抑制扩散，提高睡眠效果。然而，席梦思床太软，孕妇深陷其中，不容易翻身。

❸ 对胎儿不利

孕妇取仰卧位睡眠时，增加了子宫对腹主动脉及下腔静脉的压迫作用，易于导致子宫供血减少，对胎儿不利。在取右侧卧位睡眠时，前述压迫虽然缓解，但可压迫右输尿管，易患肾盂肾炎。在取左侧卧位睡眠时，前述压迫虽然可以缓解或避免，但可造成心脏受压，胃内废物排入肠道受阻，同样不利于孕妇健康。

因此，为了孕妇和胎儿的健康，孕期不宜睡席梦思床。孕妇卧具应以棕绷床或在硬板床上铺5～10厘米厚的棉垫为宜，并要注意枕头应松软且高低适宜。

PART 4

妊娠晚期
有问必答

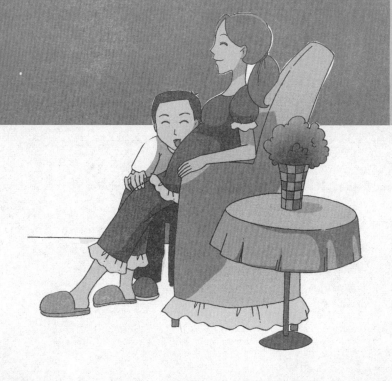

妊娠28周以后为晚期妊娠。在这个时期，胎儿趋于发育成熟，孕妇即将分娩。因此，这个时期的保健与护理工作同样十分重要，必须从心理、饮食、疾病、运动等全方位进行。应该做好如下几方面的事宜：每2周检查一次；妊娠36周以后，一周检查一次（这个时期最可怕的是患妊娠高血压综合征，有腿肿、头痛、恶心等症状时，要及早接受医生检查）；避免过度疲劳；饮食注意不要摄盐过多；睡眠时采用侧卧位较舒服。在预产期前2周，要准备好婴儿和母亲的用品，选择好分娩的医院；要加强营养，积蓄体力；一旦有临产先兆，如"见红"、规律宫缩，那就应该去医院。另外，要及早作出分娩计划，采取措施减少难产发生；孕周应做出孕期诊断，初步确定分娩方式；胎位不正者应予纠正，头盆不称者应采取相应措施，以免难产发生；有合并症病例应按各疾病之常规提前入院，入院后要制订出分娩三程计划。同时，加强监测胎盘功能，及时发现并处理慢性胎儿缺氧（由于孕妇疾病、胎盘功能不一等引起胎儿宫内缺氧，可以通过孕妇自数胎动次数确定，有条件的地方可采用胎心监护仪，监护胎儿宫内状况，及时发现问题，并采取措施）。所有这些准备都将为生产的顺利进行奠定基础。

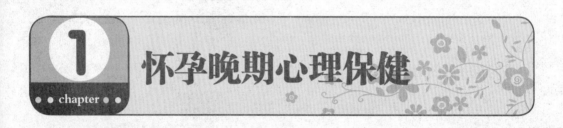

1 chapter 怀孕晚期心理保健

进入孕晚期以后，孕妇子宫已经极度胀大，各器官、系统的负担也接近高峰，因而，孕妇心理上的压力也是比较重的。由于体形变化和运动不便，孕妇心理上产生了一些变化，有许多孕妇会产生一种兴奋与紧张的矛盾心理，从而导致情绪不稳定、精神压抑等心理问题，甚至会因心理作用而自感全身无力，即使一切情况正常，也不愿活动。由于临近预产期，孕妇对分娩的恐惧、焦虑或不安会加重，对分娩"谈虎色变"。有些孕妇对临产时如何应付，如有临产先兆后会不会来不及到医院等过于担心，因而稍有"风吹草动"就赶到医院，甚至在尚未临产，无任何异常的情况下，缠住产科医生要求提前住院。所以，孕晚期心理保健应注意以下问题：了解分娩原理及有关科学知识，克服分娩恐惧；作好分娩准备，包括孕晚期的健康检查、心理上的准备和物质上的准备；身体没有意外情况时，不宜提早入院等。下面，我们就针对如何搞好怀孕晚期心理保健的话题，做如下细致探讨。

妻子怀孕后期为何爱发脾气?

答 妻子怀孕后爱发脾气的现象很常见。随着怀孕的好消息的到来,夫妻俩往往都很激动,并且怀着对幸福的憧憬。可好景不长,一向活泼开朗的妻子会变得郁郁寡欢、愁眉不展,常会因生活中的小事而大动肝火,脾气暴躁。

孕期焦虑是一种心理变化,即将成为母亲的妻子,心情会比较复杂。孕妇身心将经历重大变化,会考虑宝宝是什么样,自己是否会变得很胖,如何扮演母亲角色,住房、婆媳关系、经济压力、工作安排等问题经常会困扰着她们。因此,丈夫应该体谅妻子,不要和妻子争执,平时要多和妻子沟通交流,许多问题要谈出来,达成一致意见,乐观地共同面对。情形严重的,可请求心理咨询医生和精神科医生的帮助。有些孕妇脾气变坏也有疾病的原因,如妊娠反应。

怎样给孕妇营造一个温馨的家庭环境?

  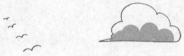

答 置办必要的家庭设施当然重要,但关键是要多进行精神上的"投入",使夫妻生活更趋和谐。孕妇心情愉快的源泉,来自丈夫的关怀与支持。一个爱的眼神,一个细微体贴的举动,都会让孕妇整天沉浸在幸福之中。一起在附近公园或夜市里散散步,一起挑选婴儿的衣物用品,星期天携手逛逛商场,平时帮着做点家事,这些都是丈夫能够做得到的。不要让妻子心情低落,更不要夫妻反目。据报道,脾气暴躁的孩子往往出现在夫妻关系不和谐的家庭。

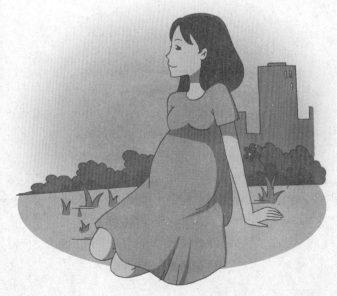

Q 不良情绪对胎儿有什么危害？

答 人的情绪会直接影响人的健康和生活质量，这一点大家都有共识。我国古代细心的中医大夫经过长期研究发现，人的各种疾病几乎都与"七情六欲"调理不当有关，比如我国最早的医书《黄帝内经》中就提到了"百病生于气也，怒则气上，喜则气缓，悲则气消，恐则气下……惊则气乱……思则气结"、"喜怒不节则伤脏"，意思是说，人的病都与情绪调理不当有关，喜怒哀乐、悲伤惊恐都会影响人的气血运行，使人内脏受到损伤而得病。到了汉代以后，中医对情绪伤人的部位更是有了比较确切的了解，总结出了"喜伤心、怒伤肝、忧伤肺、思伤脾、恐伤肾、惊伤胆"的经验，认为人的内在气血如果受到不良情绪的影响而变乱，相应的脏腑器官就会受到损伤。所以，整个中医养生学上都非常强调情绪调理的重要性。

Q 孕妇情绪调理有哪些方面？

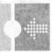

答 对于孕妇，情绪调理显得尤其重要，因为孕妇的不良情绪不仅会有损于胎儿的健康和情智，而且有时会对胎儿直接产生致畸作用。古代名医孙思邈在他的医学著作《千金要方》中曾经谈到过孕妇情绪通过扰乱经络影响胎儿的现象："妊娠三月为定形……卒惊、恐、忧、愁、嗔、怒、喜、顿、仆，皆动于经脉。"意思是孕妇七情六欲过激，都会影响甚至危害胎儿。古人总结的孕妇不良情绪造成胎儿、婴儿疾病的一般规律，是有科学道理的。

从今天的角度来总结，孕妇的不良情绪对胎儿的影响主要有以下几个方面：

❶容易引起胎儿胎毒、斑疹、癫痫、惊悸胆小、发育不全、内分泌紊乱等疾病。

❷容易致畸，出现兔唇等残疾症状。

❸容易影响胎儿智力，以后出现综合理解力差或不足现象，出现智力障碍。

❹容易出现气血不和导致的各类情感障碍，如孤僻症、反社会情绪、与他人无法融洽、情绪容易激动或易被激怒等。

❺容易使孩子日后发生癌症、代谢紊乱、早衰等疾病，或一辈子体弱。

所以，孕妇必须保持良好的心态情绪，这是养胎的一大要点。但调理情绪不是一件很容易的事，对修养差的人或脾气生来火爆的人尤其难。那么，有没有什么技巧、方式和经验可以供学习的呢？答案是肯定的，只要孕妇肯学，适当调理情绪还是可以做到的。为了更好地养胎，胎儿的准父亲也最好学学情绪调理，因为这也是让孕妇保持好心情、好情绪的关键。

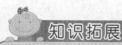

 知识拓展

孕妇情绪调整

通过胎心仪可以发现，孕妇如果情绪激动、发怒，胎儿的心跳会加快。研究表明：人处在大怒、大悲等不良情绪状态中时，体内的肾上腺素分泌会明显增加，有害物质也会大量产生，所以会危害人的健康；而保持心境的平和愉悦，体内则会产生有利于健康的一些物质。显然，孕妇如能平和安宁、舒适愉悦地度过孕期的每一天，孩子的身体健康、智力水平、完美个性才有可能得到保障和提高。

Q 学会平易对待生活能调节情绪吗？

答 在家里、单位里，我们每个人都会遇到不顺心、不愉快的事。遇到这些问题时，不妨多想一想人世间的一切各有其理、各有其规律，强求不行，强扭也不行；生活原本是很平常的，皇帝也有各种烦恼，富人也会遇到各类不幸，心情就容易平静下来。所以，平易淡泊，忧患就不会闯入你心中。良好的心态，遇到不顺心的事时要有，没有遇到不顺心的事时也要有。因为没有过分的欲望，人可以少些忧患和不满。

怀孕期间，孕妇由于体内内分泌的变化，会有不适，有时甚至会有肝火旺、想发火的冲动；现在有不少独生子女进入了生育期，由于从小受父母呵护长大，不少娇生惯养，不会料理生活，也不会体谅别人，自控力又差，面对婚姻和繁杂的家居生活、面对怀孕生孩子的艰辛，往往思想准备不足，委屈感特多，遇事情绪特别容易变坏。这类孕妇怀孕后，一定要学会调理好自己的情绪，理解生活本来就是充满艰辛和繁杂的，一切只有靠自己去担当才会有乐趣、才会变得容易，千万别让一时的任性影响了胎儿的身心健康。

另外，现代人的生活，常常在很大程度上会受电视广告的影响——广告天天在诱导人们去追求豪华的东西、奢侈的生活，不少人由此会有非分的欲望，以为我们的生活本该就是奢华的，不那样就是生活的不公或他人的不是，于是无端地生活于不满、不平等的不良情绪之中，无形中伤害了自己，也伤害了胎儿。所以，现在的准爸妈更要树立起平易对待生活的人生态度，以免被不适当的欲望所误，忽视了给胎儿提供必要的情绪环境的使命。

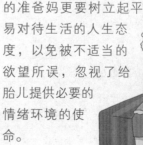

Q 学会多理解他人能调节情绪吗?

答 无论在家还是在单位,孕妇常会遇到与他人意见不合的时候,此时最好不要固执己见,非要他人迁就自己,非要争个水落石出。我们都身处于社会之中,每个人都有自己的意志,如果谁都不相让,社会及家庭都会变得可怕、变得难以相处。如果是胎儿的父母有这种情绪,就会给胎儿带来不安、不舒服的环境。所以,准父母要多从对胎儿的利害、多从他人的立场想问题,尽量多理解他人的意见,即使不能理解,也要学会淡然处之,让它自行存在,相信这不会影响或削弱你的利益。遇事这样想了,一切就会迎刃而解,

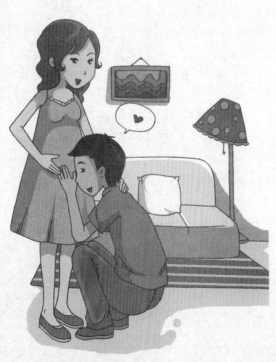

即使是棘手的问题也会变得容易解决、沟通。

俗话说得好,"退一步,海阔天空",学会了理解他人的人,生活往往就容易、顺利得多。孕妇从保护胎儿考虑,更应该心胸开阔,不与人计较,尽可能避免争议和动肝火。

夫妻之间因为生活和工作的辛苦,往往也会有不少摩擦,相互间一定要学会体谅。有些娇惯的孕妇会因为怀孕而需要丈夫的无条件迁就,不这样就觉得委屈,其实这样的情绪对胎儿也是不宜的。怀孕有不适,固然需要丈夫更多的关切、体谅和生活上的帮助,但孕妇自己也要多自持,多理解丈夫的不易和辛苦,从为胎儿着想的角度出发,努力调整好情绪。

善于理解他人、心胸宽阔会使孕妇自身更有舒适感,因为它也能使你的气血更为畅通,从而有利于健康。妻子怀了孕,当丈夫的自然应该多给妻子一些关心和体贴,平时适当减少一些社交活动和外部工作;少看一些足球,少做一些纯个人的事,工作后少晚归;多给妻子一些相处和共同娱乐的时间,细心帮助妻子解决一些生活小问题,有时间带妻子出去散散心、透透新鲜空气,尽可能维护好妻子的情绪和心态,使她有幸福感和愉悦感。这对你们未来的宝宝是大有益处的,因为家庭和睦、妻子幸福,胎儿一定健康、活泼、聪明。

Q　营建积极的家庭气氛有什么好处?

答平常而繁杂的家庭生活，如果夫妻能用积极的态度去对待，可能会变得很有滋味，这不仅能给每个家庭成员带来好心情，还会有益于个人的健康，这对胎儿当然也是极有益的。

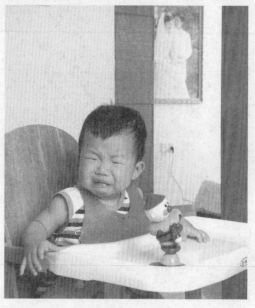

　　许多事是有趣，是平淡，还是烦恼，关键要看你怎么去对待。准父母要学会从平常的生活事件中发现乐趣。比如剥毛豆，有人会认为是件烦人的费时间的事，不得已干了，心里会闷闷不乐，甚至对他人发脾气；有人却能剥得有滋有味，从中取乐；也有人会把它当成一种培养自己耐心的机会。如果你能把它当成是在从事一件艺术创作，把豆剥得干净，放到漂亮的碗里，配上别种色彩的菜丁，炒成一盘色香味俱全的惹人喜爱的菜肴，它就是一项能让人进行艺术创作并从中获得激情的活动了。

　　总之，如果你用积极的态度去对待，日常生活中的每一件小事都可以成为有乐趣的事，从这一点出发，你可以把平常的生活变得很美好，这就给胎儿创造了最佳的生长环境。

Q　为何要节制不良情绪?

　　孕父母平时要尽可能调理好自己的情绪以提高生活质量，尤其要从保护胎儿的健康成长出发，控制好自己的不良情绪，以免伤害胎儿。

　　生活是复杂的，处于其中，谁也无法避免所有的烦恼和不幸，你觉得自己情绪一直不错，但家中可能突然遭遇了亲人得病、受伤或故去、破产，或者与他人发生纠纷、生意不顺等事故，开朗的情绪会一下跌入深谷，你往往因无奈而陷入了不良情绪之中。遇到这种情况，准父母一定要学会自持，尽量控制心态，设法靠心理暗示法(进行自我安慰)、替代法(找些别的事干，以忘却自己遭遇的不幸与烦恼)，明智地处理好自己的情绪。

Q 有哪些方法可以调节不良情绪？

答 可通过如下方法进行调节，即：

❶ 自我劝慰法

在不愉快的事情中，可以这样劝慰自己："这点小事算不了什么，有了宝宝我还有什么可生气的呢?"

❷ 焦虑转移法

在不良情绪实在无法排遣的情况下，可以离开使自己不愉快的情境，去做一些自己喜欢做的事，如唱歌、看书、郊游、画画等，使自己的情绪由烦恼转为愉快。

❸ 情绪消释法

有些不良情绪必须经过宣泄才能消除，这时可以通过给好朋友写信、交谈等方式来叙说自己的处境和感受，让不良情绪烟消云散。

❹ 朋友交往法

独处往往会使人郁郁寡欢，最好的方法就是将自己置身于朋友的生活圈中，充分享受友情的欢乐，感染上积极的情绪，从中得到心理上的满足和宽慰。

❺ 心情调整法

大自然是最好的朋友，经常到大自然中去散散步、听听鸟鸣、嗅嗅花香，能使自己消除紧张情绪，让心情变得舒畅。

❻ 自我美化法

美化自己无疑能增强自信心，不妨经常改变一下自己的形象，有时一件新衣服、一款新发型都能让自己感受到生活的美好。

总之，作为未来的母亲，必须努力保持平静、乐观、温顺的心境，只有在这种心境下才能拥有良好的情绪。只有拥有良好的情绪，才能使胎儿的身心获得健康的成长。

Q 宁静愉悦的生活对胎儿有什么影响？

答 古人认为"宁静致远"，意思是说，人如果能修炼得耐得住性子、耐得住宁静淡泊的生活，并能保持愉悦心情，他的智慧就会加深，他的思维就会达到原来没有的深度。静是人变得智慧的一大前提，整天汲汲而求、生活乱哄哄的人是很难达到智慧高度的。宁静和愉悦的心态是一种智慧心态，也是增长胎儿智慧，保持胎儿身体健康的一种最

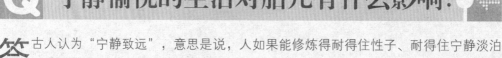

佳的气血环境。

当然，我们不是说为了追求宁静，孕妇最好每日静坐不动。我们所说的宁静是一种精神境界，一种心态，而不是具体动作。前面我们已经提到过，对孕妇来说，每日适当的劳作和轻微的运动还是相当必要的。

怀孕晚期营养保健

孕妇比平常需要更多营养。尤其是在妊娠晚期，需要额外增加418～837千焦（100～200千卡）的能量，所以，应摄取各种营养素如糖类、蛋白质、脂肪、钙质、铁质等。无机盐和维生素也要比妊娠前增加。此时，孕妇的营养供给有以下几点要求：粮谷类，主要功能是供给热量；营养素，主要是糖类、B族维生素（如泛酸、维生素PP、维生素B_1、维生素B_2等），还有一些蛋白质、脂肪和无机盐；蔬菜、水果类，含有丰富的维生素和无机盐（矿物质）、膳食纤维等。主要功能是参与机体代谢，增强身体抵抗力。膳食纤维能促进肠蠕动，帮助排泄。每天需要水果2个（约500克），蔬菜300～450克，怀孕时每天吃一个香蕉，以摄取钾和叶酸。另外，奶或奶类、鱼、肉、蛋、禽类，豆类及其制品等均不可少。同时，需要注意一些饮食禁忌。下面，我们就针对营养问题进行探讨。

 妊娠晚期应该怎样进行科学饮食？

答 妊娠后期，胎儿增长，子宫压迫胃，孕妇饭量反而减少，营养素摄入量易出现不足。这个时期的饮食原则是：食物品种多样，营养更为丰富，饮食中应以蛋白质和糖类为主，除食入主食如米、面及含蛋白质丰富、体积小、营养价值高的动物性食物，如奶类、蛋类、肉类、鱼类等食物外，还要注意多食动物肝脏、猪血、海产品、骨头汤、豆制品、胡萝卜、水果等含钙、铁、磷等元素及维生素高的食物；对纯热量的食物如白糖、蜂蜜等甜食，少吃或不吃，以防降低食欲，影响蛋白质等营养素的摄入。

在妊娠的最后2个月，胎儿对铁质的需求量相对较多，此时若孕妇进食量少，则会出现贫血。因此，孕妇必须多食富含铁的食物，如动物的肝、肾及红枣、桃干、菠菜等。同时，要注意适当晒太阳，以促进维生素D的合成，以利于钙、磷的吸收和胎儿骨骼的生长发育。

妊娠后期，往往会出现便秘，孕妇除了多吃油菜、芹菜等含纤维素的蔬菜外，还要吃些生津清热的水果、蔬菜，如苹果、香蕉、葡萄、西红柿、茄子等。纤维素多的食物可增加肠蠕动；生津清热的食物可去肠热，并以津液润肠道，利于大便的排出。此期，孕妇餐次可增加到5餐以上，少食多餐。一日膳食的组成，可在妊娠中期膳食组成的基础上，再增加50克禽肉、鱼、蛋，或250毫升牛奶或豆浆。控制盐的摄入，若出现水肿，每日食盐应在5克以下。避免食用辛辣、酒等刺激性食物。

Q 如何增加豆类蛋白质的摄入？

答 妊娠晚期除保证畜禽肉、鱼、蛋、奶等动物性食品的摄入外，可多增加一些豆类蛋白质，如豆腐和豆浆。这两种食品包含了大豆的主要营养成分，并去除了大豆中的抗消化的因子，提高了蛋白质的消化吸收率。豆腐、豆浆的营养价值与牛肉、猪肉相比，毫不逊色。

 知识拓展

维生素E

植物油不仅含有丰富的必需脂肪酸，而且富含维生素E。维生素E可避免胎儿发育异常和肌肉萎缩。如多吃花生、芝麻、核桃以及芝麻油、豆油等，就可得到足量的维生素E。

Q 怀孕最后3个月的膳食有什么原则？

答 妊娠晚期，孕妇的食欲继续增强，胎儿的发育很快，所以营养一定要跟上。在饮食上，要增加富含蛋白质的豆制品，如豆腐和豆浆等；多食用海产品，如海带、紫菜等；多食用动物内脏和坚果类食品。注意控制盐分和水分的摄入量。妊娠后3个月要在饮食上注意以下几点：

①　第8个月饮食注意

胎儿发育仍较快，对营养需求量较大。应继续保证全面营养，多吃豆制品等，同时应限制对食盐的摄入。

②　第9个月饮食注意

在保证全面营养的同时，要限制钠的摄入，增加铁及维生素K的摄入，为分娩做好准备。

③　第10个月饮食注意

胎儿即将出世，母体即将卸下重负。应多吃富含维生素K、维生素C、铁的食物，如牛奶、紫菜、猪排骨、菠菜、豆制品、胡萝卜、鸡蛋等。

Q **为什么孕妇不宜多吃糖精?**

答 糖精是和糖截然不同的两种物质。糖是从甘蔗和甜菜中提取的。糖精是从煤焦油里提炼出来的,其成分主要是糖精钠,无营养价值。纯净的糖精对人体无害。但孕妇不应长时间过多地食用糖精,或大量饮用含糖精的饮料,或是每天在饮料中加入糖精。糖精对胃肠道黏膜有刺激作用,并影响某些消化酶的功能,从而出现消化功能减退,发生消化不良,造成营养吸收功能障碍等。由于糖精是经肾脏从小便排出,所以还会加重肾功能负担。

 Q **孕妇吃金针菜有何益处?**

答 金针菜的营养价值早就被我们的祖先发现了,因为它具有安神作用,常用来改善神经衰弱和失眠等病症。有此症状的孕妇,应常将金针菜与肉、蛋同炒后食用,对胎儿发育有很大的帮助。

 Q **孕妇吃核桃有何益处?**

答 核桃的营养非常丰富,其中脂肪含量占63%~65%,蛋白质含量占15%~20%,糖占10%左右。据测定,0.5千克核桃仁相当于2.5千克鸡蛋或4.5千克牛奶的营养价值,特别对大脑神经细胞有益。钙、磷、铁和维生素A、维生素B_1等营养成分含量比较高。

对此,可以去皮后生吃,研碎与红糖拌和蒸包子吃,炒熟后稍压拌盐和其他调料一起蒸花卷吃,还可以煮粥,或做成桃酥吃。总之,如果孕妇每天坚持吃几个核桃,对自己的身体保养和对胎儿的发育均有很大的好处。核桃仁外包的一层皮略带苦味,可用开水冲泡一下,便很容易剥去此皮。也可在火上烘烤一下,用手一搓皮就可以掉下来。

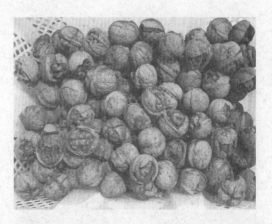

Q 芝麻对孕产妇有哪些药用价值？

答 芝麻，特别是黑芝麻含有丰富的钙、磷、铁，同时含有19.7%的优质蛋白质和近10种重要的氨基酸，这些氨基酸均为构成脑神经细胞的主要成分，因此对大脑也有莫大的好处，必须随时进行补充。

芝麻的食用方式较多，炒熟后研末，加入盐或焙过的花椒粉后可夹馍，调拌面条；还可制成芝麻酱拌在凉菜里或蒸花卷。经常食用，有补血、养发、润肠、生津、通乳等功效。自古以来，在妇女孕、产期饮食中，总是离不开芝麻、香油和芝麻酱的。日常可用黑芝麻、粳米适量煮粥，加糖食用。

Q 羊肉对孕产妇有哪些药用价值？

答 羊肉中含有蛋白质、脂肪、糖类以及钙、磷、铁等矿物质，属高热量食品。据统计，每100克瘦羊肉可产生811.7千焦(194千卡)的热量。食用羊肉有益气补虚、温中暖下之功效。在民间，羊肉还有一些药用方法，可用于产后及病后体虚，分别介绍如下：

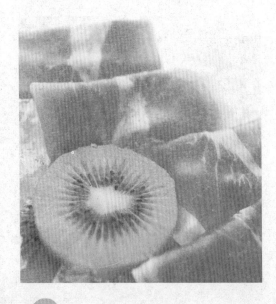

1 当归羊肉汤

当归、黄芪、党参各25克包在纱布里，羊肉500克，洗净切碎，共同放在沙锅内，加适量水，用文火煨煮，待羊肉近烂时再放入25克生姜及少许食盐，直至羊肉熟烂即可。适量喝汤吃肉，有补气养血、强身壮体之功效，产后或病后气血虚弱、肢冷多汗、营养不良者尤其适用。

2 羊脂蜜膏

生地黄60克，加水适量煎煮，每20分钟取煎液一次，加水再煎，共取煎液3次，然后将之合并，再以小火煎煮至如膏状；再加入羊脂100克、蜂蜜200克、生姜汁50毫升，至煮沸后即可停火，冷却后装罐备用。服用方法为每次一汤匙，每日2次，适用于产后体虚消瘦者。

此外，胡椒30克、干姜120克与羊肉500克，加水共炖，至羊肉煮烂后食肉喝汤，平素身体虚弱的孕产妇均可食用此膏。

孕妇是否需要补铜?

答 人体中铜元素的含量约为80毫克,含量虽然不高却参与了许多酶的生成。人体内的铜,部分以血浆铜蓝蛋白的氧化酶形式存在于血浆中,这是一种多功能的氧化酶,它可促进铁在胃肠道内吸收,进而制造血红蛋白。

孕妇缺铜将影响胚胎及胎儿的正常分化和发育,导致先天性畸形,表现为胎儿的大脑萎缩、大脑皮层变薄、心血管异常、大脑血管弯曲扩张、血管壁及弹力层变薄,并可导致孕妇子宫羊膜变薄,而发生胎膜早破、流产、死胎、低出生体重儿、发育不良等各种异常。

 孕妇能用饮料代替白开水吗?

答 有些孕妇常以饮料代替白开水喝,并认为这样做既能解渴,又能增加营养。其实这种认识是错误的。

研究证明,白开水是补充人体液体的最好物质,它最有利于人体吸收,而又极少有不良反应。各种果汁、饮料都含有较多的糖及其他添加剂,含有大量的电解质。这些物质能较长时间在胃里停留,会对胃产生许多不良刺激,不仅直接影响消化和食欲,而且会增加肾脏过滤的负担,影响肾功能。摄入过多糖分还容易引起肥胖。因此,孕妇不宜用饮料代替白开水。

 孕妇为何不宜食用过敏性食物?

答 孕妇食用过敏性食物不仅会导致流产或胎儿畸形,还可导致婴儿患病。有过敏体质的孕妇可能对某些食物过敏,这些过敏食物经消化吸收后,可从胎盘进入胎儿血液循环中,妨碍胎儿的生长发育,或直接损害某些器官,如肺、支气管等,从而导致胎儿畸形或患病。可从下面几个方面进行预防:

❶如果以往吃某些食物发生过过敏现象,在怀孕期间应禁止食用这类食物。

❷不要吃过去从未吃过的食物或霉变食物。

❸在食用某些食物后,如曾出现过全身发痒、出荨麻疹、心慌、气喘、腹痛、腹泻等现象,应注意避免食用这些食物。

❹不吃易过敏的食物,如虾、蟹、贝壳类食物及辛辣刺激性食物。少混吃异性蛋白类食物,如动物肝、肾、蛋类、奶类、鱼类等。

Q 孕妇吃阿胶好吗？

答 阿胶是用驴皮去毛后切成块，经煮熬形成胶水，再经浓缩、冷凝、阴干后制成，又称驴皮胶。其性温、味甘，含有大量动物胶和蛋白质，具有促进血液中红细胞和血红蛋白生成、改善机体内的钙平衡等作用。阿胶归肺、肝、肾三经，具有滋阴养血、补肺润燥、安胎止血等功效，是有效的补血药和妇科用药，属滋补壮体之佳品。

民间常用阿胶作为冬令补品，尤其适用于月经不调等病症。怀孕后若有流产征兆，用阿胶和其他中药材配伍，可有安胎作用；怀孕前后若有贫血者也可服用阿胶以促进血红蛋白生成。但是，早孕反应期胃口不好时不宜服用；对酒精过敏或患有妊娠合并高血压综合征者也不宜服用；脾胃虚弱、呕吐泄泻、消化不良者更要忌用。身体健康的孕妇，则没有必要为滋补而吃阿胶。俗话说，药补不如食补，孕妇所需营养还是应从均衡的饮食中获取。

Q 丝瓜对孕妇有何药用价值？

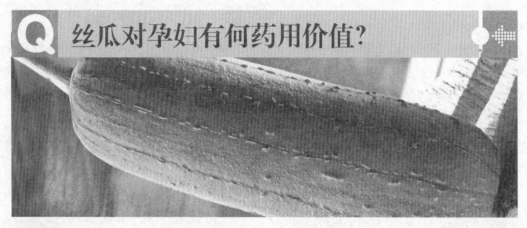

答 丝瓜含皂苷、脂肪、蛋白质等，丝瓜藤还含有植物黏液、糖胶、B族维生素、维生素C等，丝瓜水含硝石，其嫩瓜可做菜，老瓜可入药。丝瓜全部均可作药用，具有祛风化痰、凉血解毒、通经络、利血脉、下乳汁等作用。《罗氏会约医镜》中曾记载："丝瓜凉血解毒，除风化痰。"下面介绍几种食用方法，供选用：

❶丝瓜络15克，水煎服，每日2次，可用于缓解妊娠呕吐。

❷丝瓜络一条切碎后焙至焦黄，研细成粉，分两次用黄酒少许冲服，可用于缓解腰痛。

❸丝瓜藤60克，晒干切碎，微炒后研成细粉，每次服1.5克，每日3次服用，可用于治疗便血。鲜丝瓜叶或嫩丝瓜捣烂后敷于患处，每日2次，可缓解痈疖、无名肿毒等。

此外，多食用丝瓜，对产后出血过多或乳量不足以及便秘、大小便带血、疮肿、痛经等，有很好的辅助作用。

油菜对孕妇有何药用价值?

答 油菜含有钙、磷、铁、维生素C、胡萝卜素、烟酸等多种维生素及微量元素，除具有食用价值外，还具有一定的药用价值。据《新修本草》记载："油菜主风游丹肿，乳痈"，说明可用于缓解急性乳腺炎。研究证实，油菜有如下作用：

❶将适量的油菜捣烂如泥后敷在患处，有散血消肿的作用。

❷油菜的茎、叶可用于缓解丹毒，种子可行滞血，缓解产后心腹诸疾。

❸将油菜子(炒香)、肉桂各半，研成细末，与醋共煮后，制作成药丸，使之如龙眼大小，每次服1~2丸，每日2次，用温黄酒送下，可缓解产后恶露不下、血气刺痛及盆腔炎。

❹将油菜叶揉烂后擦在患处，可缓解荨麻疹和带状疱疹。

 孕妇吃黄瓜有好处吗?

答 中医认为，黄瓜味甘、性凉，具有除热、利尿、解毒等功效。研究发现，黄瓜含有丰富的钾（每100克中含有234毫克）以及胡萝卜素、维生素C和无机盐（钙、磷、铁等）及纤维素等。

鲜黄瓜中含有的丙醇二酸，可抑制糖类物质向脂肪转化，肥胖及患高脂血症的孕妇常吃黄瓜有好处。黄瓜子中含有的维生素E（生育酚），有利于胚胎的生长，可以抗衰老。同时，常吃黄瓜，对促进腐败食物的排泄和降低胆固醇也有一定作用。黄瓜食用简单、方便，生、熟皆宜。孕妇适当食用是有好处的。

 孕妇能吃火锅吗?

答 火锅，由于吃起来方便，且美味可口，很受人们欢迎，特别是秋冬季节，更是备受人们青睐。但是，医学研究表明，吃火锅也有弊端，特别是对孕妇而言。因火锅的温度一般要接近100℃，而人的口腔、食管和胃黏膜一般只能耐受50℃~60℃温度，超过这一温度就容易造成黏膜烫伤。

吃火锅时，刚从火锅内取出的食物温度较高，很容易造成消化道黏膜的烫伤，黏膜损伤以后，黏膜上皮细胞就会加速增殖，而黏膜不断的烫伤、修复，极易诱发癌变。另外，吃火锅还有可能感染寄生虫病，如鱼、虾、肉等感染寄生虫后，人的肉眼是看不到的，如果吃火锅时没有彻底煮熟，人吃了后就会感染寄生虫病。怀孕以后的妇女，由于受激素的影响，胃肠道平滑肌张力减退，肠蠕动减少或减弱，如果吃火锅的方法不当，就会增高胃肠道疾病的发生率。

所以，孕妇最好少吃火锅。如特别想吃时，食物一定要彻底煮熟，从火锅内取出后，要稍微晾一下后再吃，以防烫伤消化道黏膜。

3 怀孕晚期疾病防治

怀孕晚期由内外各种因素的影响，可能造成诸如早产、胎膜早破、前置胎盘、席汉氏综合征、过期妊娠等问题。而妊娠晚期用药不当可诱发子宫破裂。另外，妊娠晚期发生病毒性肝炎（病毒性肝炎子代感染率为25%～40.36%）、妊娠高血压综合征、小腿水肿（以妊娠晚期最为常见，卧床及夜间休息后消退，所以在妊娠晚期，孕妇应尽量避免长时间站立，休息及睡眠时抬高下肢，促进下肢静脉回流，可减少水肿的发生与发展）等症均会发生。同时，妊娠期急性胰腺炎虽可发生在妊娠的早、中、晚期以及产褥期中的任一时期，但在这些阶段中仍以妊娠晚期最为常见，因此也需要防治。最后，妊娠晚期，可因假宫缩而引起下腹轻微胀痛。因此，怀孕晚期发生疾病的可能性很多，必须作好有效防护与治疗。下面，我们即对此问题进行探讨。

Q 为何要防治妊娠晚期突然头痛？

在妊娠晚期孕妇突然出现头痛，往往是子痫的先兆，尤其是有血压升高或严重水肿症状的孕妇更不可忽视，此时可能已是妊娠高血压综合征，如不及时诊断治疗，还会诱发抽搐、昏迷，甚至危及母子生命，故应及时就医，适时诊治处理。

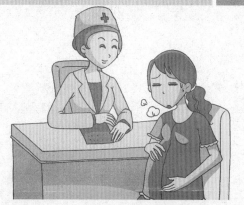

为何妊娠晚期会剧烈腹痛?

答 在妊娠中、晚期，由于外伤、负重或同房后，会突然出现剧烈腹痛，多为胎盘早期剥离，要去医院检查。另外，妊娠晚期如出现有规律的腰痛，这常是分娩前的征兆，要做好临产准备。

 什么是胎膜早破?

答 孕妇尚未到临产期，而从阴道突然流出无色、无味的水样液体，为胎膜早破。早期破水可刺激子宫，引发早产，并会导致宫内感染和脐带脱垂，影响母子健康，甚至还可发生意外，要找医生处理。

 妊娠晚期阴道出血怎么办?

答 妊娠晚期的阴道出血，常见于临产前兆，和无原因的、无痛的、反复多次出血的前置胎盘；如为突发持续性出血，常伴有持续性腹痛及有少量出血，则为胎膜早破；如突然一阵痉挛性剧烈腹痛后，宫缩立即停止，出现休克体征，这是子宫破裂现象等。这些均对母子的安全构成严重威胁，应去医院就医，千万不可忽视。

 为何要防治妊娠晚期严重心悸?

答 妊娠晚期因为子宫增大，心脏负担加重，可能出现心跳加快。如此时患上或原有心脏病，则会造成严重心悸心慌，气促不能平卧，使心脏病病情加重。孕妇原有或妊娠晚期患有心脏病，对母子的生命威胁很大，应及早就医，以防止心力衰竭的发生，减少母子死亡的概率。

 为何需要警惕过期妊娠?

答 妊娠期超过42周即妊娠期超过预产期半个月仍不分娩者称过期妊娠。过期妊娠对母子均有害，主要表现为：容易发生胎儿宫内窒息，引起胎儿突然死亡，要到医院检查。

Q 为什么妊娠晚期常感腰酸背疼？

答 孕中期以后，随着妊娠周数的增加，孕妇腹部逐渐前突，身体的重心逐渐前移。为了保持身体平衡，在孕妇站立和行走时常采取双腿略许分开、上身略许后仰的姿势。为维持这种平衡姿势，就使得孕妇背部及腰部的肌肉经常处于紧张状态，由此使孕妇常有腰背疼痛不适的感觉。此外，孕期生理变化之一，是存在于脊柱和其他骨关节周围的许多韧带发生松弛变化，而增大的子宫对腰背部神经具有压迫作用，这些也是造成腰背疼痛的原因。

为预防和缓解腰背疼痛，应在孕早期就坚持进行散步等适当运动，加强腰背部的柔韧度。另外，还要注意腰背部的保暖，最好睡硬床垫，穿轻便低跟软鞋，注意避免提拉搬移重物，避免长时间保持某一姿势等。

Q 双胎妊娠要注意什么？

答 已确诊怀了双胎的，或家族史中有双胎的孕妇，怀孕后要注意多摄取含有丰富铁和优质蛋白质的食物，防止患贫血症。并要注意保持安静，充分睡眠，避免过度疲劳，限制盐分的摄入，这样可以防止妊娠高血压综合征的发生，并预防胎膜早破早产情况的出现。

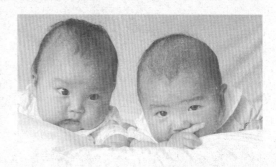

Q 多胎对妊娠有何影响？

答 其影响有如下5个方面：

❶容易发生妊娠高血压综合征、子痫。

❷妊娠后期子宫大，羊水多，邻近器官受压迫，能发生心脏变位、呼吸困难，容易发生严重的水肿和下肢静脉曲张。

❸双胎妊娠时，孕妇血容量增加比单胎多，又要同时孕育两个胎儿，需要铁质更多，因而往往容易出现贫血。

❹双胎妊娠胎盘比较大，有时可以扩展到子宫下段及宫颈内口，形成前置胎盘，引起产前出血。

❺由于子宫过度膨大，双胎妊娠常不能维持到足月，容易发生早产和胎膜早破。

孕妇可以使用激素类药物吗？

答 一般认为，激素类药物能够通过胎盘屏障而进入到胎儿体内，并由此产生不良影响。在临床上，常用的激素类药物有：

❶ 糖皮质激素

如果孕妇长期应用，可导致胎儿肾上腺功能不全，但迄今尚未有致畸报道。

❷ 放射性碘

孕早期应用，可导致早产，或婴儿甲状腺功能低下。

❸ 性激素

雄激素（睾酮）可使女胎男性化（阴唇吻合、阴蒂肥大）；合成孕激素（安宫黄体酮）可使女胎男性化（阴蒂肥大、阴唇萎缩）；己烯雌酚可使胎儿脑积水、脑膨出、男婴阴茎异常、睾丸发育不良，而对女婴则可能增加在青春期发生阴道癌、阴道炎等疾病的机会；天然黄体酮一般认为对胎儿无害，常用于先兆流产的治疗。

鉴于大多数激素类药物对胎儿有不良的影响，所以，孕期应尽量避免使用。

 孕妇用药要注意什么？

答 药物有正性作用和副性作用，如用药不当，则会对人体造成不良影响，甚至带来严重危害。对孕妇而言，如果用药不当，还会因药物经胎盘作用于胎儿，而影响胎儿的生长发育，引发胎儿畸形，或造成流产、胎儿死亡。因此，孕妇用药应慎之又慎，不可滥用，如必须用药，则应注意以下问题：

❶充分了解药物对胎儿不同发育期的影响。孕卵在受精后17天之内着床，这个时期的特点是细胞有丝分裂活动旺盛，药物的不良影响通常会导致胚胎死亡。孕18～56天为胚胎形成期，药物的不良影响通常是易于导致胎儿的功能及形态的异常。该期用药应特别小心。孕56天至分娩

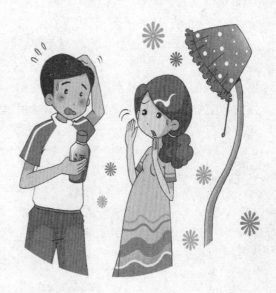

为胎儿期，用药一般不会致畸，但药物毒性可直接或间接地影响胎儿。

❷注意不要用对胎儿有影响的药物。如果必须用药，要注意对药物的种类、剂量和用药持续时间等因素进行慎重选择，尽量减少药量和缩短用药时间。

❸分娩期用药应注意药物可能对新生儿呼吸、神经等系统的不良作用，如临产前注射吗啡可抑制呼吸。

❹怀孕期间一般禁用收缩子宫平滑肌的药物，如麦角、脑垂体后叶素、益母草等，以防止流产或早产。一般也忌用泻药和有强烈刺激性的药物，以免导致子宫收缩，引起流产或早产。

Q 适合孕期的抗菌药物有哪些？

答 妊娠期用药有可能影响胎儿的正常发育，这一点目前已引起人们的高度重视，但也不可谈药色变，患病后硬扛着不治，尤其是感染性疾病，这样对准妈妈及胎儿都不利。其实，妊娠期只要正确选用抗生素，是能做到既能治疗准妈妈疾病，又不影响胎儿健康的。

目前已有足够的证据证明，青霉素类(如青霉素、氨苄西林、阿莫西林、氧哌嗪青霉素、美洛西林等)及头孢菌素类(如头孢氨苄、头孢唑啉、头孢拉啶)等抗生素对胎儿是安全的。以上两类药物都能抑制细菌细胞壁合成而起到杀菌作用。人的细胞没有细胞壁，故药物的毒性低，可安全用于妊娠各期感染患者。大环内酯类(如红霉素、吉他霉素、林可霉素、罗红霉素等)毒性也小，也可用于准妈妈。

上述是适用药物，下面的药物则不可用，如氨基苷类抗生素(如庆大霉素、卡那霉素、丁胺卡那霉素、妥布霉素等)对胎儿听力及肾脏有损害。四环素类抗生素(如四环素、土霉素、强力霉素、美他环素等)容易经胎盘进入胎儿体内，孕早期可致胎儿畸形、四肢发育不良及小肢畸形；孕中期可致牙蕾发育不良，从而使乳牙呈棕黄色及牙釉质发育不良，恒牙发育也受影响，易造成龋病；孕后期可引起肝、肾损害。

另外，喹诺酮类(如吡哌酸、诺氟沙星、环丙沙星、氧氟沙星等)在动物实验中可引起幼崽关节发育受损，应用时也应谨慎。磺胺类(磺胺甲基异唑等)，容易通过胎盘进入胎儿体内，与血浆蛋白结合，而将胆红素替换出来，导致新生儿黄疸。甲硝唑类药物容易通过胎盘进入胎儿体内，动物实验有致畸作用，尤其是妊娠头3个月，组织器官形成时期更是危险，故不宜应用。

总之，妊娠期患了感染性疾病既不可以硬扛着不治，也不可盲目滥用药物，要及时到医院在医生指导下合理选用药物进行治疗。

知识拓展

先锋霉素类药物

　　先锋霉素类药物包括头孢氨苄、头孢唑啉、头孢克罗等，是次选的药物。氨基苷类药物可经胎盘进入胎儿循环，引起胎儿第Ⅷ对脑神经受损、肾脏损害。四环素类药物毒性大，可抑制骨骼发育，使小儿乳齿染色。氯霉素可通过胎盘进入胎儿循环，导致新生儿灰婴综合征、骨髓抑制而白细胞减少或再生障碍性贫血。磺胺类药物可导致新生儿高胆红素血症，核黄疸等。长效磺胺可发生先天性异常，不用为宜。喹诺酮类药物对软骨发育有影响。利福平可导致无脑儿、脑积水和四肢畸形。外用抗真菌药对胚胎毒性较小。

Q　孕妇怎样选用止咳药？

答　怀孕期间难免发生咳嗽，在选用止咳药时要注意选用对母子健康无不良影响的药物。西药中的咳必清是常用的止咳药，此药对呼吸道黏膜产生麻醉作用，可导致呼吸道阻塞，进而使胎儿缺氧。碘化钾虽有较好的镇咳作用，但患有结核病或消化性溃疡病的孕妇不宜用，因为碘化钾有加剧结核病灶活动的作用和刺激胃黏膜、诱发胃出血的可能。服用复方甘草合剂(含阿片)等吗啡类止咳药效果虽好，但可能抑制胎儿呼吸，同时这类药物还能对子宫产生兴奋作用而延长产程。

　　中药中的远志止咳糖浆，止咳祛痰效果好，但有兴奋子宫引起宫缩的作用，可能导致流产、早产。含苦杏仁的止咳药，由于苦杏仁苷经水解能产生微量的氢氰酸，虽然其量甚微，但对发育中的胎儿也须谨慎。有些止咳药如涤痰丸、礞石滚痰丸、大金丹等对孕妇都有不利作用，孕妇不宜服用。一般认为，蜂蜜、甘草流浸膏(或糖浆)等较好，这些药对呼吸道黏膜有保护作用，而对母子无害。民间使用的冰糖炖梨、白糖浸萝卜等，既有止咳作用，又有营养价值，孕妇可选用。

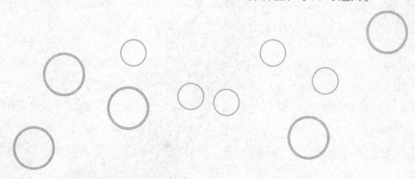

孕妇可以使用安眠药吗？

答 一旦知道自己怀孕了，就要绝对禁止服用安眠药。怀孕前偶尔使用的安眠药物，不会残留在体内，也不会危害到胎儿的健康，但是怀孕后须绝对禁止服用安眠药，因为安眠药与镇静剂在药性上是相同的。

安眠药对胎儿有极为不良的影响。母亲若是服用安眠药，药物就会通过胎盘，让胎儿直接吸收，而胎儿因为对此类药物尚未具有抵抗力，所以胎儿所受的影响远比母体大。有怀孕可能性的人即使不能入眠也不可擅服安眠药。若是长期使用安眠药的话，一旦发现自己已怀孕，那么后果就不堪设想

了，最好改掉这种服用药物的习惯。

镇静剂和安眠药若是给孕妇服用，对于胎儿有不良的影响。不但会抑制胎儿的呼吸功能，引起肝功能障碍，同时会使血液中的红细胞增多，引起黄疸。因此，孕妇必须注意不可以服用这些药物。

在怀孕初期服用安眠药和镇静剂的话，会引起胎儿先天性异常，并使胎儿的脑细胞新陈代谢等功能失常。总之，尽量避免长时期服用药物是极为重要的。自知有怀孕可能的女性，在平时就应克服乱服药物的习惯，才能确保身体健康。

 孕妇可以用泻药吗？

答 使用泻药来治疗便秘，虽然不会对胎儿构成直接影响，但还是以食物来通便较好。怀孕期间特别容易便秘，尤其是孕吐时便秘的现象更显著。泻药的种类繁多，作用也不同，虽然不会直接影响胎儿，但是因为经常服用泻药，胃肠已习惯

了药性，所以效用会逐渐降低。同一种泻药不见得适合每个人，有的人使用后非但无效，反而会引起下痢，下痢甚至是形成流产或早产的主因。因此，怀孕期间便秘禁止使用泻药来使粪便畅通。

 黄体酮能保胎吗？

答 妇女在受孕后，卵巢中的黄体不萎缩而继续发育并分泌孕激素，即黄体酮，以维持妊娠的正常发展。黄体酮的作用，一是在受精卵植入后，进一步促进子宫内膜发育成蜕膜；二是降低子宫肌的兴

奋性，使子宫对兴奋子宫肌的催产物质的敏感性降低，使妊娠能够维持。

在妊娠早期，胎盘未完全形成时，黄体酮由黄体分泌。胎盘形成以后，其所分泌的黄体酮占主要部分。在胎盘未完全形

成时，由于某些原因引起子宫收缩，可导致先兆流产。这时注射一定量的黄体酮，可降低子宫肌的兴奋性，使其收缩减弱，以防止先兆流产，起到保胎作用。注射黄体酮保胎，只用于孕妇体内黄体酮不足所造成的先兆流产，对于胎儿畸形等胚胎发育不良所造成的先兆流产，一般没有什么意义。

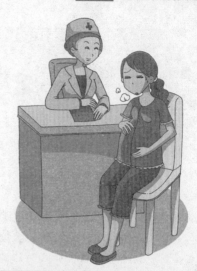

使用黄体酮对胎儿发育会产生一定的影响，因而孕妇不要随便使用，要在医生指导下按一定剂量注射。

哮喘病患者孕期应注意什么？

答 妇女怀孕后，机体发生了复杂的变化，但专家认为，绝大多数孕妇的病情与孕前相似。哮喘的轻度或中度发作对胎儿影响不大，但若发作持续24小时以上或经积极治疗12小时以上未得到缓解，则会造成体内严重缺氧，全身功能紊乱，会危害母体和胎儿的健康。

对一般的发作，最初可用舒喘灵气雾剂，这种药对全身的作用较弱，但心功能不全及高血压患者慎用。也可口服氨茶碱或麻黄碱。至于异丙肾上腺素气雾剂，严重高血压、心律不齐者忌用，而且在妊娠早期及妊娠晚期，对胎儿均会产生不良影响。

严重的哮喘发作，可否使用皮质激素呢？国内外专家认为，严重哮喘发作或哮喘持续状态对母体及胎儿的危害性要比皮质激素引起的不良反应更严重，关键时刻应尽早使用。但应用皮质激素，抑制了孕妇自身的垂体-肾上腺轴的调节作用，需停药1年左右才能恢复。在此期间，患者对分娩、出血、麻醉、手术的耐受性较差。

温馨提示

在妊娠期间，要注意避免哮喘发作，减少接触能引起发作的因素，消除紧张情绪，积极休息。如果哮喘发作，仍可使用孕前所使用的较有效的药物。例如氨茶碱、麻黄碱、异丙肾上腺素气雾剂、沙丁胺醇气雾剂等，都可使用。但要避免服用含有碘剂的药物，这类药可造成胎儿甲状腺肿或甲状腺功能减退。

适量的丙酸培氯松气雾剂对母体与胎儿都较安全，如在孕前已使用此药，妊娠期可继续使用，使母子安全渡过妊娠难关。哮喘伴有呼吸道感染者，可用红霉素治疗，不宜使用青霉素。

怀孕晚期运动保健

chapter

到了怀孕晚期，孕妇的行走、睡眠等日常活动都会受到宝宝的影响，为了保证孩子的健康成长和维护孕妇自身的健康，怀孕以后应当注意保持正确活动姿势。具体来说，在运动上有如下的注意细则：下楼时要握住扶手防止身体的前倾、跌倒；上楼时拉住楼梯的扶手，可以借助手臂的力量来减轻腿部的负担；平时行走时，应该抬头、挺直后背、伸直脖子、收紧臀部，保持全身平衡，稳步行走；坐下时，最好选择用直背坐椅(不要坐低矮的沙发)，先保持背部的挺直，用腿部肌肉的力量支持身体坐下，使背部和臀部能舒适地靠在椅背上，双脚平放在地上；起立时，要先将上身向前移到椅子的前沿，然后双手撑在桌面上，并用腿部肌肉支撑、抬起身体，使背部始终保持挺直，以免身体向前倾斜，牵拉背部肌肉；站立的时候，要保持两脚的脚跟和脚掌都着地，使全身的重量均匀地分布在两只脚上，双膝要直，向内向上收紧腹壁，同时收缩臀部，双臂自然下垂放在身体的两侧，头部自然抬起，两眼平视前方；不要直接弯腰从地上拾起物品，以免用力过度导致背部的肌肉和关节损伤，应当先慢慢蹲下，拾起物品后再慢慢站起来。另外，如果怀孕前就一直爱好运动，那么怀孕后期没有什么特别的情况，可以继续进行，运动时要有限度，不要运动到令自己感到疲劳或上气不接下气的地步。注意不要尝试那些剧烈的运动，要避免任何有损伤腹部危险的运动；如果怀孕前一直不大运动，那么，怀孕后期最好选择散步、打太极拳来作为每天的运动。还应当做一些其他的轻微运动，以为顺利生产做好身体及精神上的准备。

Q 孕妇妊娠晚期适宜远行吗？

答 怀孕晚期，孕妇生理变化很大，适应环境的能力远不如平时，长时间的车船颠簸会使孕妇难以入睡、精神烦躁、身体疲惫，而且旅途中孕妇免不了要经常受到碰撞、拥挤。车船上空气一般都很污浊，各种致病菌也比其他环境多，很容易使孕妇感染疾病。在这种条件下，孕妇往往容易发生早产、急产等意外。孕妇分娩绝非小事，稍有不慎，将会危及孕妇和胎儿的生命。因此，孕妇在怀孕晚期一般不要离家远行。

Q 孕妇娠娠晚期远行应注意什么?

答 如果孕妇必须远行，应从以下几方面作准备：

不要临近预产期时才开始动身，最好提前1~2个月动身，以防途中早产。出发前最好随身带些临产用的东西，如纱布、酒精、止血药品等。若有医护人员护送，最为理想。

外出最好乘火车，并购买卧铺票，以利孕妇中途休息，尽量不要乘汽车。

应事先考虑目的地的气候条件，带好必要的衣物，以防受凉受寒。

有晕车、晕船现象的孕妇应带上一些防晕车的药物，必要时遵医嘱服用。因为晕车、晕船造成的恶心、呕吐易诱发子宫的收缩，导致早产。

出现腹部阵痛、阴道出血等分娩先兆症状时，应立即报告车船上的工作人员，以采取紧急措施。

Q 做孕妇体操时应注意哪些事项?

答 做孕妇体操的好处很多，能够防止由于增加体重和重心变化引起的腰腿疼痛；能够松弛腰部和骨盆肌肉，为分娩时胎儿顺利通过产道做好准备；还可以增强自信心，在分娩时能够镇定自若地配合医生，使胎儿平安降生。

做操时动作要轻，要柔和，运动量以不感疲劳为宜。每日都应坚持，如果出现流产先兆时，应询问医生后再决定是否坚持。做操之前应先排净大小便。

做孕妇体操的时间宜选择在早晨起床后和晚上临睡觉前，同时注意不要受凉。习惯后，早、晚各做10次。

Q 如何做孕妇体操中的"脚部运动"?

答 孕妇要坐在椅子上或床边，腿与地面呈垂直状，两脚并拢平放地面上（如图1所示）。

❶脚尖使劲向上翘，待呼吸一次后，再恢复原状。

❷将一条腿放在另一条腿上。上面腿的脚尖慢慢地上下活动，然后换腿进行。

❸通过脚尖和踝骨关节的活动。增强血液循环和脚部肌肉，防止脚部疲劳。每次做3~5分钟。

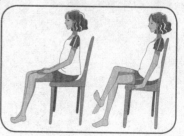

图1

Q 适合孕妇的"盘脚坐运动"如何做？

答 孕妇在做这个运动时需按如下步骤进行，即：

❶在床上坐好，盘好双脚。挺直背部，正视前方，两手放在膝盖上（如图2所示）。

❷每呼吸一次，用双手下压膝盖至床面，反复进行。

这项运动可以松弛关节，伸展骨盆肌肉，使婴儿在分娩时顺利通过产道。每次可做5分钟左右。

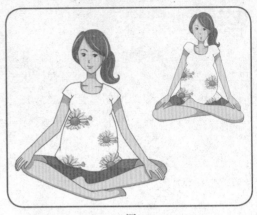

图 2

Q 孕妇"扭动骨盆运动"如何做？

答 孕妇可以按照如下方法，进行此项活动：

❶仰卧在床，两腿与床成45°角，双膝并拢（如图3所示）。

❷双膝并拢带动大小腿左右摆动。摆动时两膝好像在画一个椭圆形，要缓慢地、有节奏地运动。双肩和脚底要紧贴床面。

❸左腿伸直，右腿保持原状，右腿的膝盖慢慢向左倾倒。

❹右腿膝盖从侧面恢复原位后，再向左侧倾倒，此后两腿交替进行。

这项运动可使骨盆关节和腰部的肌肉保持柔软，减少疼痛。每个动作各做10次。

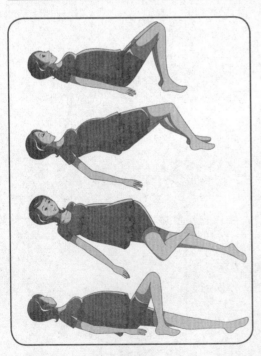

图 3

应如何做孕妇"振动骨盆运动"？

答 其可以通过下面的操作方法进行：
❶仰卧在床，后背紧贴床面，两腿与床成45°角，脚心和手心放在床上（如图4所示）。

❷腹部向上挺起，腰部呈拱状，默数10下左右，再恢复原来体位。重复做10次。

❸呈趴卧体位，双膝和双手贴床，将头伏在双臂之中，后背双臂呈流线型。

❹抬头，上体向前方慢慢移动，腰部、臀部同时前移。每呼吸一次做一次，可做10次。

这项运动可以松弛骨盆和腰部关节，还可以使产道出口肌肉柔软，并增强下腹部肌肉力量。

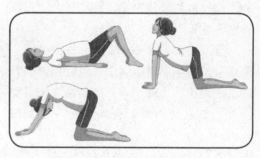

图 4

孕晚期应该劳逸结合吗？

答 为了孕育胎儿，孕妇在孕期会有较大的体力支出，血容量会大大增加，所有脏器都要超负荷地运转，容易疲劳，容易对有些体力活动感到力不从心。尤其是在晚孕期，可能走路、站立都会感到累，这就需要适当增加休息，以保护各类脏器的正常运转。休息好，人的免疫力也会增强。

有些孕妇因经商、担任主管，或是演艺界人士而工作较忙；有些平时交际广泛，应酬较多，孕期仍无法摆脱；有些则兴趣爱好广，喜欢玩麻将、打牌等游戏，容易顾不上休息，熬夜较多等。这些均对胎儿不利，也容易削弱自己的免疫力。最好在孕期调整一下工作和休息的节奏，多安排一点休息的时间。休息好，人就精力充沛，抵抗疾病的能力就会增强。

孕妇颈部按摩有哪些操作要领？

答 其操作要领需要取穴准确，手法灵活轻巧，顺序施术，慢而不滞，快而不乱，劲力适宜，柔和深透。下面分别介绍两种按摩方法的操作要领：

❶ 松颈法

受术者取俯卧位或坐位。操作要领如下：

❶推揉颈项：施术者一手固定头顶部，一手取拇指揉法，沿项后循经由风府至陶道；由天柱至肺俞；由风池沿肩中俞、肩外俞至肩井穴部，反复施术。以筋柔热透为度。

❷撩揉桥弓：受术者侧卧位或坐位。施术者沿颈侧取拇指揉法，由完骨穴循乳突肌经天牖、天窗、天鼎至缺盆穴，反复揉拿，以筋柔为度，复以滚法，循序而治。以热透为度。

❷ 利喉法

受术者取仰卧位或坐位。操作要领如下：

❶揉拿舒喉：施术者一手扶持头部固定，一手拇指、食指相对着力于喉两侧，由颏下经人迎至气舍穴，反复揉拿施术。

❷摇压启音：施术者一手固定头部，一手沿喉前自廉泉至天穴，反复轻按推揉；拇指、食指腹相对用力捏拿喉结并轻缓摇动，同时嘱受术者发出"咿"音配合。

Q 颈部按摩有什么作用？

答 颈部按摩适宜于缓解颈强项痛，失枕，颈肩痛坠，肢体麻木，咳嗽上气，声嘶音哑，舌强失音，舌缓流涎等症。其能疏通经络，活血化瘀，解痉镇痛，清咽利喉，理气启音，清痰止呕。

Q 孕妇头面部按摩有哪些操作要领？

答 其操作要领是手法灵活轻巧，轻柔而不浮，劲力深透，由轻到重，取穴要准，由点至面，循经施术。下面介绍两种按摩手法的操作要领：

❶ 健脑益神法

受术者取坐位，两臂自然垂放于体侧，闭目静心。长发若碍于手法操作，可着薄巾隔而施术。

❶推擦五经：施术者一手托扶其颈后，另一手五指分开，中指腹着力于前发际神庭穴，余指展伸分别着力于左右曲池、临泣穴。循经行线，由前推擦至后发际，反复施术。以热透为度。

❷压三经：施术者双手抱其头，两拇指端着力，分别由印堂至百会，阳白至络却，循经指压，反复施术。以穴感酸胀为度。

❸扫散胆经：施术者一手扶其头侧，另一手拇指外展，指腹着力于头维，余指扶持颈后，拇指循耳上弧形快速扫擦颅侧

至脑空穴，两侧分别施术。以热透为度。

❹弹搔脑颅：施术者双手指略展分，指腹着力，如抱球样搔抓提擦；再以指端着力，沿前发际至后头，循序快速弹击，反复施术。

❺揉运风池：施术者一手托扶前额，一手拇指、食指相对用力拿捏风池穴，反复揉按。以感酸胀热透为度。

❷ 开关通窍法

受术者取仰卧位，闭目静心，两臂屈拢，两手合覆于胸前。

❶推印堂：施术者双手拇指腹着力于两眉间，分别反复上推至前发际；再由额中，沿额部快速地反复推向两侧发际。以

力透热深为度。

❷推眉弓：施术者两手拇指端着力于两眉头攒竹穴按压，以酸胀为度；再以拇指腹着力，沿眉弓反复推抹至太阳穴，然后以食指予以揉擦数次。

❸抹瞳子：施术者两手拇指端分别着力于目内眦睛明穴按压，以酸胀为度；再以指腹着力沿目抹理至目外眦，按揉瞳子，反复施术。

❹点揉三穴：施术者拇、食、中指端分别着力于地仓、颊车、大迎和颧髎、下关、翳风，点按揉压。以酸麻胀感为度。

❺浴面颊：施术者两手掌或大鱼际着力于额部、目、颧、腮颊、下颌部，顺序推拂。

Q 头面部按摩有哪些功效？

答 此法适用于缓解伤风感冒，头痛头晕，精神委靡，神衰多梦，视物昏花，鼻塞不通，面肿㿠白，牙痛耳鸣，面部皱褶等症。具有醒脑明目，安神宁志，解表散寒，缓痉止痛，通关开窍，降逆止呕，合调阴阳，除皱美容等功效。

孕晚期应何时停止工作？

答 怀孕晚期，孕妇活动开始明显笨拙不便了，有的孕妇会坚持工作到分娩前一天，而有的孕妇临产前很早就休假在家了。如何确定何时脱离工作，这要根据各自的情况加以把握。

如果孕妇从事办公室文秘工作，或机关办公工作，工作强度小，工作环境相对稳定安全，孕妇可以一直工作到预产期前

一天，或临产那一天。如果孕妇工作在工厂企业的车间或操作间，工作性质具有一定强度和一些体力劳动，那么孕妇应该在预产期前2～3周就申请调换一个工作岗位，或申请休假。如果孕妇从事服务性或商业性的招待、卫生、售货、会计、收款等工作，如每天行走在4小时以上，或坐着工作在8小时左右，那孕妇也应在预产期的

前2周就申请休假。如果孕妇从事的工作活动量非常大，或经常需要外出进行业务活动，那么孕妇应在预产期前1个月就要申请休假。

当然，对孕期无异常情况的孕妇而言，何时脱离工作是因人而异的，这里应把握的一个关键是：应该始终把安全因素放在第一位。如自己不好把握何时休假，可以咨询孕期检查的医生，把自己的工作环境、性质和劳动强度等信息告知，请医生提出建议。

5 chapter 怀孕晚期生活与食疗

孕妇在怀孕晚期应稳定情绪，保持心绪的平和，安心等待分娩时刻的到来。同时在生活上注意适当的休息和运动。

怀孕后期，孕妇常常感到腰酸、背痛，身体没有以前灵活，这是由于腹内长大的胎儿改变了脊柱的重心所造成的。因此，这个阶段必须要有适当的休息。每天晚上至少要有8～9小时的睡眠时间，有条件的话，中午还可以小睡1～2小时，使孕妇有一个饱满的精神状态和充足的体力。但休息并不等于整天躺着静养或者坐着不动，每天除了适当的休息以外，还必须有一定的运动时间。另外，在饮食上需要补充奶或蛋类（含有丰富的钙质、蛋白质等，能促进胎儿的骨骼和牙齿发育）、鱼、肉、禽类等食品，这些食品主要含优质蛋白质、脂肪、无机盐、维生素，其中的蛋白质含量高，生物利用率高；鱼类有较多不饱和脂肪酸可防治动脉粥样硬化和冠心病，钙和碘也很丰富；主要功能是促进胎儿发育，构造体内各种组织，包括所有细胞、体液、肌肉等。另外，水是一切营养素在体内发挥作用的载体，可助消化，帮助排泄，也是构成胎儿身体的重要成分，每天需要量6～8杯。下面，我们分别就怀孕晚期生活指导与食疗配方，作出如下的讨论与设计，以供参考。

Q 什么是胎心电子监测？

 胎心电子监测是用胎心监护仪监测胎儿的心率，同时让孕妇记录胎动，观察这段时间内胎心率的情况和胎动以后的胎心率的变化。医生主要根据胎心率和胎动后胎心率的加快，或子宫收缩后胎心率的变化来判断胎儿宫内是否缺氧和胎盘的储备功能。

胎心电子监测一般在妊娠36周以后进行。胎心监护时，你应该轻松地仰卧(最好是左侧卧)，医生会在你的腹部涂上超声耦合剂，再将胎心监护仪上的一条或两条(有宫缩时)带子绑到你的宫底和胎心最强的位置上，再给你一个小小的笔样的记录胎动的装置，仪器上可以显示即时的胎儿心率及子宫收缩的频率和强度。这种记录需要20~40分钟。如果你没有阵发性腹痛(宫缩)，腹部只绑了一条带子，则为无应激试验(NST)。

正常情况下，20分钟内应该有3次以上的胎动，胎动后胎心率会增快15次／分以上。如果是有宫缩的情况，宫缩后胎心率则不易下降。

在做胎心监护前，一定不要空腹，否则会出现假阳性的情况。如果有条件的话，一般在孕36周后每周进行一次胎心监护。如果孕妇属于高危妊娠，如妊娠合并糖尿病等，应该每周作两次监护。

Q 怎样知道胎儿是否发育成熟？

答 所谓胎儿发育成熟，主要是针对胎儿重要内脏器官的功能成熟情况而言，以此来判断胎儿宫外独立生活的能力，指导选择分娩时机、分娩方式和制订出生后的护理计划。预测胎儿成熟度的方法有：

❶ 根据预产期推算

从末次月经第一天起，向后推280天，即为预产期。

❷ 测量宫底高度和腹围

宫高、腹围随妊娠进展而增加，与胎儿成熟度和大小有一定的关系。

❸ B超检查

如果B超检查胎儿双顶径在8.5厘米以上，说明胎儿已成熟。

❹ 测定羊水卵磷脂／鞘磷脂(L／S)的比值

卵磷脂是胎儿肺泡表面活性物质，随妊娠进展而逐渐增加，孕35周以后增加迅速。鞘磷脂则相对稳定。通过测定L／S比值，可以判断胎儿肺成熟度。如该值大于2.0，则表明胎肺已成熟；如低于1.5，则胎儿娩出后呼吸困难综合征的发生率较高。

另外，其他方法还有：通过测定羊水中肌酐含量来判断胎肾成熟度，测定胆红素类物质浓度来判断胎肝成熟度，测定脂肪细胞出现率判断胎儿皮肤成熟度等。

Q 预防便秘应注意什么？

答 怀孕期间由于孕激素增高，使肠道肌肉松弛，准妈妈更可能发生便秘。表现为排便次数较平时少，便干而硬。准妈妈应定期到医院检查，发现胎位不正应及时纠正，以免下腔静脉受压，导致回流受阻而发生痔疮，给排便带来严重影响。在日常生活中，准妈妈需注意以下几方面：

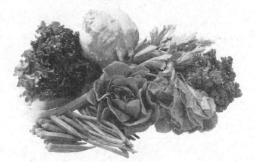

❶ 添加蔬果杂粮

准妈妈往往因进食过于精细而排便困难，因此，要多食含纤维素多的蔬菜、水果和粗杂粮，如芹菜、绿叶菜、萝卜、瓜类、苹果、香蕉、梨、燕麦、杂豆、糙米等。定时进食，切勿暴饮暴食。平时多喝水，坚持每天清晨喝一大杯温开水，这样有助于清洁和刺激肠道蠕动，使大便变软而易于排出。

❷ 晨起定时排便

定时排便，在晨起或早餐后如厕。由于早餐后结肠推进动作较为活跃，易于启动排便，故早餐后1小时左右为最佳排便时间。不要忽视便意，更不能强忍不便。更为重要的是蹲厕时间不能过长，这样不仅使腹压升高，还给下肢回流带来困难。最好采用坐厕排便，便后清洗会阴和肛门。

❸ 适量运动锻炼

适量运动可以加强腹肌收缩力，促进肠胃蠕动和增加排便动力。需要注意的是，采用揉腹按摩促进排便的方法是不可取的。

❹ 保持身心愉快

合理安排工作和生活，保证充分的休息和睡眠，保持良好的精神状态和乐观的生活态度。准妈妈不要因呕吐不适而心烦意乱，烦躁的心态也可导致便秘。不妨多做一些感兴趣的事，比如欣赏音乐、观花、阅读等，尽量回避不良的精神刺激。

❺ 谨慎服用泻药

泻药主要用于功能性便秘。一般情况下，准妈妈尽量避免服用泻药，但若多日不便或排便困难，可选择适宜的泻药，酌量服用。刺激类泻药对肠壁产生强烈的刺激，稍微过量就会引起腹痛，甚至盆腔出血，应禁用该类泻药。膨胀性泻药内含大量纤维，能吸收水分，软化粪便，轻度刺激肠蠕动，缩短排便时间，可酌情选取。液体石蜡等润滑性泻药刺激性相对较小，可选用。值得注意的是妊娠末期，准妈妈应绝对禁用泻药。

Q 孕晚期的性生活应注意什么?

答 在妊娠的最后3个月，要禁止性生活，因为此时期，胎头已进入骨盆，柱状的子宫颈展平消失，阴道及子宫颈口的黏膜湿润柔软，极易充血和受伤。所以，这个时期如有性生活，则羊膜腔感染的可能性很大。

另外，精液中含有前列腺素，它可以引起子宫收缩或早破水，而导致早产。妊娠末期的性生活应严格受限制，但并不意味着夫妻间连互相的示爱也要停止。可用其他方式表达感情，如接吻、拥抱、抚摸等。

Q 如何做好乳房保健?

答 为了能顺利地哺乳，于妊娠20周开始准妈妈就应做好乳房及乳头的保健工作。下面的方法可以借鉴：

❶ 乳房的护理

随着妊娠的进展，乳房发育很快，为了不使皮肤和结缔组织过度延伸，造成垂乳（垂乳会使乳房局部发育不良），准妈妈应戴上合适的乳罩来保持乳房的正常位置。使用过紧的乳罩会压迫乳房，影响乳腺发育；过松的乳罩失去其支托的作用。最好选用乳杯较大的，当乳房增大而能相应调节的调节型乳罩为好。另外，乳罩的肩带选择宽一些的，以减轻重量感。

❷ 乳头的护理

产后哺乳的最初一段时间内，由于乳头不能适应而容易发生皮肤受损或皲裂。乳头受损后由于不能哺乳，会使乳房因充血、乳汁淤滞而导致乳腺炎。所以从孕中期就要开始乳头护理。在洗澡后用肥皂水

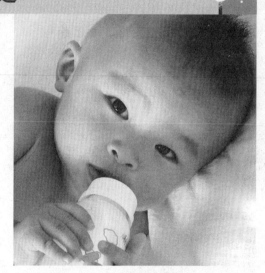

擦洗乳头，再涂上润肤液或凡士林油轻轻按摩乳头及周围皮肤，以增加乳头表皮的坚韧性，这对防止乳头裂伤很有帮助。

妊娠期刺激乳房或乳头时可能引起子宫收缩。如果在按摩乳头时感到腹部发紧(宫缩)时，应立即停止按摩。如果准妈妈的乳头凹陷，在清洗乳房时，应用手指头向外牵拉，以免乳头过短，婴儿吸吮时困难。如用手指向外牵拉乳头困难，也可用吸乳器辅助进行。

Q 微量元素与优生之间有什么关系？

答 随着科学研究的发展，越来越多的证据显示，微量元素与优生有着密切关系。下面的微量元素对于孕妇及胎儿均很重要：

碘

碘是合成甲状腺素的重要原料，孕妇碘缺乏，将导致甲状腺激素合成与释放减少，由此可造成胎儿大脑主管语言、听觉和智力的皮质部分不能得到完全分化和发育。这样的胎儿出生后，生长发育缓慢，反应迟钝，面容愚笨，有的甚至聋哑或精神失常，其成年后身高常不足1.3米，称为"呆小病"。迄今为止，对已经患有呆小病的患儿，尚无有效的治疗方法。因此，对该病的预防则显得尤为重要。对缺碘地区的妇女，在其怀孕期间，应特别注意多吃一些碘含量丰富的食物，且要坚持食用加碘食盐。

锌

研究证明，锌参与人体核酸、蛋白质等多种物质的代谢过程。缺锌将导致DNA(脱氧核糖核酸)和含金属酶类的合成发生障碍。如果孕期缺锌，则胚胎发育会受到影响，易于发生多种先天性畸形。为预防缺锌，应避免偏食，并可适当增加摄入各种肉类食物，因其锌含量相对较高。此外，孕期还须戒酒，因为酒精会增加体内锌的消耗。

铜

妊娠期母体缺铜，可相应导致胎儿缺铜，造成胎儿机体内为新陈代谢提供能量来源的三磷酸腺苷的缺乏，影响维持生命的能量物质的供给，同时也可影响胎儿某些酶类的活性以及铁的吸收和运转。

锰

研究表明，妊娠期缺锰，将对胎儿的健康发育带来影响。母体缺锰，可使后代产生多种畸形，尤其是发生骨关节系统畸形的可能性最大。一般说来，以谷类和蔬菜为主食的人群不易发生锰缺乏，但由于现今食品加工过于精细，或在饮食习惯上是以乳品、肉类为主食时，则往往容易造成锰的摄入不足。因此，为避免孕期锰缺乏，孕妇应适当多吃些水果、蔬菜和粗粮。

铁

人体缺铁就会发生低色素性贫血。妊娠期由于血容量增加、血液稀释而出现"妊娠生理性贫血"，如在此基础上进一步缺铁，则可能危及胎儿。调查表明，严重贫血的孕妇，其新生儿的红细胞体积比正常新生儿小19%，红蛋白低20%。因此，孕期应重视补铁。

Q **孕妇摔跤会引起胎儿脐带绕颈吗?**

答 何种原因导致脐带绕颈，迄今尚不十分清楚。但脐带绕颈者常发现有脐带过长，或曾有过胎动频繁等症状。孕妇偶然摔跤，对脐带长度不会产生影响，也不会造成过多的胎动，因而与脐带绕颈关系不大。过去脐带绕颈无法在产前得到诊断，但现在借助于B型超声检查，已经能够在产前做出较明确的诊断。当然，诊断的准确率并非是100%，也有一定的误诊率，有时在诊断后还会再出现变化。

孕期发现脐带绕颈可以提醒医务人员在产程处理时提高警惕，以防止胎儿发生意外。大多数脐带绕颈的胎儿可安全地经阴道分娩，故有胎儿脐带绕颈的孕妇不必恐慌。

 Q **孕妇应禁用哪些化妆品?**

答 孕妇在妊娠期间，能不能使用化妆品呢? 答案是: 最好不用。有些化妆品对母胎均有危害，比如下面的化妆品即是如此:

❶ 染发剂

孕妇应该禁用。曾有一位孕妇使用了染发剂后，第二天感到头痛，然后整个脸部都肿起来，眼睛无法睁开，随后出现了先兆流产的症状。据报道，染发剂对胎儿有致畸作用。

❷ 冷烫精

在妊娠中期，孕妇的头发比较脆弱，极易脱落，使用冷烫精会加剧头发的脱落。

❸ 指甲油

指甲油大多是以硝化纤维为基料，配

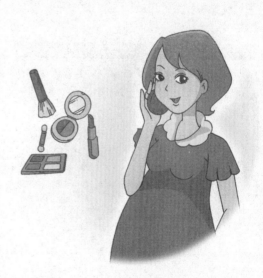

以丙酮、乙酯、苯二甲酸等化学溶剂、增塑剂及各色染料制成。这些化学物质对人体有一定的毒性作用。因此，孕妇涂指甲油，虽美化了自己的纤纤细指，却可能危害了腹中的胎儿。孕妇大多喜食零食，而指甲油中的有毒化学物质很容易随食物进入孕妇体内，并可以通过胎盘和血液进入胎儿体内，长时间积累，可影响胎儿的健康。此外，孕妇去医院检查时尤其不要涂指甲油，指甲油掩盖了指甲颜色，妨碍了医生的检查和诊断。

Q 腐竹银芽黑木耳的功效是什么？

答 此菜含有丰富的蛋白质、脂肪、糖类和钙、磷、铁、锌、维生素C等多种营养素。具有补气健胃、润燥、利尿消肿等功效。可缓解高血压，也适于孕妇晚期食用，是胎儿骨骼发育所必需的食品。其做法如下：

腐竹银芽黑木耳

♥ 原料

腐竹150克，绿豆芽、水发黑木耳各100克，花生油20毫升，香油适量，盐5克，味精2克，水淀粉15克，姜10克，黄豆芽汤200毫升。

♥ 制作

❶腐竹放在盆内，倒入开水盖严，浸泡至无硬心时捞出，切成3～4厘米长的段。

❷姜洗净，切成末；绿豆芽择洗干净，放开水内氽一下捞出；黑木耳择洗干净。

❸炒锅上火，放油烧热，下姜末略炸，放入绿豆芽、黑木耳煸炒几下，加黄豆芽汤、精盐、味精，倒入腐竹，用小火慢烧3分钟，转大火收汁，用水淀粉勾芡，淋入香油，盛入盘内即成。

♥ 功效

此菜色泽美观，味鲜汁浓。

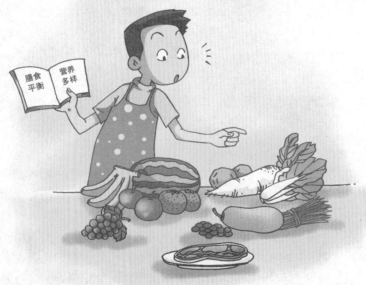

五香酱肥鸭有何功效？

答 此菜含有较多的蛋白质、脂肪、钙、磷、铁、钾、钠、维生素B₁、维生素B₂、烟酸等多种营养素。具有滋阴补肾、养胃、利尿、消肿等作用。适于体衰虚热者食用。虚弱、食少、便干及水肿者常食有益。孕妇食用能防治水肿，增强体质，有利分娩。其做法如下：

五香酱肥鸭

♥ 原料

鸭子一只（约1 000克），香油15毫升，酱油200毫升，料酒适量，白糖40克，味精2克，葱段50克，姜片25克，桂皮15克，大料1.5克，花椒、茴香各10粒。

♥ 制作

❶鸭子洗干净，胸脯朝上，在鸭腹的下方（靠近肛门处）顺划一刀，再左右划开，掏出两侧的油脂和内脏，用凉水冲洗干净。

❷将鸭子放入锅内，加入凉水（以浸过鸭子为度），上火烧沸，煮10分钟捞出，洗净。

❸将锅置火上烧沸，放入鸭子及花椒、茴香、桂皮、大料、葱段、姜片、酱油、白糖、料酒、味精，烧开后，用文火煮1.5小时，再用武火煮沸收汁，使鸭上色，10分钟后，捞出凉凉，刷一层香油即成。

♥ 功效

此菜鲜香味美，营养丰富。

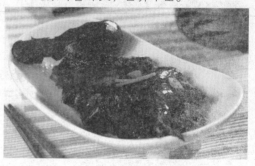

核桃山药蜜的功效是什么？

答 补气养血，润燥化痰，健脾胃、补肾气，还可强筋骨、健脑髓，有利胎儿大脑发育和骨骼的生长。其做法如下：

核桃山药蜜

♥ 原料

核桃、怀山药各200克，蜂蜜500克，冰糖50克。

♥ 制作

❶将核桃冲洗净，切成碎末。

❷把怀山药去皮，清水洗净，切成片。

❸将核桃仁、山药放入煲锅里，加清水适量，加盖后，武火隔水煮3小时。食时，放入蜂蜜、冰糖调味即可。

♥ 功效

香甜鲜美。

当归枸杞炖猪心有何功效？

答 猪心含有丰富的蛋白质、脂肪、维生素B$_1$、维生素B$_2$、烟酸等。此菜中当归补气活血、枸杞子补肝肾，是孕妇理想的滋补佳品，可防止孕妇分娩时发生贫血。其做法如下：

当归枸杞炖猪心

♥ 原料

猪心400克，当归10克，枸杞子50克，黑枣8个，料酒、盐各少许。

♥ 制作

❶把当归、枸杞子、黑枣洗净，待用。

❷把猪心切开，洗去血水，切成片。

❸在沙锅内加入清水、当归、黑枣、枸杞子、料酒与猪心，以文火炖1小时，加入少许盐调味即成。

♥ 功效

猪心软烂，味略甜。

白糖红枣羹有何功效？

答 营养丰富，含有丰富的蛋白质、脂肪、糖类和胡萝卜素、B族维生素、维生素C、烟酸和钙、磷、铁等。大枣中维生素C的含量极为丰富，有补中益气、养胃健脾、养血壮神等功效，是日常生活中的滋补佳品，可防止分娩时发生贫血。其做法如下：

白糖红枣羹

♥ 原料

红枣、核桃仁各100克，粳米50克，白糖200克。

♥ 制作

❶红枣洗净，放入沸水锅内煮至膨胀时捞出，去皮去核；核桃仁用沸水浸泡后去皮，用冷水洗净；粳米淘洗干净，用温水浸泡2小时。

❷将核桃仁和红枣一起切成细末，放入盆内，加入泡好的粳米和清水200克，搅成糊状，用洗净的小磨或多用搅拌机，将其磨成黏稠的浆汁。

❸将磨好的浆汁放入锅内，加白糖和清水500毫升搅匀，置中火上，用勺（不锈钢勺）不断推搅，待烧沸后，盛入汤碗内即成。

♥ 功效

甜蜜爽口。

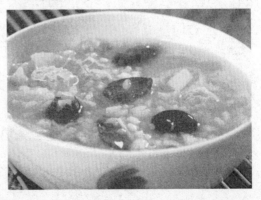

鲤鱼赤豆汤有何功效？

答 鲤鱼营养丰富，含十几种游离氨基酸及矿物质，不仅是鱼中佳品，而且还是利尿消肿、通乳安胎的良药。特别适合妇女妊娠晚期食用。

鲤鱼赤豆汤

♥ 原料

鲤鱼1条（约500克），赤小豆150克。

♥ 制作

❶鲤鱼留鳞去内脏，洗净；赤小豆洗净。

❷鲤鱼与赤小豆下锅，加水5碗，文火同煮约1小时，调味即成。

♥ 功效

肉嫩，汤鲜。

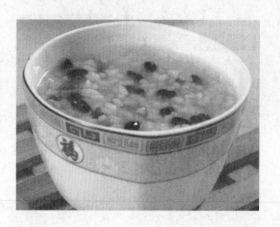

黑米粥有何功效？

答 此粥营养丰富，具有补气养血、保胎育胎作用。孕妇常吃此粥，有利于孕妇及胎儿的健康，尤其是对胎儿的大脑发育有着特殊的作用。其做法如下：

黑米粥

♥ 原料

黑米30克，粳米100克，红枣、银耳、芝麻、黄豆各适量。

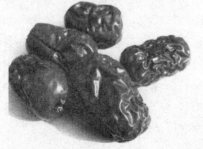

♥ 制作

❶先将黑米与粳米一起放入清水中淘洗干净，直接放入煮锅内，加清水适量，置于火上煮1小时。

❷把黄豆拣去杂质，温水浸泡1小时，换水洗净。

❸将红枣去核，银耳去蒂；将上两种料用温水浸泡，清水洗净。

❹把黄豆、红枣、银耳及洗净的芝麻放入米锅里续煮成粥即成。

♥ 功效

色泽艳丽，香甜软糯。

Q 如何用食疗方法缓解水肿？

答 下面的食谱，适用于此症：

赤小豆花生大枣粥

♥ 原料

赤小豆、砂糖各60克，生花生仁50克，大枣8枚，粳米100克。

♥ 制作

❶将赤小豆、花生仁分别清洗净，用清水浸泡1小时后捞出，待用。

❷把大枣剔去核，用水冲洗干净，待用。

❸将粳米淘洗干净，直接放入洗净的煮锅内，加入清水、赤小豆、花生仁、大枣，置于火上，先用旺火煮沸，改用文火慢熬成粥，以砂糖调味，稍煮片刻，即可进食。

♥ 功效

止血安胎，利尿消肿。适用于孕妇胎动不安，水肿及机体虚弱、营养不良等病症。

Q 孕妇胃灼热怎么办？

答 可以选用尚未熟透的小木瓜榨汁，每天在饭后饮1小杯，十来次后便可见效。亦可以直接吃瓜肉，每天吃小半个，七八天后便会感到胃痛减轻了。下面介绍一款用木瓜烹制的清润甜品，是缓解此症的佳品：

冰糖炖木瓜

♥ 原料

长形小木瓜1个（约800克），冰糖适量。

♥ 制作

❶将熟木瓜（外皮金黄的），在瓜顶切开一小截作盖，用匙挖去木瓜籽。

❷将冰糖放进木瓜内，盖上木瓜帽子，用牙签扎入缝合。

❸将木瓜放锅中，隔水炖上1小时即成。饮汁吃木瓜，清甜有益。

♥ 功效

这款甜品有清润燥热的功效，更能健胃助消化。

✳ 温馨提示

到了怀孕末期，孕妇常觉心口难受，以及感到体内湿热不适，这都属于正常现象。因为胎儿日益长大，子宫的底部上升，压迫到胃部附近，影响了消化功能及有小量的胃酸反流进入食管，令人不适。要减轻症状，首先减轻胃肠的负担，维持少量多餐的饮食习惯，睡前不进食。少吃酸味强及含强烈香料的食物，以免刺激肠胃。睡时在床上用软垫把自己垫起来，也有帮助。在食物之中，木瓜最能对付胃胀痛，清热而不寒，很适合中国人的肠胃。

Q 怀孕后期心悸气喘怎么办?

答到了怀孕后期，孕妇常会出现心悸及气喘的现象。这是因为体内的血液循环量增加，心脏负荷加重，且子宫胀大，横膈受压迫，觉得呼吸急促而不畅顺。如果睡觉时习惯平卧的姿势，更感气促不适。因为平卧时会将子宫及胎儿更推向上，抵住横膈。因此，孕妇在怀孕末期宜采用侧卧的睡姿，以减少心脏及横膈的压力，令气喘的情况不恶化。平日减少活动，多休息，不要讲话太多，以免气促加重。

孕妇心悸气喘的现象是常见的，但是若再加上胸痛或有贫血的症状，便应及时就医诊治。在食疗方面，以下两款对心悸气喘有显著功效:

猪心党参黑豆汤

♥ 原料

猪心1个（约400克），党参15克，黑豆30克，冬菇30克，葱、姜、盐各适量。

♥ 制作

❶黑豆预先浸泡一夜，冬菇浸软去蒂。

❷猪心洗去血污，切成2块，放入沸水中略余后盛起。

❸党参略冲洗后放入煲内，注入2杯清水，以中火煲成1杯汤水待用。

❹注入适量水于煲中，放入猪心，煲约10分钟，除去水上的浮油及泡沫，然后加入姜、葱及黑豆，以慢火煲约1小时，放入冬菇、党参和水，改以中火煲约30分钟便可食用。

♥ 功效

猪心对于虚悸气逆、心虚等有疗效，配以党参煲成汤，更能使血行通畅，补血强心。

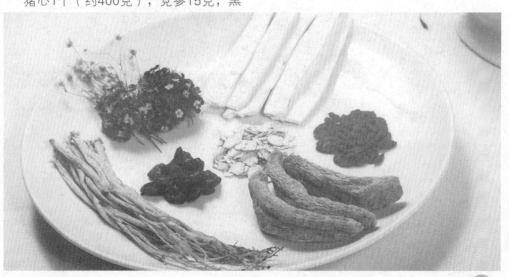

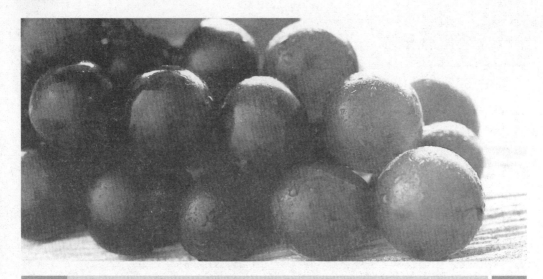

Q 妊娠晚期脚部抽筋怎么办？

答 到了怀孕末期，有些孕妇会出现脚部抽筋的症状。例如，小腿肌肉和脚掌常会发生痉挛性的疼痛，有时更会痛至令人从睡梦中惊醒，这种情况是由于血液中的钙质不足所致。抽筋发作时，唯有做局部按摩、推拿脚跟，令腓肠肌拉紧，才可使痉挛的程度得以减轻。如果抽筋的情况持续，便应请教医生。

预防胜于治疗，孕妇必须确保每日能摄取足够的钙质，其中鲜奶便含丰富的钙质，每天至少要喝2杯。下面介绍的鲜奶炖鸡蛋，便是怀孕期间改善此症的最佳滋补甜品：

鲜奶炖鸡蛋

♥ 原料
鲜奶300毫升，新鲜鸡蛋2只（约130克），砂糖适量。

♥ 制作
❶鸡蛋去壳放碗中，用筷子顺方向用力打散，直到蛋白和蛋黄混合均匀。

❷鲜奶注入蛋液中搅匀，再放入砂糖，搅至糖溶化。

❸随后将其煮熟，即可食用。

♥ 功效
甜香鲜嫩，滋味无穷。

PART 5

分娩前后
有问必答

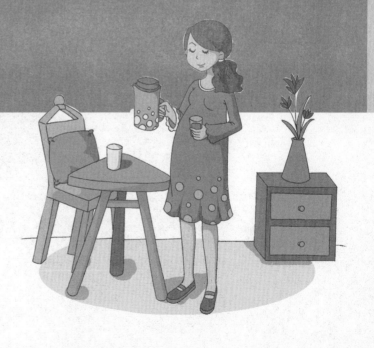

经过近10个月（280天）的妊娠，胎儿已经在母体内发育成熟。此时孕妇面临着临产的问题，需要及时赶往医院进行生产。总体而言，在分娩前需要把握好3个方面的问题：

❶上医院时带好"宫缩记录"。因为有规律的宫缩也是分娩的先兆，此时要将第一次出现宫缩的时间准确记录下来，并将此后每一次宫缩出现时间和结束时间都做好记录。当宫缩逐渐规则，两次宫缩间隔越来越短，由每10分钟1次、每次持续半分钟左右，到每10分钟收缩2～3次，持续时间超过半分钟，且收缩强度增加，这时候就应该送医院待产了。别忘了带上已经记录下来的有关宫缩时间的详细记录，以便给医生作参考。

❷通过各种方法减轻生产疼痛。如可以通过播放节奏舒缓、音律优美的音乐；进行心理安慰与情绪引导等方式，以转移产妇注意力，减少痛苦。

❸学会心情放松，缩短产程。产妇应该掌握呼吸的技巧，即用鼻子慢慢地、深深地吸气，再用嘴巴慢慢地、深深地吐出来；在阵痛间隙，可以在产床周围走一走，这样有助于胎儿头部下降；在阵痛间隙，扶着产床左右轻扭胯部，同样有助于胎儿头部下降；坐到健康球上晃一晃，以减轻酸痛感。通过上面的努力及与医生的密切合作，从而达到顺利生产。

新生儿出世后，即迎来了对于宝宝的抚育问题。必须时刻关注新生儿的身体发育情况、生理功能情况，要关注新生儿的体重、体温，作好保暖护理。同时，结合新生儿的发育特点，科学、合理地安排好小宝宝的饮食问题。要时刻关注宝宝的健康问题，及时发现疾病，进行妥善治疗。通过各种努力而尽享初为人父人母的天伦之乐吧！

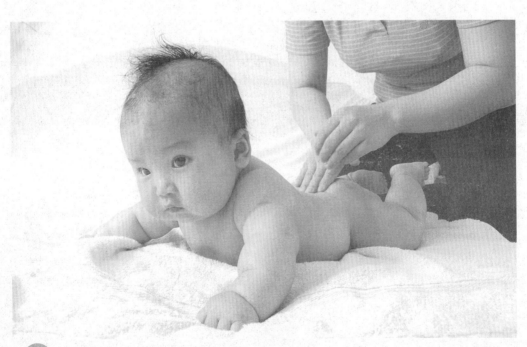

临产准备与产程

临产前的准备，主要是能够科学地认识分娩，并安定自己的情绪，与医生密切合作。要知道分娩是把胎儿及其附属物从自己的子宫经产道排出体外的过程，是自然的生理过程，要用轻松的心态去迎接分娩。在具体的生产过程中，要科学掌握每个生产阶段（产程）的注意事项，科学用力、顺利生产，比如第一产程要学会呼吸，正确的做法是在宫缩时要保持呼吸节律，使氧能吸入体内供胎儿用；宫缩时切忌喊叫，因为喊叫会减少氧的吸入，对胎儿不利。第二产程时，产妇的痛感会因主动用力而减轻，增加腹压的用力动作是平时孕妇体操锻炼的结果，可使第二产程时间缩短，减少母婴在分娩时的损伤；第二产程末，当胎头即将娩出时，为防止胎儿娩出过快过猛，产妇应在医生指导下采用哈气法（轻张口，舌尖抵住下齿门牙根部，作短促的胸式呼吸，发出轻轻呼气声），这种呼气法可防止腹部再加压用力，使胎头拨露，胎头仰伸至脸部娩出过程缓慢娩出。第三产程从胎儿娩出到胎盘娩出为5～15分钟。此时婴儿吸吮乳房可帮助子宫收缩，使胎盘逐渐与子宫剥离，待剥离完全时再用力增加腹压，或者由助产人员轻轻揉压宫底协助胎盘娩出。因此，从分娩的全过程可以看出，产妇需与医生密切合作，这样才利于顺利生产。下面，针对临产准备与产程的话题做探讨。

 分娩前准妈妈应做哪些准备？

答 分娩前的准妈妈需要做好如下方面的准备工作，以迎接小宝宝的降生：

❶孕妇的病历及有关产前检查资料。

❷宽大的前开襟的棉质睡袍2件；前开襟的内、外衣各2件，内衣应是棉质；宽大棉质的长裤3条，若是冬季，外裤以厚实的运动裤为好；棉质内裤4条。

❸软质拖鞋一双；厚棉袜2双，因为分娩后产妇会感到冷；棉质毛巾一条，面巾2条；卫生纸及卫生巾若干；帽子或头巾任一种；盥洗用具一套及头刷、梳子；热水瓶及有关餐具；新生儿尿布若干；前面能拉开的胸罩3个，便于喂奶；胸垫，把它塞进胸罩内以吸收渗漏出的乳汁。

❹已消过毒的药棉球或纱布块若干，用于分娩后阴道渗出物的吸擦；带上一些书刊，有时间翻翻，对消除分娩时的紧张也是有益的。

Q 分娩前准爸爸应做哪些准备？

答 分娩前的准爸爸应做如下方面的准备工作：

❶ 清扫布置房间

丈夫在妻子产前应将房子收拾好，以便妻子愉快地度过产假期，使宝宝出生长在一个干净、安全、舒适的环境里。如果可能的话，最好能将房间粉刷一遍，如果不能粉刷，也一定要认真地将墙面清扫一遍。同时，不可忽视房间的采光和通风情况，还要检查房间是否有鼠迹、蟑螂、蚂蚁等，要采取措施消灭这些有害物并防止再度出现。

布置房间时应当将妻子和小宝宝安排在采光、通风条件好，同时又安静、干燥的位置。如果房间少，不能专为妻子和宝宝安排一间的话，可用家具为妻子和宝宝隔开一个小空间，这样可以减少外界干扰。

❷ 拆洗被褥、衣服

妻子分娩前，行动已不方便了，当丈夫的应主动将家中的被褥、床单、枕巾、枕头拆洗干净，并在阳光下曝晒消毒，以便使妻子能够顺利地度过产假。妻子坐月子时所需穿的衣服，丈夫应在妻子分娩前清洗干净，曝晒之后放好备用。

❸ 购买物品、用具

备足必需的生活用品：购置3～5千克挂面或龙须面；购买一些小米、大米、红枣、面粉；购买2千克红糖，这是产妇的必需补养品；准备5千克鲜鸡蛋，1千克食用油，适量的虾皮、黄花、木耳、花生米、芝麻、黑米、海带、核桃等能够较长时间储存的食品；还需购置洗涤用品，如肥皂、洗衣粉、洗洁精、去污粉等。

Q 产前应该为小宝宝做好哪些准备？

答 给婴儿做准备，需要关注如下几个方面：

❶ 房间

新生儿房间最好有充足的阳光。阳光中的紫外线可以促进维生素D的形成，可预防小儿佝偻病。但不要使阳光直射新生儿的面部。如果房间采光不充足，最好每天抱着小宝宝去晒晒太阳，当然也要避免阳光直射面部。

❷ 床铺

新生儿要和母亲同住一个房间，但最好给宝宝单独准备一个小床铺。床铺的大小，以足够供婴儿睡到五六岁为好。婴儿睡单床可以减少感染，有利于正常生活规律和习惯的形成。床铺四周栏杆的高度以婴儿站起来不会掉落为尺度，不要有横棱。栏杆与栏杆之间的距离要小，避免婴儿的头部挤出。栏杆起落要方便。用钩子扣住的栏杆，要检查挂钩是否安全，如果孩子出生时来不及准备安全的婴儿床辅，可以使用简易的摇篮。

③ 尿布

尿布是新生儿和婴儿时期重要的用品之一，要用质地柔软、吸水能力强的布做成。最好选用淡色的布来制作，以便观察大小便的颜色。如果家中有旧床单或旧的棉布衬衣、裤，也可用来制作尿布，但必须认真洗净，用开水烫后在阳光下曝晒消毒。还应再制作一些棉尿垫，放在尿布和褥子之间，以减少褥子被大小便弄脏弄湿的次数和程度。棉尿垫的尺寸以30厘米长为宜，外用棉布做套，内用腈纶棉或涤纶棉做絮。准备6块左右。

④ 衣服

新生儿的衬衣，一定要用柔软、手感好、通气性和保暖性好、易于吸水的棉制品制作，颜色宜浅淡，这样容易发现污物。式样可选用斜襟衣式。衣服要宽大些，便于穿脱。至少准备3件以上，可采用衬衣式样。要用棉布制作里子和面子，用新棉花做絮，但不要太厚，以保证柔软。棉裤可用与棉衣相同的材料制成，可制成平脚裤式，也可制作成棉裤与鞋连为一体的样式，因为婴儿出生后3个月内不用穿鞋。如果为了保护脚不受凉，可用毛线织成软鞋，也可用棉线钩成软鞋，鞋的长度以8厘米左右为宜。若在冬天分娩，还要给婴儿准备一顶帽子，可用细毛线织成，帽子大小以盖到脸部为宜。袜子和手套要用棉质或毛线织成，准备一两双即可。围嘴用于接婴儿流的口水，可围在胸前，并用带子固定在身后，最好多准备几件。

⑤ 洗澡用品、药品

婴儿的洗澡用具一般包括澡盆、脸盆、脚盆、浴巾、毛巾、婴儿皂、痱子粉、爽身粉。婴儿必备药品有酒精、红药水、氯霉素眼药水、绷带、消毒棉签、消毒纱布、烫伤药膏等。另外还有其他用品，如体温表、热水袋、便盆、手纸、小竹刀等。

临产有哪六字真言?

答 十月怀胎，一朝分娩。阵痛开始以后，初产的母亲未免格外的紧张和焦虑，此时应记住古医书《达生篇》中的六个字："睡、忍、痛、慢临盆。"它的意思是，临产时，产妇不要急躁不安，要好好休息；如果疼痛，不要乱叫乱闹，要保存体力；在分娩时，不要乱动，不要乱用力，要合理地有节奏地用力，以利于胎儿娩出。

完成正常分娩需要多方面的因素，其中也包含产妇的体力。所以，孕妇在产前要注意休息，抓住机会能睡便睡，以保存体力。许多孕妇在刚临产时便坐卧不宁，吃喝不下。实际上，初产妇的分娩过程大多要在12小时以上，这个过程需要消耗大量的体力，不抓紧时间休息，会影响正常分娩。临产以后，子宫出现有规律的宫缩，有的产妇因害怕而大喊大叫，吵吵闹闹，消耗了自身的体力，甚至引起宫缩乏力。所以，《达生篇》提出的"忍"是很重要的。"慢临盆"指的是产妇在第二产程中要主动配合，该用力时用力，听从医生的指导。但如果娩出用力过猛，会导致会阴损伤。

什么是临产？

答 所谓临产，是指子宫有规律的宫缩并伴有子宫颈地张开。宫缩是子宫张开的主要标志，还有其他一些表现。临床的征兆，可记住三个字：痛、血、水。

"痛"是指宫缩，妊娠晚期子宫比较敏感，容易被刺激，有些不规则的收缩。真正临产时的宫缩较强、较频，持续时间较长，这才是临产的宫缩。这以前的宫缩可称为"假阵缩"和"前驱期"。

"血"是指少许阴道流血，俗称"见红"，是带有黏液性的血迹，为宫颈稍有扩张的表示。过多的出血是不正常的，要警惕前置胎盘。

"水"是指破水，破水通常发生在宫口张开到6~7厘米时，也有早破水的。水应是清亮的，若羊水浑浊，或草绿色，或混有胎粪(暗褐)，则说明胎儿发生宫内窘迫。破水后孕妇不要再起立活动，要平仰躺卧，送往医院。

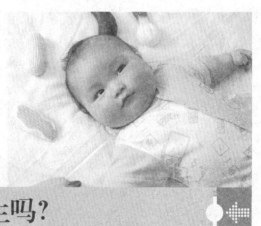

预产期一到就会生吗？

答 胎儿在母体内发育的平均时间为280天，即40周。但是对不同孕妇而言，其排卵日期可能提前或延迟，况且胎儿的成熟过程又存在着一定的个体差异，所以对不同孕妇，孕期并非都是40周，预产期的推算依据是末次月经日期，即以月经周期28天为准，排卵日期设定在月经第一天，向后推算40周即为预产期。

众所周知，对不同的孕妇来说，末次月经日距实际排卵日、受精日的间隔天数是因人而异的。例如，月经周期不规律的妇女，排卵日期也就无从预计，即可能提前或延迟，那么预产期也随之而提前或延迟。有调查资料显示，大约只有5%的孕妇恰好在自己的预产期那一天分娩，而80%左右的孕妇是在预产期前2周到预产期后2周的时间范围内分娩的。此外，有15%左右的孕妇为早产或过期产。一般来说，月经周期较短（23~26天）的孕妇，实际分娩日大多在预产期前；相反，月经周期较长（超过30天）的孕妇，实际分娩日大多在预产期后。

什么情况下需实施引产？

答 引产是指用药物或器械手段而人为地诱发子宫收缩，使胎儿娩出宫腔的方法。引产常用于因孕妇原因或胎儿原因而造成不宜继续妊娠的情况。有如下情境，即适用此方法：

❶孕妇患有妊娠高血压综合征、慢性高血压、慢性肾炎等疾病，特别是在前述疾病经治疗无效或逐渐加重的情况下，均须实施引产。

❷过期妊娠。

❸胎膜早破，特别是在破膜已超过24小时仍没有临产迹象的情形下实施引产。

❹孕妇有胎儿在妊娠晚期习惯性宫内死亡的病史。

❺母子血型不合而发生较为严重的胎儿宫内溶血。

在严密监护条件下，引产一般都比较安全。如只片面地强调引产的意外情况，不考虑继续妊娠给母子带来的危害，则可能会造成不良的妊娠结局。总之，对待引产要有正确的认识与态度。

✱ 温馨提示

很多人对引产怀有疑虑心理，认为妊娠何时分娩应听凭自然，人工干预(引产)会对胎儿带来危害。但事实并非皆如此，医生之所以实施引产，主要是本着综合考虑、权衡利弊的原则而为之。例如，对过期妊娠，如听任继续妊娠，则极有可能会给母子双方带来不良的影响或严重后果，而适时娩出胎儿，则能减轻母体负担，也使胎儿脱离不良的宫内环境，避免胎儿宫内死亡的威胁。

产妇在第一产程应了解哪些事项？

答 在第一产程中，产妇的情绪十分要紧。绝对不能紧张，如果感到腹部发胀或者腰部发酸，要斜倚床旁用手轻轻按摩下腹部；深吸气时，双手自腹的两侧向腹中部方向按摩；呼气时，两手从腹中部向两侧按摩，如此反复，可使产妇精神放松，有利于消除分娩前的紧张、恐惧心理。第一产程中要做的事情有如下5个方面：

❶ 剃毛（备皮）

临产后，接生人员要把产妇下身的阴毛剃去。这样做是为了能够比较彻底地洗净阴部，减少发生产褥感染的机会。

❷ 饮食

很多产妇在临产后不肯吃东西，这是不对的。因为整个分娩过程的时间较长，而且精力的消耗也很大，如果没有足够和充沛的精力，在分娩时就要付出更大的代价，有损自己的健康。

❸ 灌肠

所谓灌肠，就是通大便。当接生人员估计胎儿在短时间内不会生出来时，一定要替产妇灌肠。灌肠有两个好处：一是加强子宫收缩，缩短产程；二是避免分娩时因用力而排出粪便、污染阴部，增加感染的机会。

❹ 小便

储藏小便的膀胱位于子宫前面。膀胱膨胀起来会影响胎儿的下降和子宫的收缩。因此，临产后隔两三小时，产妇就应该解一次小便。假如自己解不出来而膀胱又胀得厉害，接生人员必须为产妇导尿。

❺ 肛门检查

为了了解宫口扩张和胎儿下降的情况，接生人员隔段时间就要从肛门处检查子宫扩张情况，以手指伸进去的宽度计算宫口的大小。

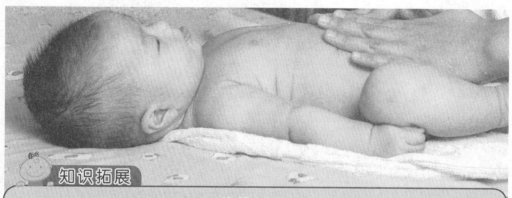

知识拓展

分娩过程

第一产程是指子宫开始出现有规律的收缩到子宫口开全时为止，称为开口期或扩张期。开始时，子宫每隔10～15分钟收缩一次，每次收缩的时间很短，收缩的力量也很微弱。以后，间歇的时间渐渐缩短，每隔3～5分钟一次，收缩的时间缩短，收缩的力量加强。随着子宫收缩的逐渐强烈，子宫口就慢慢扩张，此后每2～3分钟就有一次子宫收缩，每次维持1分钟左右，这时子宫口也就全开了。如果你在妊娠中学过呼吸和松弛肌肉的技巧的话，现在该把它用于实践了。你的接生助手可以通过打节拍或用"呼气"、"吸气"、"坚定"、"沉着点"等词来帮助你分娩。

产妇在第一产程应注意什么？

答 其应注意下面7个方面，以便轻松度过第一产程：

① 不要太早上床

当子宫开始收缩时，不要太早躺在床上。因为躺得太久，反而会愈躺愈累，情绪也容易紧张。除非真的很疲倦，否则应尽量站起来走动走动，或是坐在椅子上做点简单的手工、看电视听音乐，以缓和紧张的情绪。

② 用力要得法

在第一期前2／3的时间，即使子宫已规则地收缩，也不必急着用力。虽然用力会使孕妇感觉舒服些，但由于子宫口尚未开到足以让胎儿通过的宽度，所以用力对分娩的进行毫无裨益。不仅如此，由于下腹部用力促使骨盆底的肌肉收缩，反而会阻碍重要的子宫口扩张及胎儿下降。此外，太早消耗体力，等到真正需要用力的第二期，却已筋疲力尽、无力分娩，到时候就麻烦了。

③ 子宫收缩时作腹式深呼吸

以腹式深呼吸代替用力，也可使孕妇舒服些。当收缩变得强烈时，腹式深呼吸的吐气能压迫骶骨内侧，孕妇也会感觉舒服些。

④ 医生许可才能用力

在第一期快要结束时，为了渡过子宫强烈收缩的痛苦，在腹式深呼吸之间可轻微地用力，但是不可刻意用力，必须获得医生或助产士的许可才行。所谓"轻微地用力"，是指能度过收缩程度的用力，而非全使劲、真正地用力。

⑤ 要勤于排尿

由于行动不方便，所以对孕妇来说，上厕所是一件麻烦事。但是，忍尿会使膀胱充满尿液，妨碍胎儿的下降。所以，不要嫌麻烦，有尿意就赶紧上厕所。同时，尿液积存也会使下腹部感觉沉重、十分难受。

⑥ 多摄取食物

虽然不可饮食过度，但除非是有呕吐的感觉，否则应利用收缩的空隙，吃少许容易消化的食物。饿着肚子是无力分娩的。

⑦ 破水时切勿惊慌

有些产妇在进入产房前就已经破水，对此不必担心。要借机补充睡眠，有时子宫收缩会在中途减弱，甚至消失，但不必担心，更不必失望、着急。

产妇在第二产程应注意什么？

答 其注意的事项有如下5个方面：

① 配合收缩用力

收缩一次约用力3次，产妇要遵照医生或助产士的指示，务必配合收缩用力，才能使用力达到最佳的效果。子宫未收缩时用力，不但无用，还会使自己精疲力竭。在子宫收缩期间必须连续用力约3次。用力时，不必在意姿势好看与否，只要采取最容易用力的姿势即可。还看不见婴儿的头部时，可采取侧卧，采用要抱住脚似的用力，如此较为容易且效果颇佳。看得到胎儿的头部时，由助产士从两侧抱住产妇的脚部并抬高，以让产妇用力，也有很好的效果。

② 用力之间作腹式深呼吸

当子宫收缩暂停时，可趁机作两三次的腹式深呼吸，为下次收缩时的用力作准备。

③ 短促呼吸时不可发出声音

胎儿头部最大的部分要出来时，不可用力，只要反复作短促呼吸即可。此时，医生或助产士会教你怎么做，当你获得指示后，应立刻将手交叉放在胸上，无论如何都不可用力，只要"哈！哈！"地作短促呼吸即可。即使是轻微地用力或发出声音，都可能使胎儿的头部顺势迅速滑出，会对会阴部造成意想不到的重大伤害，有时甚至会伤及肛门。

④ 解渴仅限于润喉的程度

产妇开始用力后，特别容易口渴。此时，可用吸饮的方式喝些不甜的茶、果汁等，但仅限于润喉的程度。

⑤ 开始消毒

外阴部消毒过后，产妇必须仰卧，双脚尽量张开，膝盖弯曲。由于胎儿即将出生，为了方便医生或助产士协助分娩，即使再难受，也要保持这个姿势，与医生充分地合作。

 产妇在第三产程应注意什么？

答 产妇在第三产程需要关注的问题有如下3点：

① 两脚要尽量张开

胎盘娩出后，在外阴部消毒干净之前，两脚要尽量张开，以方便医生和助产士工作。

② 不可用手碰触下腹部，以免刺激子宫

在胎盘娩出之前，如果用手碰触、刺激下腹部，尤其是子宫的部分，会造成反射性的子宫口收缩，而阻碍了胎盘的娩出。

③ 缝合伤口

因分娩而使会阴部、外阴部或子宫颈管部出现伤口时，必须将伤口缝合。此时，要继续忍耐，并采取医生所指示的姿势，与医生充分合作，以方便医生缝合阴道壁及阴道入口的伤痕，才不会妨碍到日后的性生活。

难产与剖宫产

chapter

难产是指生产过程进展异常地慢，难产使母亲及胎儿的罹病率及死亡率均提高。在分娩过程中，有4个因素影响着分娩：产力（就是将胎儿和胎盘等从子宫内逼出的力量，其中最主要的是子宫肌肉的收缩力量）、产道（是指宝宝分娩时的"通道"，它主要是由妈妈的骨盆大小以及形状所决定的，也就是通常所说的骨产道）、胎儿（宝宝自身的情况在分娩中也很重要。在骨盆和产力正常的情况下，如果宝宝在妈妈子宫中的位置不正常，如臀位、横位、复杂先露，以及头先露中持续性枕横位、枕后位、胎头高直位、面先露、额先露、颏先露等胎位异常，或者宝宝在宫内生长发育得过大，以及脑积水、连体胎儿、先天性巨大肿瘤的胎儿，这些情况都会影响正常的分娩过程，造成难产的发生），以及妈妈的心理状况（孕妇自己要有充分的信心，不要对阴道分娩存在恐惧心理）。因此，对于这4个因素都必须妥善应对。

剖宫产在目前比较流行。分娩本来是人类的自然生理过程，但是随着人们的物质水平的提高，对精神生活的质量就随之提高——剖宫产就是人类科技和精神需求的产物。现在妇产科使用剖宫产的概率逐年提高，一般在40%～50%。使用剖宫产是有手术指征的，如胎儿体重大、孕期营养过度、造成难产。而大多数要求剖宫产的孕妇却是因为怕疼、不损伤胎儿、认为安全等因素而决定采用此法的。不过，即使如今剖宫产手术的技术已经高度成熟，我们仍然需要注意处理生产中及产后的一些护理问题。下面，我们就分别针对难产、剖宫产这两个话题，进行指导讲解。

Q 难产能预测吗？

答 临近产期，产妇特别是初产妇无一不担心自己将至的分娩，产生一系列的疑问，如：分娩会顺利吗？难产会发生吗？等等。对这些问题总想预先有个预测。应该说，绝大多数的分娩是顺利的。据统计，有15%～18%的分娩会发生不同程度和形式的难产。不可否认，近几年，由于种种原因，难产率与剖宫产率呈升高趋势。那么，怎样才能知道自己将会是顺产还是难产呢？回答这个问题，首先应从产科学角度来分析。决定分娩顺利与否有3个要素，即产道、产力和胎儿。一般而言，该3个要素在互相协调匹配的条件下，才有可能出现顺利分娩的结局，如果有一个或一个以上要素不正常，或不能与其他要素协调匹配，就有可能发生难产。因此，产程中多种因素在发生变化并相互影响，其中诸多发展变化是不可预料的。因此，对于判断顺产或难产，就犹如对跑步的判断，其运动员跑得快慢，能否有体力达到终点，只有在运动员跑出一定距离后才能得出较为客观准确的判断。

知识链接

产道： 由两部分构成，即不可塑形变化的骨产道(骨盆)和可塑形变化的软产道(子宫、子宫颈、阴道)。显然，如果骨盆有狭窄或畸形，则极有可能造成难产。在产前检查时，进行的骨盆测量则可以大致确定骨盆是否正常。如果软产道有异常(如盆腔肿瘤阻塞或宫颈、阴道坚韧无弹性等)，也可导致难产，一般在产前检查时即可发现有无该方面的影响因素。

产力： 是指子宫收缩力和孕妇屏气而产生的腹部压力，显然，这一要素在临产前不可确切预知。在产程进展中，产力正常或产力不正常两者之间是可以相互转化的。但一般而言，体质健康、营养好、孕期无严重并发症或合并症、精神状态稳定以及产科处理得当等，都将预示有正常的产力。当然，仅是产力适度正常，但如果胎儿过大或骨盆狭窄，主观耐受能力不足，则也会导致难产，在不得已情况下会以剖宫产结束分娩。

胎儿： 包括胎儿的大小和胎位两个因素。一般来讲，胎儿过大或胎位异常，发生难产的机会就会增加。当然，在产前对胎儿的大小只是停留在估计的水平，尚不能准确知道，这就在相当大的程度上取决于所在医院的产科水平。如果估计恰当，则选择正确分娩方式的可能性就大；反之则可能导致难产或不良的分娩结局。胎位在产程中可发生变化，也可变化不明显。如产程初期为异常的枕后位，随着产程的进展，也可能会旋转为正常的枕前位；当然，也可能维持不变，持续保持枕后位，并由此而导致难产。

Q 难产有对策吗？

答 关于难产，根据医生的经验，是能够预测出来的。如臀位、头盆不称等。发现这些情况时，要停止自然分娩，做剖宫产手术。为防止临产时发生问题，应做好一切准备。

作为产妇，在怀孕期间应努力防止难产。也就是说，不要患上妊娠高血压综合征，即使得了，也要努力在怀孕期治愈；要勤做孕妇体操和适度的运动；必须接受产前检查；掌握分娩的辅助动作。这些都可以预防难产。

Q 高龄初产是否会难产？

答 和20余岁的初产妇比较起来，高龄初产妇在妊娠期中发生妊娠高血压综合征的百分率和使用剖宫切开术、吸引分娩、产钳分娩等分娩方式，以及造成新生婴儿假死(昏厥)的百分率都很高。高龄初产妇的分娩异常率之所以如此高，主要是因为产道的伸张力不够，胎儿通过它需要很多的时间，以致生产前的阵痛减弱，分娩的时间需要再延长。

在统计上，高龄初产妇的异常率虽说都很高，但这并不表示30岁以上的初产妇生产都很困难。分娩的状态因产妇的体格、骨盆大小、胎儿大小和位置、产道伸张的状况而有所不同，只要妊娠期做充分的保养，就可以安产。所以，千万不要因"高龄初产妇就会难产"这句话而时时恐惧不安。

✱ 温馨提示

高龄初产妇应该注意下列两点：

❶怀孕期间接受定期检查。在怀孕期间，即使身体没有什么异常现象，也要尽可能在怀孕初期接受妇产科医生的诊断，后期则每个月检查一次。

❷到医院分娩。高龄初产并不一定都会有异常分娩的情形发生，但是我们总要预防万一。如果是到医院或诊所生产，有异常分娩情形发生时，便可立即接受医生的治疗。

Q 剖宫产有哪些适应证？

答 剖宫产一般用于解决各种难产及妊娠分娩过程中的并发症。不过若不能正确掌握此种手术的使用标准，不仅达不到预期目的，还可能造成不良后果。不管怎样，医生在决定是否采用剖宫产时，是有具体标准的，大致有以下几种适应证：

❶ 产妇方面

产道异常，如骨盆狭小、畸形、骨盆与胎儿头围大小不符；先兆子宫破裂；重度妊娠合并症，如合并心脏病、糖尿病、慢性肾炎等；重度妊娠高血压综合征；临产前子宫收缩无力，经用缩宫素无效者；产前发生严重大出血，如前置胎盘、胎盘早期剥离等；产程过长(超过30个小时)；高龄初产妇(大于35岁)；产妇患有急性疱疹或阴道疾病者。

❷ 胎儿方面

胎位异常，如横位、臀位，尤其是胎足先入盆，持续性枕后位等；产程停止，胎儿从阴道娩出困难；胎儿尚未分娩，而胎盘提早剥离，或脐带先行由阴道脱出者；胎儿宫内窘迫、缺氧，经治疗无效者；其他不宜自然生产者。

Q 剖宫产有哪些优缺点？

答 目前，世界各地的剖宫产率都有升高的趋势，这和医疗技术水平的提高有关系，同时也和各种社会心理因素有关。但是奉劝各位孕妇及家人，千万不要以为剖宫产是人类生产的捷径，它应该是万不得已的情况下而采用的助产手段。因为它在带来一定帮助的同时，也存在一定程度的危害。下面，从母婴两个方面进行利弊分析。

❶ 母亲方面

对于有剖宫产适应证的孕妇，剖宫产不但能使其少受痛苦，而且能避免其生命受到威胁。

但是剖宫产带来的负面作用也很多。首先，较正常分娩的孕妇来说，出血较多，术后恢复也较慢，产后乳汁分泌也会减少。其次，术后可能引发泌尿、心血管和呼吸等生理系统的综合征，也可能引发子宫等生殖器的多种病变，如子宫切口愈合不良、子宫内膜异位等。最后，对于再次分娩也会有不利的影响。

❷ 胎儿方面

在危急情况下，剖宫产确实是挽救胎儿生命的有效手段。在当代，由于手术及麻醉技术的进展，输血安全性的提高，抗生素的发展和应用，大大提高了剖宫产手术的安全系数，确实是帮助胎儿安全降生的好方法。

Q 剖宫产前需做哪些准备？

答 为使剖宫产术能够顺利进行，医生需要考虑到手术中可能发生的不良情况和意外，以及避免手术后出现并发症。在手术前，一般要与孕妇及其亲属进行谈话。谈话内容包括"为什么要手术、手术如何进行、手术有哪些风险、手术后的恢复过程是怎样的、手术后会有哪些并发症"等情况。此时，孕妇及其亲属可与医生进行交流，提出问题，听取医生解释。良好的谈话可使孕妇有充分的思想准备，可较好地缓解对手术的恐惧感。

在手术前一天(非紧急手术)，如果医生同意，孕妇可沐浴清洁身体，同日晚餐应进半流质饮食。在手术日清晨，应禁饮食(包括饮水)，并听从护士安排进行术前准备，包括皮肤准备、放置导尿管、药物皮肤试验、听取胎心音等。

在进入手术室后，要配合麻醉师完成麻醉(通常采用硬膜外麻醉)。在手术过程中，应注意准确回答麻醉师和手术医生的问题，有不适或异样感觉时应及时告诉麻醉师和手术医生，以便他们及时作出针对性处理。切忌在手术中大喊大叫，因为这样会增加腹压，使腹腔内的肠管翻出切口，从而影响手术操作。

知识拓展

剖宫产对胎儿的影响

剖宫产还会对新生儿有很多不利之处。首先，有研究表明，自然分娩的胎儿其IgG与母体水平相当，而剖宫产的新生儿脐血中缺乏IgG。IgG是人体血清中主要的免疫球蛋白，也是母体通过胎盘传给新生儿的唯一抗体。经剖宫产的新生儿缺乏IgG，其机体抵抗能力必然下降，这就增加了患病的概率。另外，剖宫产的新生儿易发生呼吸窘迫综合征。因为胎儿在母体中时，肺中有一定的羊水存在。在经阴道分娩时，会由挤压作用而被排出呼吸道。但实施剖宫产，胎儿在数秒之内即被取出，胎体得不到挤压，故羊水仍滞留在肺和呼吸道中。此时易引发新生儿的呼吸不畅，以及更严重的后果。

Q 阴道产与剖宫产的优缺点各有哪些？

答 阴道产与剖宫产，其相互间的优缺点分别如下：

❶ 阴道产的优点

胎儿在分娩过程中受到产力和产道的挤压，发生了一系列的形态变化，特别是适应功能方面的变化。胎头出现一定程度的充血、淤血，使血中二氧化碳分压上升，处于一时性缺氧状态。因此，呼吸中枢兴奋性增高；胎儿胸廓受到反复的宫缩挤压，使吸入呼吸道中的羊水、胎粪等异物被排出，同时血液中的促肾上腺激素和肾上腺皮质激素以及生长激素水平均提高，这对于胎儿适应外界环境是十分有益的。以上因素均有利于产后新生儿迅速建立自主呼吸。另外，阴道产母亲身体恢复得比较快，恢复得比较好。但产程较长。

❷ 剖宫产的优点

产程较短，且胎儿娩出不需要经过骨盆。当胎儿宫内缺氧、巨大儿或产妇骨盆狭窄时，剖宫产更能显示出它的优越性。

❸ 剖宫产的缺点

❶会有术中并发症，如：麻醉意外、出血、膀胱及肠道损伤等。另外有发热、腹胀、伤口疼痛、腹壁切口愈合不良甚至裂开、血栓性静脉炎、产后子宫弛缓性出血等症。

❷有不利的远期影响，如子宫内膜异位症、2年内再孕有子宫破裂的危险、避孕失败做人流时易发生子宫穿孔等。

❸对新生儿有不利影响，如因未经产道挤压，不易适应外界环境的骤变，易发生新生儿窒息、吸入性肺炎及剖宫产儿综合征，包括呼吸困难、发绀、呕吐、肺透明膜病等。

Q 怎样护理剖宫产产妇？

答 剖宫产与自然产的生理变化大致相同，但是因为有伤口的缘故，产妇会有更多的不便。除了排尿、排气与伤口等需要特别的照顾外，产妇其他的生理护理都与顺产相同。具体需要从如下3个方面来做好产妇呵护：

❶ 伤口护理

护理方案如下：第1周内不可碰冷水，如果要洗澡，必须在伤口处贴上防水胶布，或采用擦澡的方式。1周内不可将伤口弄湿，并视情况换药，若有渗湿或出血应马上通知护理人员。如伤口疼痛，可视情况给予止痛药。用束腹带固定伤口部位，在咳嗽、欢笑的时候，用手按抚固定伤口。下床时用手脚的力量将身体移到床边，然后请家人帮忙摇高床头，侧身扶住床缘，先放下一只脚，再放下另一只脚，之后坐5分钟再下床，家属应在旁适时扶助。翻身的时候，用一手扶住伤口，另一手抓住床边扶栏，利用手部力量翻身（而不是肚子的力量）。不要因为伤口疼痛而不愿意动，要坚持适量走动。

② 进食护理

护理方案如下：手术后，若产妇觉得口干，可用棉签蘸水润唇，并按医生指导喝水。如果没有不适情况，先食用流质食物，如鱼汤和果汁，再采取半流质，最后才可以进软质或固体食物。空腹不可吃水果。不要吃容易产气的食物，如蛋、豆类食物。易发酵的食物也不要吃，以免胀气。

③ 排尿护理

护理方案如下：尿袋不可上提超过腹部(膀胱位置)或放置在地上。要摄取足够水分，避免尿液颜色深黄。避免拉扯导尿管，产生血尿。避免压折或扭转尿管，造成尿路不通。如有任何不适(如膀胱胀、血尿、疼痛)，应立即通知医护人员。导尿管要等到产妇能慢慢练习起床、站立、走路之后才能拔除。每3～4小时要排尿1次，并注意排尿时是否有灼热或刺痛的感觉，以防尿道感染。

 正常分娩的步骤是怎么样的？

答 正常分娩步骤，如下图所示：

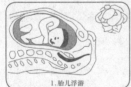
1.胎儿浮游

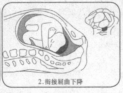
2.衔接屈曲下降

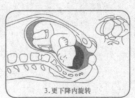
3.更下降内旋转

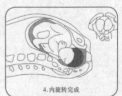
4.内旋转完成

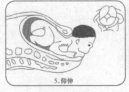
5.仰伸

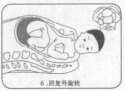
6.回复外旋转

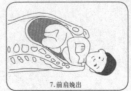
7.前肩娩出

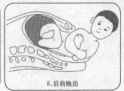
8.后肩娩出

Q 为什么有人分娩时要侧切?

答 分娩时,如果胎儿头在阴道内受挤时间过长,会造成胎儿缺氧、缺血,出生后发生窒息或颅内出血。如产力过强,胎儿头迅速下降而会阴尚未充分扩张,则可能造成会阴严重裂伤,甚至肛门括约肌受损断裂,使以后失去控制排便的功能。进行各种阴道助产手术时,器械的使用更易造成会阴的损伤。

为避免上述情况,就需要在会阴部切一小口,将产道出口增大,这叫做会阴侧切或正中切开术。分娩后需将会阴一层层对齐缝好,使其能够完全愈合,保持正常的功能,其比自然裂伤撕得凌乱不齐更易愈合。

Q 哪些情况需行会阴侧切?

答 如下情况出现,则需要采用会阴侧切手术以助生产:

❶初产臀位分娩、产钳助产或吸引器助产。

❷会阴发育不良、会阴体过长或会阴组织弹性差。

❸胎儿过大。

❹产妇患全身性合并症,如妊娠高血压综合征、心脏病等,需要做会阴侧切以尽快缩短产程,减轻产妇负担。

❺早产儿、胎儿宫内窘迫,为保护胎儿免受会阴部阻力,也需做侧切。

❻脐带脱垂,宫口已开全,急需娩出胎儿时。

Q 会阴切开会影响性生活吗?

答 有些产妇担心会阴切开后会影响以后的性生活,事实证明:会阴在性生活中所起的作用不大,实施人为的切开,不仅可有效地避免无法预料的撕裂,而且会阴切口会整齐、规则,助产士按规范实施缝合,可恢复原来的组织解剖结构,愈合过程也比较快,愈合后瘢痕轻微,不会影响阴道壁弹性。

当然,并非所有侧切创口均能良好愈合。在产后过度虚弱、营养不良、忽视切口部位护理与卫生、合并产生某些严重疾病等情况下,个别侧切缝合口可感染,或因局部营养障碍而发生裂开。在此种情况发生时,一般经适当处理后,仍能够达到延期愈合,且愈合后的瘢痕一般不会太大,对性生活也不会构成明显的影响。相反,如果本该实施会阴侧切而未切开,通常会发生不同程度的撕裂,且这种裂伤很难控制其部位、数量、形态和程度，由此不仅给缝合带来困难，而且在愈合后瘢痕较为明显，对阴道、会阴的影响也较大。

 常见的计划分娩法有哪几种？

答 计划分娩是指分娩前估计到会难产，或是分娩过程中会发生异常，而不得不借助计划的方法来辅助分娩。常见的计划分娩法有以下几种：

① 催促分娩

也称催生，用药剂直接刺激子宫或产道促使分娩。这种方法通常是在预产期过后未有分娩迹象时采用。

② 产钳分娩

是采用产钳夹住胎儿的头，借子宫收缩和腹压的力量将胎儿钳出。一般在难产时采用。

③ 吸引分娩

在紧急情况下，还可以用真空胎头吸引器代替产钳。这个胎头吸引器的作用跟抽水机一样，可以将胎儿吸引出来。

④ 剖宫产

即切开子宫所在的腹部以及子宫，将胎儿取出来。

 在什么情况下使用胎头吸引器或产钳？

答 胎头吸引器（简称胎吸）是利用可产生负压的器具吸住胎头，通过牵拉该器具而将力传递至胎头，牵引胎头娩出阴道，由此起到加速分娩的作用。产钳是利用两个钳叶夹持胎头，通过牵拉该器具而将力传递至胎头，牵引胎头娩出阴道，由此起到加速分娩的作用。产钳提供的牵引力较胎头吸引器大。采取前述两种器械助产可见于以下情况：

❶第二产程延长。

❷有某些妊娠并发症或合并症（妊娠高血压综合征、心脏病）的产妇，需要缩

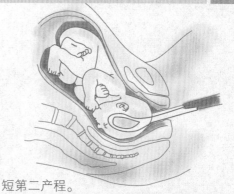

短第二产程。

❸第二产程发生胎儿宫内窘迫，需迅速娩出胎儿。

❹子宫有瘢痕，为防止经阴道分娩而致子宫破裂，则实施助产。

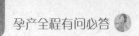
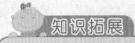

产钳助产

　　产钳是一种生产的工具，用于分娩不正常或急需结束分娩时。许多产妇一听到要使用产钳，心里就非常害怕，深恐产钳伤害了胎儿或母体。其实，技术熟练的产科医生，使用产钳助产一点危险也没有，对胎儿的生命也是安全的。而且使用产钳以前，会先施行局部麻醉，使产妇不会发生丝毫的痛苦。用产钳接生的胎儿，有时面颊会有一点瘀伤，此伤常在几天以内就会消失。

Q 如何给新生儿的发育水平进行评分？

答 给新生儿评分就是对新生儿从母体内生活到环境中生活的生存能力和适应程度进行判断，这也为指导小儿今后神经系统的发育水平提供了一定的预测基础。目前在我国绝大部分医院，均采用了新生儿阿普加评分，它主要用于对新生儿窒息程度的判断。窒息的本质就是小儿缺氧，因此，窒息是一种非常紧急的状态，需要立即进行抢救。

　　新生儿阿普加评分主要从5个方面进行评价，即皮肤颜色、心率（脉搏）、对刺激的反应（导管插鼻或拍打脚底）、肌肉张力和呼吸情况。这5项分别用0、1、2来表示，5项总分最高为10分。一般在小儿出生后立即（1分钟内）评估一次，5分钟评估一次，必要时10分钟、1小时之后各重复评估。一般根据1分钟内的评分结果，可将新生儿分为无窒息的正常新生儿和有窒息的非正常新生儿。如果1分钟内评分为8分或8分以上，则属于正常新生儿，约占新生儿总数的90%；如果1分钟内评分为4~7分，则为轻度窒息，0~3分则为重度窒息。

新生儿阿普加评分表			
项目分值项	0分	1分	2分
皮肤颜色	全身苍白	躯干红，四肢青紫	全身粉红
心率（次/分）	无	<100次/分	>100次/分
对刺激的反应	无	有些动作，如皱眉	哭，喷嚏
肌肉张力	松弛	四肢略屈曲	四肢能活动
呼吸情况	无	浅慢，不规则	正常，哭声响

怎样划分新生儿发育状况？

答 新生儿发育状况的分类方法有多种，可按胎龄分或按出生体重划分，也可将胎龄和出生体重结合起来划分。

胎龄是指从母亲末次月经的第一天算起到分娩为止这段时间，一般为40周，根据胎龄可将新生儿分为：足月新生儿（简称"足月儿"），即胎龄满37周到不满42周出生的新生儿，大多数新生儿属于足月儿，其出生体重绝大多数超过2.5千克；早产儿（又称"未成熟儿"），即未满37周出生的新生儿；过期产儿，即胎龄满或超过42周出生的新生儿。

根据出生体重，可将新生儿分为：正常出生体重儿，指出生体重大于或等于2.5千克而又小于或等于4千克的新生儿；低出生体重儿，指出生体重小于2.5千克者（不论胎龄是多少）；巨大儿，指出生体重大于4千克者。

如将胎龄和出生体重结合起来分，又可将新生儿分为：小于胎龄儿，指出生体重低于该胎龄正常体重范围者（通常指低于正常体重的第10百分位数以下）；适于胎龄儿，指出生体重在该胎龄正常体重范围者（通常指在正常体重的第10～90百分位数之间）；大于胎龄儿，指出生体重大于该胎龄正常体重范围者（通常指大于正常体重的第90百分位数以上）。

✳ 温馨提示

小于胎龄儿可以是足月儿、早产儿或过期产儿，是由多种原因导致胎儿在母体子宫内生长发育迟缓引起的。这类小儿生后，如果养护得当，其生长发育多数仍可能赶上正常儿，但足月的或过期产的小于胎龄儿，其生长赶上正常儿要较早产儿难些。

 # 产妇怎样配合接生？

答 分娩需要医生或助产人员帮忙，也需要产妇正确的配合。其具体的配合要求如下：

❶在分娩的第一阶段，产妇要补充营养和水分，尽量吃一些高热量的食物，如稀饭、牛奶、鸡蛋等，准备迎接分娩。

❷要保存体力，不要乱吵乱闹瞎用劲。因为这时宫口尚未开全，用力是徒劳的，反而会使宫口变肿发紫，不易张开。

❸要做深、慢、均匀的腹式呼吸，即每次宫缩时，深吸气时逐渐鼓高腹部，呼气时缓缓下降，可以减少痛楚。

❹宫缩间隙，要休息放松，喝点水，擦擦汗，准备下次再用力。

❺宫口开大后，要注意掌握每次宫缩时间，有劲用在宫缩上。先吸一口气，憋住，接着向下用力，就像用力排便一样，使婴儿快些生出。

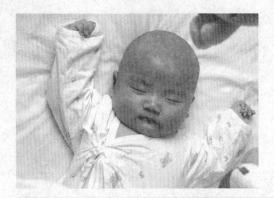

❻当胎儿即将娩出阴道口时，医生会让产妇哈气，免得一味用劲，力量过猛，引起会阴撕裂。只需稍加腹压一般就可将胎盘娩出，如超过30分钟胎盘仍不下，则应请医生帮助娩出胎盘。

Q 为什么要给孕妇注射破伤风类毒素？

答 新中国成立前，新生儿破伤风是新生儿死亡的主要原因之一。新中国成立后，随着新接生法的推广，新生儿破伤风的发病率也得到了大幅度下降。目前，我国绝大部分地区已消灭了新生儿破伤风。新生儿破伤风的发生，主要是由于落后的不卫生接生及护理方法引起，如使用未经过严格消毒的器械剪断新生儿脐带，或对新生儿护理不当，使破伤风杆菌侵入新生儿脐部，致使病菌生长繁殖，产生有强烈致病作用的破伤风毒素，由此导致新生儿发病。

要防止新生儿破伤风的发生，最关键的措施是严格实施科学接生，严禁无执业资格的人员接生。另外，还可在孕期注射破伤风抗毒素，进行该病的预防。如孕妇过去曾接种过破伤风类毒素，则需要在妊娠早期至分娩前3周的时间内再注射1针破伤风类毒素，这样可使孕妇体内产生破伤风抗体。该抗体可通过胎盘进入胎儿体内，使胎儿获得免疫保护，由此预防新生儿破伤风的发生。如过去没有注射过破伤风类毒素，则应在首次注射后4周，再加强注射1次。凡接受过破伤风类毒素预防的育龄妇女，均可获得5年以上的免疫力，在此期间分娩的新生儿也将获得破伤风的免疫力。

Q 什么是水中分娩？

答 水中分娩法考虑到胎儿在母体内处于羊水中的情况，而人为地制造了一种类似于羊水的分娩环境。坐姿是水中分娩胎儿的一种姿势。如果保持蹲坐姿势进行分娩，骨盆能最大限度地伸展开，分娩时可节省力量。在水中可以放松身体组织，安定精神，还可抑制阵痛。产妇如果想进行水中分娩，至少在预产期前1个月时，到可以实行水中分娩的医院实地调查一下。所花费用，因医院不同而有差异，通常比自然分娩要高。我国目前能进行水中分娩的医院数量不多。

分娩前应该有什么样的思想准备?

答 分娩临近，孕妇及家属应及早做好分娩的思想准备，愉快地迎接宝宝的诞生。丈夫应该给孕妇充分的关怀和爱护，周围的亲戚、朋友及医务人员也必须给予产妇支持和帮助。实践证明，思想准备越充分的产妇，难产的发生率越低。

孕妇在精神上应做好准备，这比物质准备更重要。要避免高度紧张，更不要恐惧和焦虑，要相信助产人员，相信自己有能力顺利分娩。自信本身就是一种强大的产力，它可以帮助产妇顺利分娩。情绪应保持稳定，尽量使自己放松，可以听听音乐，转移注意力。总之，孕妇和家属应该认识到，分娩本身就是一种自然过程。

 临产前有哪些禁忌?

答 下面的事项在临产前应注意:

❶ 忌怕

有不少女性由于对分娩缺乏必要的了解和认识，所以对之有很强的恐惧感，分娩日期越近，恐惧感也就越强。其实，这种恐惧感是多余的。现代医学发展到了今天，分娩已经算不上是危险的事情了，即使是施行助产或剖宫产手术，成功率也几乎是100%。所以，无端的恐惧只会使自己背上沉重的负担，给分娩带来不必要的麻烦。这点一定要切记。

❷ 忌急

分娩是一个有其自身规律的事情，有时是不以人的主观意志为转移的。有不少孕妇还未到预产期，便担心孩子会出世，于是很早就来到医院，向医生不断询问，

着急万分，这同样也是多余的。要知道，胎儿在预产期提前14天或错后14天出生，都属于正常现象。孕妇再急也毫无作用，所以要切忌着急。

❸ 忌粗

也有部分孕妇在分娩期来临时过于粗心，总是一副毫不在意的样子。更有甚者，明明分娩在即，却还是不加注意，乘船乘车，颠簸旅行，常常在途中意外分娩，严重地威胁了母子的生命。这种态度必须禁忌。

❹ 忌累

孕妇产期来临时，切忌做大幅度动作或长时间从事体力劳动，一定要吃好睡好，养精蓄锐，为分娩的顺利进行做好充分准备。

⑤ 忌忧

孕妇临产分娩时的精神心理状态是决定分娩是否顺利进行的重要因素之一。此时千万不要过于担心，别去思考生活、工作上的困难和其他一切不愉快的事情，要保持心情的轻松愉快，全身心地迎接分娩。

Q 临产前会出现哪些预兆？

答 临产前注意以下征象：

开始的标志，通常称为临产。随着子宫的收缩，子宫口逐渐扩张，孕妇有想解大便的感觉。

① 子宫底下降

一般初产妇在临产前2周左右，开始感觉上腹部轻松，呼吸舒畅，食量增加，还会出现腰酸腿疼，伴有下坠感、尿频、走路不便等临产先兆。

③ 阴道有少量血性黏液流出

子宫收缩到一定程度，阴道会出现少量血性黏液，即"见红"。大多数初产妇在见红24小时左右就会自然临产。

② 子宫规律性收缩

从临产开始，子宫规律性收缩，最初5~6分钟一次，以后间隔时间逐渐缩短，持续时间逐渐延长，宫缩强度逐渐增加。这种有规律的子宫收缩称为阵缩，是分娩

④ 阴道流出羊水

由于子宫强有力的收缩，子宫腔内的压力逐渐增加，子宫口开大，胎头下降，引起胎膜破裂，从孕妇阴道流出羊水，俗称"破水"。这时胎儿很快就要出生了。

Q 孕妇在哪些情况下应提前入院待产？

答 凡属于高危妊娠者，均应提前入院待产。常见的高危妊娠情况如下：

❶胎位不正，如臀位、横位等。

❷骨盆过小或畸形，估计胎儿过大，预计经阴道分娩有困难。

❸孕妇合并有内科疾病。

❹有异常妊娠、分娩史，如早产、死胎、难产等。

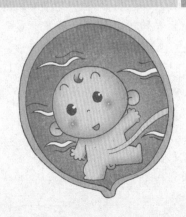

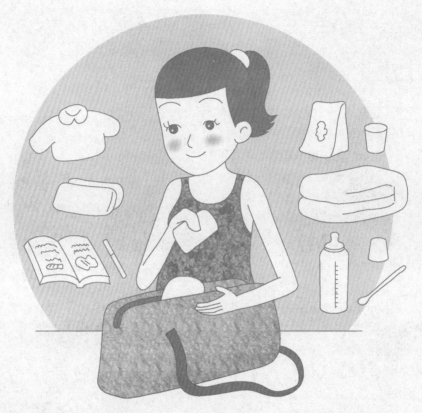

⑤有过腹部手术，特别是子宫手术史，如剖宫产、子宫肌瘤剜除术等。

⑥临产前有过较多阴道流血，或有过头痛、胸闷、晕厥等。

⑦多胎妊娠。

⑧年龄小于20岁或大于35岁的初产妇。

⑨出现妊娠高血压综合征，羊水过多或过少。

⑩胎动异常，或胎儿电子监护有异常反应。

Q 产妇临产时有必要克服恐惧感吗？

答 有的孕妇，尤其初产孕妇对临产非常恐惧，害怕痛苦和出现意外，其实这是不必要的。怀孕、分娩都是自然生理现象，是一种平常而又正常的事，符合孕妇的生理特点，所以产妇不必惊慌、恐惧，凭其自然，又有接生医生的帮助，自会顺利分娩。相反，如果临产时精神紧张，忧心忡忡，将会影响生产，从而导致产程延长，造成分娩困难，带来多余的麻烦和痛苦。

Q 产妇在分娩时为何不宜大声喊叫？

答 产妇在分娩时大声喊叫既消耗体力，又会使肠管胀气，不利于宫口扩张和胎儿下降。正确的做法应该是：产妇要对分娩有正确的认识，消除精神紧张，抓紧宫缩间歇休息，按时进食、喝水，使身体有足够的体力贮备。这不但能促进分娩，也大大增强了对疼痛的耐受力。如果确实疼痛难忍，也可以通过做如下动作，以进一步减轻疼痛：

① 深呼吸

子宫收缩时，先用鼻子深深地吸一口气，然后慢慢用口呼出。每分钟10次，宫缩间歇时暂停，产妇休息片刻，下次宫缩时重复上述动作。

② 按摩

深呼吸的同时，配合按摩效果更好。吸气时，两手从两侧下腹部向腹中央轻轻按摩；呼气时，从腹中央向两侧按摩。每分钟按摩次数与呼吸相同，也可用手轻轻按摩不舒服处，如腰部、耻骨联合处。

③ 压迫止痛

在深呼吸的同时，用拳头压迫腰部或耻骨联合处。

④ 适当走动

产妇如一切正常，经医生同意后，可适当走动一下，或靠在椅子上休息一会儿，或站立一会儿，都可以缓解疼痛。

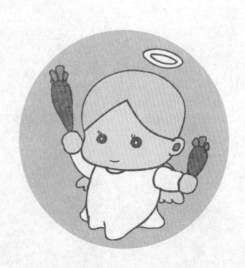

PART 6

产后保健
有问必答

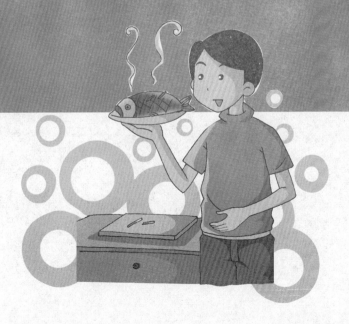

分娩过后，婴儿虽然降生了，但产妇的身体还要经过一段时间才能复原。

从胎盘娩出到全身各器官（除乳房外）的恢复，或接近未孕状态需要大约42天，这一时期称为产褥期，俗称"月子"。在生产过程中，由于产妇经过妊娠分娩，身体疲惫，而且分娩带来的疼痛与不适、产前产后的并发症，以及诸如难产、滞产、手术产等所造成的伤害，会严重影响到产妇的身体及心理。因此，必须高度重视产妇产褥期及整个产后时期的身体保健、心理保健与疾病防治。同时做好营养供给，使产妇身体尽快康复。产妇在整个产后期，容易患上诸如子宫脱垂、排尿困难、产后抑郁症、子宫复旧不全等有关生殖器、体形、四肢、面部等各方面的疾病问题，所有这些都必须进行针对性的妥善治疗，以良好的保健方式，顺利度过产后康复期。同时，产妇应早点下床运动，要适当做些产后保健操。相信通过心理、生理、疾病、饮食、运动等多方面的调养，一定能够快乐健康地度过这个特殊时期。下面，我们就来进行一番有关产后康复与疾病防治方面问题的指导与交流。

产后调养与护理

chapter

Q 产褥期有哪些注意事项？

答 产褥期，有如下事项应给予关注：

❶产后10日内，应每天观察产妇的体温、脉搏、呼吸和血压。

❷产后24小时内，应卧床休息，及早下地。保证充分的睡眠时间。但不要做重体力劳动，以免发生子宫脱垂。

❸产后第一天可吃一些清淡、易消化的食物，第二天以后可多吃高蛋白质和汤汁食物，适当补充维生素和铁剂。

❹产后尿量增多，应及时排小便，以免胀大的膀胱妨碍子宫收缩。产后2日内应

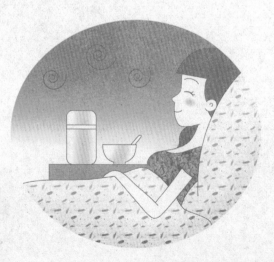

排大便。如有便秘，可用开塞露、肥皂水灌肠等进行处理。

❺每日可用温开水或消毒液冲洗阴部2~3次，保持会阴部清洁干燥。一般在产后4~5日拆除会阴缝线。

❻宫底高度逐日复原，产后10日应在腹部摸不到子宫；剖宫产产妇复原较慢，应适当用宫缩剂；出现恶露有臭味，应进行抗炎治疗。

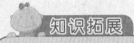

知识拓展

子宫脱垂

　　子宫脱垂是妇科的一种常见病。病人自觉会阴处有下坠感，阴道有肿物脱出，伴有腰痛、尿频或尿失禁等症状。子宫脱垂，即子宫位置低于正常或脱出阴道口外。祖国医学称之为"阴挺"、"阴颓"、"阴菌"、"阴脱"等。因其多发生在产后，故又有"产肠不收"、"子肠不收"之称。引起本病的主要原因有身体虚弱、产后虚弱、气虚下陷或肾虚不固，致胞络损伤，不能提摄子宫两个方面。患者自觉会阴处有联合坠胀感，阴道有物脱出，站立或屏气时可增大，平卧时可缩小或回复，脱出物常因摩擦而逐渐发干、变硬、增厚；或破溃而有脓性及血性液体渗出，常伴有腰酸、腹部下坠、行走时加剧、小便困难等。需要注意如下事项：注意卧床休息，睡时宜垫高臀部或脚部，抬高两块砖的高度；产后不过早下床活动，特别不能过早地参加重体力劳动；避免长期站立或下蹲、屏气等增加腹压的动作；保持大小便的通畅；及时治疗慢性气管炎、腹泻等增加腹压的疾病；哺乳期不应超过2年，以免子宫及其支持组织萎缩；适当进行身体锻炼，提高身体素质；增加营养，多食有补气、补肾作用的食品，如鸡、山药、扁豆、莲子、芡实、泥鳅、淡菜、韭菜、大枣等；节制房事。

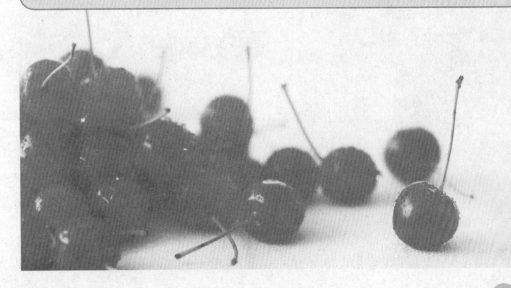

Q 产褥期的产妇心理有哪些变化？

答 产妇经过妊娠分娩，机体疲惫，分娩带来的疼痛与不适、产前产后的并发症，以及诸如难产、滞产、手术产等所造成的躯体和心理的应激性增强。因此，产褥期妇女情感处于更脆弱阶段，特别是产后1周情绪变化更为明显，心理处于严重不稳定状态。而且，诸如对婴儿的期待、对即将承担的母亲角色的不适应、有关照料婴儿的一切事情都需从头学起等，会对产妇造成心理压力，导致情绪紊乱、抑郁、焦虑和人际关系的敏感，甚至形成心理障碍，导致产后抑郁症的发生。

Q 产妇自身保养从哪几个方面着手？

答 产妇坐月子中保养的内容很多，大体上包括以下5个方面：

① 身体保养

产妇要注意休息，以恢复妊娠和分娩对体力的消耗，保养和恢复元气。

② 饮食保养

产妇因产后脾胃虚弱，必须注意饮食调理，要多进食富含高蛋白质的营养食物和多食用新鲜蔬菜、水果；身体虚弱者，还应适当搭配一些药膳，并要忌食过咸、过硬、生冷及辛辣刺激性食物。

③ 精神调养

为了早日康复，产妇应保持精神愉快，避免各种不良情绪刺激，不要生气，不要发怒，不要郁闷，不要受到惊吓。

④ 环境调适

注意保持室内适宜温度，预防寒湿热的侵袭，并保持通风和采光，空气新鲜。

⑤ 讲究个人卫生

产妇必须注意个人卫生，保持身体清洁卫生，勤换洗衣服，防止感染疾病。

Q 产褥期有哪些饮食原则？

答 产后的饮食非常重要，但不应无限度地加强营养，而是要注意科学搭配，原则是富有营养、易于消化、少食多餐、粗细夹杂、荤素搭配、多样变化。所有这些营养成分都可以通过母乳传递给婴儿，在月子里及整个哺乳期应多吃一点。具体有以下几点：

① 清淡少油，保证热量

月子里卧床休息的时间比较多，所以应采用高蛋白质、低脂肪饮食，如黑鱼、鲫鱼、虾、黄鳝、鸽子等，避免因脂肪摄入过多引起产后肥胖。为了便于消化，应采用蒸、炖、焖、煮等烹调方法，少采用煎、炸的方法。有的产妇希望产后迅速恢复身材，在月子里就开始节食，这种做法是不对的，因为如果摄入的热量不足，就会影响妈妈的泌乳量，宝宝的"口粮"就得不到保证，那样会影响宝宝的生长发育。

② 清淡、易消化、营养丰富的食物

产后最初几天要多喝些汤类，如鸡汤、鱼汤、排骨汤、猪蹄汤、牛肉汤等，既味道鲜美，又可以促进食欲和乳汁分泌。

哺乳的产妇还要多吃富含钙的食品或服用钙剂。每日热量的供给为11302～12 558焦耳，其中主食400克，牛奶250克，肉类100～150克，豆制品100克，蔬菜和水果400～500克。

③ 有荤有素，粗细搭配

在产褥期，产妇的食物品种要丰富，荤菜素菜要搭配着吃，经常吃些粗粮和杂粮，这对改善便秘有好处。竹笋、菠菜、苋菜中含有植物酸，会影响钙、铁、锌等微量元素的吸收。麦片、麦芽、大麦茶容易使产妇回奶，在月子里及整个哺乳期应避免食用。奶类及其制品含丰富钙质，可以预防骨质疏松和婴儿佝偻病。动物内脏含丰富铁质，可以预防贫血；红色肉类、贝壳类含丰富的锌，可以预防儿童呆小症，对孩子的智力开发也有好处。

Q 产褥期为何要劳逸结合？

答 产妇在产褥期要休养好身体，要做到劳逸结合，合理安排作息时间。首先要有充分的休息时间，否则产妇会感觉疲倦、焦虑、精神抑郁，还会影响乳汁的分泌。产妇要保证每天有10小时的睡眠时间，睡时要采取侧卧位，以利于子宫复原。孕妇一般出院后2周内应以卧床休息为主，产后8小时可以在床上坐一会儿。如分娩顺利，产后12小时就可以下床、上厕所；产后24小时可以随意活动，但要避免长时间站立、久蹲或做重活儿，以防子宫脱垂。

剖宫产的产妇，产后头4小时需要绝对卧床休息；第二天可以在床上活动或扶着床边走，第三、四天可以下床活动，以后逐渐增加活动量。第二周，若恢复情况良好，便可下床做一般的事情，第三周起大致可以恢复正常生活了。但由于要照顾宝宝，睡眠常常不足，因此还必须注意休息，不可太疲劳，要学会把握机会多睡一会儿。

产后休息不一定都在床上，下午小睡时可在沙发、躺椅上放松放松自己，可能会得到意想不到的松弛。还可在医生指导下做产褥体操，帮助身体复原。产后8周可逐渐恢复正常工作。

Q 产后为何要及时下地活动？

答 受传统观念影响，很多妇女认为产褥期必须静养，过早下床活动会伤身体。其实，产后进行适当的活动，身体才能较快恢复。只要产妇身体条件许可，产后24小时应下地活动。

如感觉体力较差，下床前先在床上坐一会儿，有一个适应的过程。若不觉得头晕、眼花，可由护士或家属协助下床活动，以后可逐渐增加活动量，在走廊、卧室中慢慢行走，循序渐进地做几节产后保健操，活动活动身体，这样有利于加速血液循环、组织代谢和体力恢复。

及早下床活动，可以使产妇的体力和精神得到较快恢复，并且随着活动量的加大，产妇可以增进食欲，有助于乳汁分泌，促进肠道蠕动，使大小便通畅，有利于防止便秘、尿潴留和肠粘连的发生，这对剖宫产的产妇是很重要的。

及早下地活动还可以促进心搏和血液循环加快，有利于子宫复旧和恶露的排出。产后血流缓慢，容易形成血栓。促进血液循环与组织代谢，防止血栓形成，这对有心脏病及经剖宫产的产妇尤为重要。

肌肉的功能用进废退，产妇及早进行活动，可以加强腹壁肌肉的收缩力，使分娩后腹壁松弛的情况及时得到改善，有助于产妇早日恢复苗条的身材，防止发生生育性肥胖。

活动不及时容易导致恶露排出不畅，子宫复旧不良。长时间卧床还会造成产妇下肢静脉血栓。

Q 分娩后第一天吃什么好？

答 分娩过程使产妇消耗了大量的体能，体液通过出汗而大量丢失，身心常处于非常疲劳且虚弱的状态。分娩结束后的第一个24小时，应特别注意及时补充热量和水分，这期间暂不适宜食用油腻性食物，所准备饮食要温度适宜，避免放置过久或太凉。以下介绍几种饮食，可根据产妇的爱好加以选用：

① 红糖

由于加工不如白糖或砂糖精细，所以含铁量比白糖高。产后失血多，吃红糖可防治贫血，但不应过量。

② 小米粥

小米的营养价值与稻米相比，其精纤维、铁、维生素B_2、核黄素等含量均高。

适当吃一些小米粥对产妇有好处，但它的营养成分也不全面，所以绝不能整个"月子"期间都吃它，以免造成营养不良。

 剖宫产手术后应注意些什么?

答 剖宫产妇手术后应注意如下几点：

❶ 采取正确的躺卧体位

进行剖宫产后的产妇应采取正确体位，去枕平卧6小时，后采取侧卧或半卧位，使身体和床呈20°～30°角。

❷ 防止血液浓缩，血栓形成

所输液体有葡萄糖、抗生素等，可防止感染、发热，促进伤口愈合。

❸ 合理安排产妇产后的饮食

术后6小时可进食炖蛋、蛋花汤、藕粉等流质食物。术后第二天可吃粥、鲫鱼汤等半流质食物。应注意补充富含蛋白质的食物，以利于切口愈合。还可选食一些有辅助治疗功效的药膳，以改善症状，促进机体恢复，增加乳汁的分泌。

❹ 产妇应及早下床活动

麻醉作用消失后，可做些上下肢收放动作，术后24小时应该练习翻身、坐起，并慢慢下床活动。这样可促进血液流动，防止血栓形成，促进肠蠕动，可防肠粘连。

❺ 要注意阴道出血

如超过月经量，要通知医生，及时采取止血措施。当心晚期产后出血，剖宫产者子宫有伤口，易造成致死性大出血。产后晚期出血亦较多见，出院后如恶露明显增多，如月经样，应及时就医。最好直接去原分娩医院诊治，因其对产妇情况较了解，处理方便。

 产妇产后情绪如何调整?

答 产妇家属应了解产妇产褥期这一特殊生理变化，体谅产妇，帮助调节产妇的情绪，对产妇给予照顾和关怀。特别是丈夫，应该拿出更多的时间来陪伴妻子，经常进行思想交流，设法转移产妇的注意力，帮助妻子料理家务或照顾婴儿。可通过如下方法进行：

❶产妇要学会自我调整，自我克制，试着从可爱的宝宝身上寻找快乐。

❷产妇在这一时期要尽可能地多休息，多吃水果和粗纤维蔬菜，不要吃巧克力和甜食，少吃多餐，身体健康可使情绪

稳定。

❸尽可能地多活动，如散步、做较轻松的家务等，避免进行重体力运动。

❹不要过度担忧，应学会放松。不要强迫自己做不想做或可能使你心烦的事。

❺把你的感受和想法告诉你的丈夫，让他与你共同承担并分享。这样你会渐渐恢复信心，增强体力，愉快地面对生活。

Q 什么是产后抑郁症？

答据观察发现，约有2/3的产妇在产后会出现一定程度的焦虑、不安、情绪低落，容易发生产后抑郁。发生抑郁前，产妇常有产后心理适应不良、睡眠不足、照料婴儿过于疲劳等情况出现。但大多程度较轻，而且对产妇的生活及哺育婴儿等方面没有什么影响，属于一种正常的情绪反应。

而产后抑郁症则不同，它的程度比较重，是由生理、心理、社会等多方面因素作用而产生的情感性精神病。产后抑郁症多在产后2周发病，产后4～6周症状明显。主要特征为：

 知识拓展

产后抑郁症

研究表明，产后的情绪紊乱与遗传因素及产妇的个性特征相关。患有产后抑郁症的产妇会伴有厌食、睡眠障碍、易疲倦、性欲减退等症状，还可能伴有一些躯体症状，如头昏、头痛、恶心、胃部烧灼感、便秘、呼吸加快、心率加快、泌乳减少等。重者甚至会觉得绝望，出现自杀或杀婴的倾向，有时陷于错乱或昏睡状态。

大多数产后抑郁症患者可在3～5个月内恢复。一般认为产后抑郁症的恢复率较好，约2/3的患者可在一年内康复，如再次妊娠，则有20%～30%的复发率。

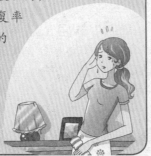

❶ **常感到心情压抑、沮丧**

表现为孤独、害羞、不愿见人或伤心、流泪，甚至焦虑、恐惧、易怒，每到夜间加重。

❷ **自我评价较低**

自暴、自弃、自责，或对身边的人充满敌意或戒心，与家人关系不和谐。

❸ **创造性思维受损，主动性降低**

比如时常表现为反应迟钝，注意力难集中，工作效率和处理事务能力下降。

❹ **对生活缺乏信心**

比如时常觉得生活没有意义。

Q 产后抑郁症的起因有哪些?

答 科学家认为,下面的因素与产后抑郁症有关:

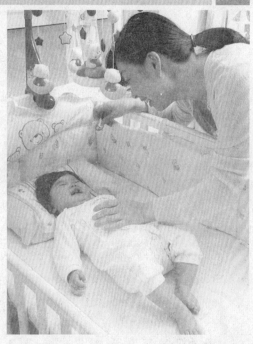

❶ 分娩前后的紧张心理

由于分娩带来的疼痛与不适,会使产妇感到紧张与恐惧。出现滞产、难产时,如果产妇的心理准备不充分,紧张与恐惧的程度就会增加。如果产程持续时间较长,就会导致躯体和心理的应激增强,容易造成心理的不平衡,从而诱发产后抑郁。

❷ 角色的突然变换

产妇往往对突然承担的母亲角色毫无心理准备,无法马上适应,有关照料婴儿的一切事务都要从头学起,这会对产妇造成一定的心理压力。孩子出生后的头一年,母亲觉得日子非常难过,手忙脚乱,精疲力竭,尤其是睡眠不足。如果孩子经常哭闹,或缺少家人的情感支持,特别是缺少来自丈夫和长辈的帮助,加上大家关注的焦点也转向了婴儿,这对未成熟的女性来说是难以忍受的,因此就容易出现情绪困扰,从而诱发产后抑郁。

❸ 有躯体疾病或残疾的产妇易发生产后抑郁

尤其是感染、发热时,对产后抑郁症的发生有一定影响。有精神病家族史,特别是有家族抑郁症病史的产妇,产后抑郁症的发病率较高。这说明家族遗传因素能影响到某一妇女对抑郁症的易感性。如产

妇此前曾经有过抑郁症,出现产后抑郁症的可能性也会增加。观察发现,产后抑郁症患者中约有1 / 3以前曾出现过抑郁症。

❹ 产后抑郁症还与产妇的多种社会因素相关

如年龄、民族、职业、文化程度、孕产期保健服务质量、产后母乳喂养、产妇成长过程中所经历的不幸事件等。另外,如居住环境低劣、家庭经济条件差、产后亲属冷漠等,都是引发产后抑郁症的危险因素。

❺ 产妇产后体内激素的骤然变化

孕妇在怀孕期间,体内的雌激素水平很高,一旦分娩,其激素水平就会急剧下

降。这种突然的改变与产后抑郁症的发生也有关系。此外，怀孕期间，孕妇体内的内啡肽类物质也有所增加，而这些物质与人的愉悦感有关。一旦分娩，体内的内啡肽类物质骤然下降，使产妇患抑郁症的危险增加。

 产后抑郁症有哪些预防措施?

产后抑郁症不仅会影响产妇和婴儿的健康，而且会影响婚姻、家庭和社会。因此，对产后抑郁症应给予充分的重视，应从如下7个方面积极预防：

❶不仅要重视围生期母儿的生理、生长发育的变化，还应十分关注孕产妇的个性特征和分娩前后心理状态的变化；应根据不同的情况，运用医学心理学、社会学知识，采取不同的干预措施，解除致病的心理因素，减轻产妇心理负担和躯体症状。对具有抑郁倾向的妇女实施孕期干预，可明显降低产后抑郁症的发病率。

❷应加强产期保健。在产前检查中，不仅要向孕妇提供与分娩相关的知识，帮助孕妇了解分娩的过程，还要教给孕妇一些分娩过程中的放松方法，以减轻孕妇在分娩过程中的紧张、恐惧心理；应积极处理孕期异常情况，尽可能消除不良的精神与躯体刺激。积极开展孕产妇的心理卫生保健，了解孕妇的个性特点和既往病史，及时消除孕产妇的不良心理因素；对于存在不良个性的孕妇，应给予相应的心理指导，减少或避免精神刺激。

❸对既往有精神异常病史或抑郁症家族史的孕妇，应定期请心理卫生专业人员进行观察，并让其充分休息，避免疲劳过度和长时间的心理负担。

❹对高龄初产妇及纯母乳喂养的产妇，应当给予更多的关注，指导和帮助她们处理、减轻生活中受到的应激压力。

❺有焦虑症状、手术产的产妇，是一群存在抑郁高危因素的孕产妇，应给予足够的重视，提供更多的帮助，使其正确认识社会，正确处理生活难题，树立信心，从而改善不良心理状态，提高其心理素质。

❻发挥社会支持系统的作用，尤其是要对丈夫进行教育和指导，改善夫妻关系和婆媳关系，改善家庭生活环境。

❼妇女在怀孕、分娩期间的部分压力来源于医护人员的态度。因此，医护人员在与产妇接触过程中应格外注意自己的言行，用友善、亲切、温和的语言，表达出更多的关心，使产妇有良好的身心状态，顺利度过分娩期和产褥期，降低抑郁症的发生率。

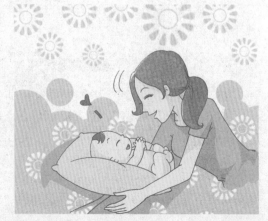

Q 产后抑郁症有哪些治疗措施?

答 通过对产后抑郁症患者的心理治疗，可以增强患者的自信心，提高其自我价值意识，了解患者的心理状态和个性特征，给予患者足够的社会支持。根据国外的经验，将有类似情况的产妇集中在一起，互相分享各自的感受，对于缓解症状非常有用。

如果患者的病情比较严重，可以考虑采用药物治疗。现在可供选择的药物品种很多，患者可到专科医生处就诊，获得系统的治疗。有感染、贫血症状的产妇，应及时给予抗生素、铁剂、维生素C，以增强机体抵抗力。对于轻度抑郁症患者，可给予安定类药；对于重度抑郁症患者，主要是采用抗抑郁治疗和对症治疗。

值得注意的是，许多母亲都不知道或害怕去看医生，她们害怕一旦接受治疗就会被迫与自己的宝宝分开，还有的人害怕服用药物会影响孩子，担心药物会通过乳汁进入孩子体内，因此贻误了病情。虽然治疗抑郁症的药物可通过乳汁进入孩子体内，但其含量极其低微，不会产生什么影响。

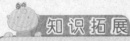

社会支持系统

由社会五大支持系统组成，即生存支持系统、发展支持系统、环境支持系统、社会支持系统和智力支持系统。社会支持系统包括家庭、家族、政府、组织、社区等多种因素。个人的"社会支持系统"，指的是个人在自己的社会关系网络中所能获得的，来自他人的物质和精神上的帮助和支援。从构成上看，一个完备的个人社会支持系统与人的社会关系网络是相重合的，包括了亲人、朋友、熟人（同学、同事、邻里等）、上下级（老师、领导、下级等）、陌生人（各种社会服务机构等）。其中每个部分都承担着不同的功能。亲人通常承担着物质和精神上的帮助和支援，朋友较多承担情感支持，熟人、上下级以及各种社会服务机构在必要时承担一些物质和精神上的帮助。

产后抑郁症对产妇的危害有哪些？

答 产后抑郁症会给产妇本人带来痛苦，使她们情绪低沉，郁郁寡欢，有时则觉得有乌云压顶之感，严重者觉得生不如死。一旦出现产后抑郁症，产妇往往不能很好地履行做母亲的职责。对于一个健康产妇而言，养育孩子也是一件非常繁重的工作，若产妇患了抑郁症，则往往更难于应付，会有力不从心之感，有的产妇则根本无法照顾好小宝宝，从而影响了宝宝的生长发育。由于母亲终日情绪低落，也会对小宝宝的心理发育产生不良影响。产妇一旦患了抑郁症，很难与丈夫进行有效的交流，也会对夫妻关系产生不利影响。

产后抑郁症对孩子有什么影响？

答 产后抑郁症可造成母婴连接障碍。母婴连接是指母亲和婴儿间的情感纽带，它通过母婴间躯体接触、婴儿的行为和母亲的情绪来传递。母婴情感障碍往往会对孩子造成不良影响。

研究表明，母婴连接不良时，母亲可能拒绝照管婴儿，从而影响婴儿的正常发育生长。据报道，孩子多动症就与婴儿时期的母婴连接不良有关。

患产后抑郁症的母亲常常不愿抱婴儿，或不能给婴儿有效喂食，不愿观察婴儿温暖、饥饿与否。婴儿的啼哭无法唤起母亲注意。由于缺少母亲温柔的抚摸，婴儿会变得难以管理。母亲与婴儿相处不融洽，母亲往往厌恶孩子或害怕接触孩子，甚至出现一些妄想。

母亲患产后抑郁症，会令孩子在出生后头3个月出现行为困难，比如婴儿较为紧张、较少满足、易疲惫，而且动作发展不良。研究表明，母亲患产后抑郁症会影响婴儿认知能力和性格的发展。母亲产后抑郁症的严重程度与婴儿的不良精神和运动发展呈正比。在产后第一年有抑郁症的母亲，其孩子的认知能力和认知指数均显著低于健康妇女的孩子。

产后面部祛斑有哪些防治方法？

答 在孕期出现的面部色素沉着称为黄褐斑，由于它在鼻尖和两个面颊最为常见，且对称分布，形状像蝴蝶，也称为蝴蝶斑。这是由于怀孕后胎盘分泌雌激素及孕激素增多而产生的。由于存在个体差异，有的孕妇黄褐斑明显一些，有的孕妇则比较淡。孕妇产后，体内雌激素及孕激素分泌会恢复到怀孕前的正常状态，大部分产妇脸上的斑会自然减轻或消失，但也有人依然如故，这就需要由内到外进行调节。目前流行的祛斑方法有以下几种：

① 激光法

用先进的激光仪器除去色斑。

② 果酸法

用高浓度果酸剥脱表皮，较以往的化学剥脱要安全可靠，可达到"换肤"目的。

③ 磨削法

用机械磨削的方法，可祛除表层色斑。

④ 针灸法

通过调节经络，而改善人体内分泌来达到祛斑的目的。

⑤ 药物法

口服维生素C并结合静脉注射。

⑥ 中草药法

遵循中医学原理，服用具有相应功能的中草药制剂，外加敷用中草药面膜，可由内而外治愈色斑。

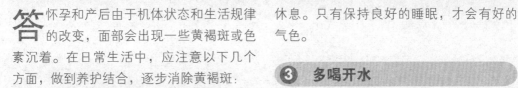

Q　产后怎样护理面部，消除黄褐斑？

怀孕和产后由于机体状态和生活规律的改变，面部会出现一些黄褐斑或色素沉着。在日常生活中，应注意以下几个方面，做到养护结合，逐步消除黄褐斑：

① 不急不躁不忧郁

保持平和的心态和愉快的情绪。产妇要保持向上的心态，把烦恼和不愉快的事情忘掉。只有保持愉快的心情，皮肤才会好。

② 每天要保证充足的睡眠

睡眠是女人最好的美容剂，要保证每天8小时以上的睡眠，要学会利用空闲时间休息。只有保持良好的睡眠，才会有好的气色。

③ 多喝开水

要补充面部皮肤的水分，加快体内毒素的排泄。

④ 养成定时大便的习惯

如果一天不大便，肠道内的毒素就会被身体吸收，肤色就会变得灰暗，皮肤也会显得粗糙，容易形成黄褐斑、暗疮等。

⑤ 选择适当的护肤品

选用天然成分及中药类的祛斑化妆

品，可以用粉底霜或粉饼对色斑进行遮盖，选用的粉底应比肤色略深，这样才能缩小色斑与皮肤的色差，起到遮盖作用。避免日晒，根据季节选择防晒系数不同的防晒品。和宝宝一起进行日光浴时，要用防紫外线的太阳伞遮挡面部，因为紫外线照射可引起面部色素沉着。

6 注意日常饮食

多食含维生素C、维生素E及蛋白质的食物，如番茄、柠檬、鲜枣、芝麻、核桃、薏苡仁（薏米）、花生米、瘦肉、蛋类等。维生素C可抑制代谢废物转化成有色物质，从而减少黑素的产生，美白皮肤。维生素E能促进血液循环，加快面部皮肤新陈代谢，防止老化。蛋白质可促进皮肤生理功能，保持皮肤的弹性。少食油腻、辛辣、刺激性食品，忌烟酒，不喝过浓的咖啡。

7 自制简便易用的面膜

将冬瓜捣烂，加蛋黄一只，蜂蜜半匙，搅匀敷脸，20分钟后洗掉。或将黄瓜磨成泥状，加入一小匙奶粉和面粉，调匀敷面，15～20分钟后洗掉。还可以将香蕉捣成泥状，直接敷于面部，20分钟后洗掉。

8 因地制宜地进行美容

要尽可能地利用手头上能够利用的东西进行美容。例如，在给宝宝蒸鸡蛋羹时，可将贴在鸡蛋皮上的蛋清刮下敷于面部，也可用黄瓜汁、冬瓜汁、柠檬汁等涂擦面部，若持之以恒，均会奏效。

 怎样预防产后脱发？

答 产后脱发大多属于生理现象，一般在6～9个月后即可恢复，重新长出秀发，不需要特殊治疗。预防产后脱发，应注意以下几点：

1 保持心情舒畅、乐观

妇女在孕期和哺乳期要保持心情舒畅、乐观，避免出现紧张、焦虑、恐惧等不良情绪，使头皮得到更多的营养。

2 注意平衡膳食

不要挑食、偏食，多食新鲜蔬菜、水果、海产品、豆类、蛋类等，以满足头发对营养的需要。

3 经常梳头或按摩头皮

经常用木梳梳头，或用手指有节奏地按摩头皮。可以促进头皮的血液循环，有利于头发的新陈代谢。经常洗头可清除掉头皮上的油脂污垢，保持头皮清洁，有利于新发生长。

4 服用些药剂品

在医生指导下，产后适当服用一些维

生素B₁、维生素B₆、谷维素、养血生发胶囊及钙片，对防止产后脱发也有一定的益处。

头，吹干后再将何首乌醋液喷一些在头发上，不仅可防止脱发，还有美发、养发的功效。

 用生姜片经常涂擦脱发部位

用生姜片经常涂擦脱发部位，可促进头发生长。另外，可以用何首乌浸泡在醋液中，1个月后，取醋液与洗发水混合洗

 自制护发"芝麻膏"

将黑芝麻炒熟、捣碎，加糖拌匀，每日2~3次，每次1~2勺，持续服用1个月，会有明显的效果。

Q　产后要做哪些医学检查？

答 在分娩6~8周后，产妇应到门诊做产后检查，以了解全身和生殖器官恢复情况和产后哺乳情况。检查内容包括一般健康及盆腔检查，如体重、血压、尿蛋白、乳房、腹壁松弛及腹壁伤口愈合情况。盆腔检查着重于阴道分泌物性质，会阴伤口愈合情况，阴道壁有无膨出，宫颈裂伤及宫口恢复是否正常，有无炎症，子宫大小、位置、软硬度、附件情况等。

妊娠及产后有并发症者应作为重点复查对象，有的产妇还需要多次复查。发现异常，要及时治疗，以促进身体早日康复。

Q　什么是子宫复原不全，原因有哪些？

答 此症由于子宫收缩不好，迟迟恢复不到原来的样子。尽管分娩后已经过去好多天，但子宫还比较大而且柔软，红色和褐色恶露一直持续不断。偶尔会觉得下腹部疼痛。

若原因是子宫内残留有胎膜和蜕膜，服用子宫收缩药和压迫子宫等可以治愈。如果这些方法不行的话，必须施行子宫内清除术。分娩后如轻率地早期离床，或在膀胱、直肠里存尿存便，不及时排出，也是造成子宫恢复迟缓的原因之一，对此要充分注意。

Q　产后恶露的颜色是怎样变化的？

答 子宫恢复期间，排出的恶露随时间推移，颜色和气味都会淡化。产后3小时开始连续3天，会有血块和无味的红色恶露出现。产后3天后，恶露的颜色变为褐色，稍有

酸味，这种情形一直持续到产后第9天左右。产后第10天，恶露会再次由褐色变为黄色，这种情形大约持续2周。黄色恶露之后又会出现白色恶露，这时的恶露无味，量也减少很多。

恶露的颜色变化如不同于上述情形，或红色、褐色恶露持续不断时，应去医院咨询医生。

产妇如何保持外阴、会阴的清洁卫生？

答 会阴伤口受恶露的浸泡，加之沾染尿液、汗液，且伤口距肛门又近，很容易受污染，引起炎症，所以，每天要用温开水或1∶5000高锰酸钾溶液由前向后冲洗或擦洗外阴，大小便后能随时冲洗更好。会阴垫和月经带要消毒、勤换，内裤要勤洗。

会阴组织血流丰富，伤口愈合快，但拆线后愈合并不牢固，如用力下蹲、大腿过度外展或摔倒等，均会使伤口再度裂开，要注意保护。当缝线刺激局部组织产生硬结、肿胀、疼痛，可用1∶5000高锰酸钾热溶液坐浴，使会阴部浸泡在药液中，每日2次，每次15～20分钟，效果也很好。

同时，运用活血化瘀、清热解毒散结的中药，如红藤、丹参、赤芍等煎液，以清洗局部，也可收到良好效果。大多数伤口会愈合良好，偶有阴道内切口处长出肉芽，易少量出血，可在门诊处理，并涂以10%硝酸银。

怎样缓解产后尿潴留？

答 产后尿潴留的发生，其原因有：分娩过程中子宫压迫膀胱及盆腔神经丛，使膀胱肌麻痹，运动迟缓无力；产后盆腔内压力突然下降，引起盆腔内淤血；产程过长引起体力的大量消耗，而导致排尿困难，给产妇带来痛苦。需要采取的方法有：

❶产后4小时即应主动排尿。如果排尿很困难也应每3～4小时做一次排尿的动作，这样有利于锻炼膀胱逼尿肌和腹肌的收缩力。

❷常用温开水冲洗外阴、尿道，做排尿动作时可听一些流水声音（或用录音机放送）刺激大脑皮质，可起疏导排尿作用。

❸每日做3～4次仰卧起坐，每次重复做10～20次，可加强血液循环，解除盆腔淤血，改善膀胱和腹肌的功能。

❹用热水袋敷小腹部，可刺激膀胱收缩并有利于局部血液循环。

❺在有尿意而不能排出时，可用拇指按压关元穴，持续按压1分钟后便可排尿。

❻用针灸治疗，取会阳、中膂俞、秩边，以及中极、关元、油骨等穴，再加以电针，通常1～2次即可有效。

Q　产妇能不能刷牙？

答 当妇女妊娠后，由于体内激素的作用，牙龈的毛细血管处于扩张状态，会出现充血、疼痛等症状，即"妊娠性牙龈炎"，这种牙龈炎一般要持续到分娩后一段时间。如果妇女在孕前患有牙病，这些症状还会加重。产妇分娩以后，若是忽视了口腔卫生，不但会产生令人生厌的口臭，而且极易患龋病、牙周病等口腔疾病，影响产妇今后的健康。由此产妇应做到以下几点：

❶　饭后及时漱口

这样不但能够清除口腔内滞留的食物碎屑、牙垢，而且含漱本身对牙齿来说，犹如一种按摩，可增强牙龈组织的抗病能力。故每次进食完毕，应用温水漱口

10～15次。

❷　早晚坚持刷牙

每次刷3分钟，宜用温热水刷，避免冷水刺激，用力不要过大、过猛。

❸　常叩齿好

可使产妇利用咀嚼运动所形成的生理刺激，提高牙龈本身的抗病能力。叩齿时，用力宜均匀，速度不要过快或过慢，每天早晚上、下牙各空咬50次左右。

需要指出的是，为了保障牙齿生长代谢对某些营养物质的特殊需要，防止牙齿松动，产妇要注意调整饮食结构，多吃含钙、磷、铁及维生素A、维生素D丰富的食物。

Q　产后何时可以洗澡？

答 产妇汗腺分泌活跃，易于出汗，加之乳房溢乳、哺乳和恶露排泄等情况，因此，应较平时更注意个人卫生。由于受某些旧观念的影响，许多产妇不敢在月子里洗澡，甚至连洗手、洗头也不敢贸然进行。其实，这是不正确的，是有害健康的。

应该说产后完全可以照常洗澡。在欧美等国家，产妇在产后只要体力恢复良好，就可按照自己的卫生需要洗澡，此举并无不良反应，也不会遗留什么后遗症。产后洗澡应以淋浴为好，水温以34～35℃

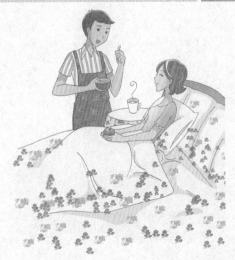

为宜，室温最好在26℃左右，淋浴时应注意避风。体虚疲劳的产妇，可在座椅上进行淋浴，并请他人帮助擦洗，浴后迅速用毛巾擦干身体，避免受凉。产后洗澡次数可按季节和个人需要进行安排，一般每周2~3次，每次10~20分钟。注意不要在餐后或饥饿时洗澡。对于难产、剖宫产或身体虚弱的产妇，或没有淋浴条件的家庭，可选用热水擦洗身体的方法保持个人卫生。对所有的产妇，在产后1个月内应禁盆浴。

Q 产妇能不能梳头？

答 出汗和头皮屑本已使产妇的头发很糟糕，再加上月子里长时间不梳头，弄得头发脏兮兮、乱糟糟的，不雅观也不卫生。有的产妇担心梳头会掉头发，这是没有科学道理的。梳头时，对头皮起到按摩作用，加快头皮血液循环，增加毛囊营养，对于营养头发、促进新发生成是有好处的。相反，沿袭未经科学考证的陋习，却是百害而无一利的。

产后应像平时一样每日梳理头发，自然产后3天就可以在他人帮助下洗发。只是洗发时一定要注意屋内暖和，水温不宜凉，时间不宜长。

Q 产后排尿困难怎么办？

答 出现排尿困难，可通过如下方法加以治疗：

❶如果卧床小便不习惯，可以起床排尿。但身体过分虚弱者，不宜过早起床，应尽量做到能在床上小便。

❷便盆内放热水，坐在上面熏或者用温开水冲洗会阴部。

❸用热水袋焐或艾灸小肚子，也可用手轻轻按摩小肚子。

❹针刺关元、中极、气海、阴陵泉等穴位。

❺用黄芪、党参各15克，车前子30克，甘草梢6克，煎服，每日1剂；或用蝉

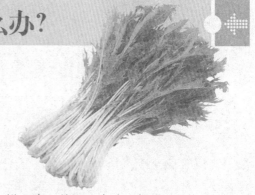

蜕10克，煎汤一大碗，顿服。

以上办法均无效时，可服用"溴化新斯的明片剂"或注射"新斯的明针剂"了。如果吃了药、打了针还不行，那就只好让医生来插导尿管导尿了。有时候，还需要保留导尿管1~2天，等膀胱排尿功能恢复后再拔除。

产后看书看电视要注意什么？

 产妇的身体状况不同，恢复健康的速度也不一样，但一般都能进行室内活动，看书报只要时间不过长、光线好、姿势正确，对眼睛是不会有损害的。至于电视，其放射线辐射剂量都有严格要求，据专家测试，距离电视机1.5米以外的放射线辐射剂量低，相对比较安全。然而连续几小时看电视，对于神经系统和感觉器官的刺激过大，即使是正常人也会感到疲劳。因此，只要看电视时掌握好时间和距离，还是很安全的。

 产后多汗是病吗？

答 产妇常有出汗较多且易于出汗的现象，特别是在睡眠或初醒时表现明显，常常是周身汗淋淋的。对于此症状，一般认为是产后体虚。其实这是一种生理现象，绝大多数并非病态。

妊娠期间，孕妇血容量增加，机体组织会维持一定的水钠潴留的状态。产后随着新陈代谢率和体内激素水平的显著下降，机体在孕期所增加的循环血量和组织内潴留的水分自然要逐渐地排出体外，其排出途径除通过肾脏排尿和肺呼吸蒸发外，还有相当部分的水分是通过汗腺排泄的。

因此，产妇不仅尿多而且汗也多，在产科学上称之为"褥汗"，属于正常生理现象，不需治疗，一般经过3～5天的多汗后逐渐减轻，产后1～2周时会自行消失。

产后打扫室内卫生应该注意什么？

答 在产妇出院回家之前，家里最好用3%的甲酚（来苏水200～300毫升/平方米）湿擦或喷洒地板、家具和2米以下的墙壁，1小时后通风。卧具、家具也要消毒，阳光直射5小时可以达到消毒的目的。另外，保持卫生间的清洁卫生不可忽视，要随时清除便池的污垢，排出臭气，以免污染室内空气。

在产妇室内宜放些卫生香，这样可调节室内空气，消毒抑菌。当卫生香点燃后，紫烟缭绕，芬芳飘逸，清洁空气，香雅提神，非常有益于室内的环境卫生。一般一间屋内每次点燃一支卫生香即可，以防含有化学香精的烟雾引起中毒。

怎样保持产妇室内空气清新?

答 空气清新有益于产妇精神愉快,有利于休息,要常通风。不可为了庆贺,宾朋满座,设宴摆酒,室内烟雾弥漫,酒气熏人,污染空气。但也要注意避风寒湿邪,因为产妇的身体比较虚弱,抗风寒能力较差,尤其是妊娠时骶骨韧带松弛,骶骨关节损伤,一旦受风、受寒、受湿,极易导致腰腿疼痛,所以,产妇必须避风寒和潮湿。但避风寒和潮湿,并非紧闭门窗,特别是在盛夏季节,紧闭门窗往往会导致产妇中暑。

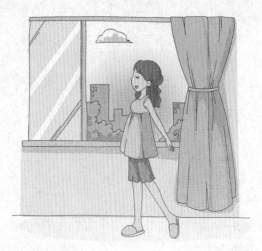

 产后化妆要注意什么?

答 具体来说要分别注意如下事项:

❶ 皱纹

若皮肤变得比平时干燥,眼外角的皱纹将更明显。厚的粉底会加重这些皱纹,应停止化妆几天,直到皮肤再次湿润;或选择质地细密的粉底或细腻透明粉。

❷ 油性皮肤

用水剂湿润剂打底,用透明粉抹在油性斑块上。

❸ 干性皮肤

用油剂粉底。对干燥斑块可用两种润湿剂:开始是薄霜,易被皮肤吸收,然后

在其上加一细层合适的化妆品,以减低水分丢失。但是,若脸部皮肤发生脱落,就应放弃所有化妆品,必须湿润皮肤;若皮肤脱落而变红,那就应该治疗了。

❹ 肿胀

病患在下颌处最易被注意,可用一些棕色粉在牙床骨上部处和颈的两侧涂些薄粉,以使注意力不集中于此。还可涂些凉性药,使疼痛缓解。

❺ 黑眼圈

加一层薄底,待其干后在眼下搽一层薄的面霜。几分钟后,再加另一层底粉,轻轻混合,最后加无色粉。

Q 产后怎样预防手关节痛?

答 孕妇在分娩后，体内激素会发生变化，其结果会导致关节囊及其附近的韧带出现张力下降而引起关节松弛，此时若过多从事家务劳动，或过多抱孩子、接触冷水，就会使关节、肌腱、韧带负担过重，引起手关节痛，且经久不愈。在产褥期，产妇要注意休息，不要过多做家务，要减少手指和手腕的负担，少抱孩子，避免过早接触冷水。

 Q 怎样预防产后颈背酸痛?

答 产妇在哺乳后，常感到颈背有些酸痛，随着喂奶时间的延长，症状愈加明显，此谓哺乳性颈背酸痛症。因此，产妇要及时纠正自己哺乳时的不良姿势和习惯，避免长时间低头哺乳；在给婴儿喂奶的过程中，可以间断性地做头往后仰、颈向左右转动的动作；夜间不要习惯于单侧睡觉和哺乳，以减少颈背肌肉、韧带的紧张与疲劳；平时注意适当的锻炼或活动。另外，要防止乳头内陷、颈椎病等疾患，消除诱因。还要注意颈背部的保暖，夏天避免电风扇直接吹头颈部。同时要加强营养。必要时可进行自我按摩，以改善颈背部血液循环。

 知识拓展

导致颈背酸痛的原因

由产妇不良的姿势引起。一般产妇在给婴儿喂奶时，都喜欢低头看着婴儿吮奶，由于每次喂奶的时间较长，且每天数次，长期如此，就容易使颈背部的肌肉紧张而疲劳，产生酸痛不适感。此外，为了夜间能照顾好小儿，或为哺乳时方便，习惯固定一个姿势睡觉，造成颈椎侧弯，引起单侧的颈背肌肉紧张，导致背酸痛的产生。

女性生理因素与职业的影响。由于女性颈部的肌肉、韧带张力，与男性相比显得相对较弱，尤其是那些在产前长期从事低头伏案工作（如会计、打字、编辑、缝纫）的女性，如果营养不足，休息不佳，加上平时身体素质较差，在哺乳时就更容易引起颈、背、肩等部位的肌肉、韧带、结缔组织劳损而引发疼痛或酸胀不适。

自身疾病的影响。一些产妇由于乳头内陷，婴儿吮奶时常含不稳乳头，这就迫使要低头照着，以随时调整婴儿的头部，加之哺乳时间较长，容易使颈背部肌肉出现劳损而感到疼痛或不适。此外，患有某些疾病如颈椎增生等，也会加剧神经受压迫的程度，导致颈背酸痛。

Q 如何预防中暑？

答 一些产妇在酷暑盛夏时，关门窗、睡火炕、盖棉被，加之室内温度很高，空气不流通，通风不良，致使产妇体内热量积蓄，体格虚弱，不能很好散发热量而造成中暑。发病初期，表现疲乏、头痛、口渴、胸闷、恶心；严重时，神志不清，狂躁不安或昏迷，甚至抽搐致死。要预防中暑，产妇宜多喝开水，不要盖得过多；衣服要勤换洗，还可用温水擦身，以协助体内热量散发；室内要保持空气新鲜，但要避开"风口"；室内气温高时，可在地上洒水降温。

Q 怎样治疗产后发热及伴有的其他症状？

答 在产褥期间，产妇出现发热持续不退，或突然高热寒战，并伴有其他症状时，应先确定病因再进行治疗：

❶若属感染邪毒，症见产后寒战高热，小腹疼痛拒按，恶露量多或少，色紫暗秽，臭如败酱，心烦口渴，小便短赤，大便秘结，舌质红，苔黄腻或黄燥，脉数有力。宜用清热解毒、凉血化淤法治疗，如可用解毒活血汤，药方为：连翘6克，葛根6克，柴胡6克，生地黄15克，赤芍9克，桃仁24克，红花15克，枳壳3克，甘草6克；水煎，一日一剂，分2次服。

❷若属外感所致发热，此症又分外感风寒、外感风热、外感暑热3种。对此治疗方法分别如下：

❶ 外感风寒

症见产妇恶寒发热，头痛，腰背酸痛，流涕无汗，鼻塞声重，痰稀而白，舌苔薄白，脉浮等。宜养血祛风解毒，用荆防四物汤加减服用，药方为：荆芥6～9克，防风3～6克，川芎3～6克，当归9克，白芍9克，地黄15克；水煎服，一日一剂，分两次服。

❷ 外感风热

症见产后发热，微恶寒，头痛，咳嗽，痰黄，咽痛，口干而渴，微汗出，舌尖红，苔薄白，脉浮数。宜疏散风热，清热解毒，用银翘散加减服用，药方为：金银花30克，连翘30克，荆芥12克，淡豆豉15克，薄荷18克，淡竹叶12克，牛蒡子18克，苦桔梗30克，生甘草15克，煎汤时加鲜芦根30克；水煎服，一日一剂，分2次服。

❸ 外感暑热

症见产褥正值盛夏之时，发热口渴，心烦汗多，头目不清，胸闷恶心，体倦乏力，舌淡，脉虚数。宜用清暑益气、养阴生津之治法，可用清暑益气汤，药方为：西洋参5克，石斛15克，麦冬9克，黄连3

克，竹叶6克，荷梗15克，知母6克，甘草3克，粳米15克，西瓜翠衣30克；水煎服，一日一剂，分2次服。

Q 治疗产后血淤、血虚、食滞所致的发热症状的方法有哪些?

答 治疗产后血淤、血虚、食滞所致的发热症状的方法，分别如下：

❶ 若属血淤所致发热

症见产妇寒热时作，小腹疼痛拒按，恶露不下或甚少，色紫暗挟块，口干不欲饮，舌质紫暗或有瘀点，脉弦涩。宜用活血化瘀法，用生化汤医治，药方为：全当归24克，川芎9克，桃仁9克，炮姜6克，炙甘草6克，以黄酒服用。

❷ 若属血虚所致发热

症见产后失血较多，低热缠绵，自汗，恶露色淡、质稀而少，腹痛隐隐，头晕眼花，心悸少寐，舌淡红，苔薄，脉虚微数。宜用养血益阴、清解虚热之治法，用八珍汤医治，药方为：人参6克，白术9克，白茯苓9克，当归10克，川芎6克，白芍10克，熟地黄9克，炙甘草3克，生姜3克，大枣3枚；水煎服，一日一剂，分2次服。

❸ 若属食滞所致发热

症见产后身热，时发时止，不思饮食，食入不舒，吞酸嗳腐，脘腹胀满，呕恶呕泻，舌厚苔腻，脉濡滑。宜用健肝和胃、消导化滞之治法，方用保和丸，药方为：山楂180克，神曲60克，半夏90克，茯苓90克，陈皮30克，连翘30克，莱菔子30克；共研为末，水泛为丸，每服6～9克，温水送下，水煎量为1/10。

Q 产后束腰好吗?

答 随着人们物质文化水平的提高，人们在提高自身素质的同时，对自己的外观形象要求也越来越高。有许多年轻的妈妈，产后为了快速恢复体形，常用腹带或健美裤将自己的胯部至腰部勒紧，以期能加速体形的恢复，其实这样做不但对恢复体形无益，而且会引起许多妇科疾病。

妊娠期间，随着胎儿的生长发育，子宫的体积和重量均相应地增加，固定子宫的韧带亦随之伸展、变软。产后，增大的子宫需6周左右的时间才能恢复正常大小，而固定子宫位置的韧带、盆底支持组织及阴道，因孕期或产时过度伸展、扩张及损伤，其弹性也不能完全恢复到孕前状态。

松弛的腹壁需6～28周才能逐步恢复如前。产后束腰，会使腹压增高，不仅不能增加腹壁的弹性，还极易导致子宫脱垂、子宫位置严重后倾后屈，以及阴道前后壁膨出等问题。由束腰造成的生殖器官位置的改变，会导致盆腔血流不畅，兼之产后身体抵抗力下降，容易引起盆腔淤血症、盆腔炎、附件炎等妇科疾患。且妊娠期间蓄积的脂肪，并不会因为束腰而减少。

Q 发生产褥感染怎么办？

答 产妇在产褥期身体虚弱，机体抵抗力差，在发生外界致病菌侵入机体后常引发感染，特别是在有滞产、产后出血、贫血、产道损伤，或产后卫生、营养状况差等情况存在时，则更易于发生。当然，原本存在于产妇体内的感染病灶（如阴道炎、扁桃体炎等）也能引起生殖器官感染。产褥感染的发生及其严重程度与产妇自身的抵抗力，以及致病菌的种类、毒性、数量和治疗是否合理、及时等因素均密切相关。轻者感染仅限于阴道局部，如治疗合理，病情可得到及时控制；但如果治疗不及时，或机体抵抗力差，存在诱发因素（如过早开始性生活），病情则会恶化，引起盆腔炎、腹膜炎，甚至引起感染性休克、败血症等。

产褥感染重在预防，在孕期应积极治疗并发症（如阴道炎等），孕晚期和产褥期要避免性交。另外，产褥期要注意个人卫生，保持外阴、会阴清洁卫生，并每天坚持自测体温，一旦出现产后发热，不可随意服用退热药物，而应及时到医院就诊，查明原因并及时治疗。

Q 怎样治疗产褥乳腺炎？

答 在母乳授乳期发生的乳腺炎，叫做产褥乳腺炎。是由于淤乳处置不当引起化脓，或从乳头伤口进入化脓菌引起感染。

乳房红肿发硬，疼痛也很剧烈，体温可达38℃左右。发展到严重的时候，积存的脓会使乳房变得又软又大，最后从乳头往外流脓。这时要切开排脓。在产褥4～7日时，会发生乳汁滞留、发热。因此，要充分哺乳，哺乳后要将乳房挤空。乳房发硬或疼痛剧烈时，尽早请医生诊治。

在治疗初期，要常挤乳，或用冷毛巾暂时冷敷，病情会减轻一些，根据情况要使用抗生素和消炎剂。要常作乳头和乳房的按摩，保持清洁，不要把乳汁积留在乳房内。

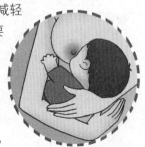

Q　怎样预防肛裂？

答 产妇易患肛裂的原因主要是饮食。饮食质量高，又精细，容易引起便秘，有的产妇还吃羊肉、姜汤等热性食物，而不吃或很少吃蔬菜、水果，加上产妇卧床休息，活动少，以致肠蠕动减慢，大便在肠道内停留时间过久，水分被吸收而过于干燥、硬结，排便困难，肛裂随之发生，大便时肛门疼痛甚至出血。

这期间要改变饮食结构，宜多吃些新鲜蔬菜、水果等，以增加大便量；另外，可多吃鱼汤、猪蹄汤，以润滑肠道，补充足够的水分。

Q　怎样防治产后骨盆疼痛？

答 产妇分娩时产程过长，胎儿过大，产时用力不当，姿势不正以及腰骶部受寒，或者骨盆某个关节有异常病变，均可造成耻骨联合分离或骶骨关节错位而发生疼痛。此外，在韧带未恢复时，由于外力作用如怀孕下蹲或睡醒起坐过猛、过早做剧烈运动、负重远行等，均易发生耻骨联合分离，表现在阴阜处或下腰部疼痛，并可反射到腹股沟内侧或大腿内侧，也可向臀部或腿后反射。一般来说，此病过一段时间（几个月甚至一年）疼痛会自然缓解。如果长期不愈，可用推拿方法治疗，并可服用消炎止痛药，既可减轻疼痛，又可促进局部炎症吸收。

Q　产妇适用的腹带有哪些种类？

答 目前市售的种类有束腰式、紧腰衣及橡皮松紧的缠腹式腹带等，穿戴简单、运用方便、适合各种体形，而且任何大小腹部都可以使用。

买腹带时样式随个人所好，但选购时最好注意尺码，以免到了怀孕后期变得太紧，那可就是在折腾自己了。腹带最少准备两条以便换洗。此外，新买的腹带最好洗过再穿用。所以，购买时最好选择耐洗并可随腹部大小调整，较经济实用的。下面介绍几种适用腹带，以供选择：

❶ 束腰、紧腰式腹带

最贴身的是束腰式腹带，而且不怕松脱，通常有两层布支撑，腹部部分还有较宽的辅助带，设计相当周密。

❷ 缠腹式腹带

此型的腹带没有裤裆部分，种类有布

质缝上橡皮松紧带者，也有加强型。可贴身穿着，所以很方便，换洗时也不麻烦。

 新型腹带

这是使用具有伸缩性布料制成的腹带，边缘缝有三角形的漂白棉布，以使缠腹后较为整齐。新型腹带的缠法，通常是随着怀孕周数而加宽缠腹范围，以包住整个腹部为原则，但如果缠得太紧则会妨碍血液循环。

产后尿失禁怎么办?

答 常有经产妇女在咳嗽、打喷嚏、大笑或用力使腹压增高时，出现尿失禁现象。这通常是因盆底肌肉张力降低所致。有关本症的处理有如下方法：

❶尿失禁重在预防，产后在身体尚未充分得到恢复之前，不宜过早地进行剧烈运动，或从事重体力劳动。

❷产褥期应尽量避免感冒，防止剧烈咳嗽，避免便秘，防止经常过度用力排便。

❸在治疗方面，可针灸关元、气海两穴位。也可采用中医补气升提法治疗，常用处方为：党参15克，黄芪15克，焦白术10克，金樱子15克，乌药6克，益智仁30克，桑螵蛸10克，覆盆子15克，升麻6克，

水煎，每日1剂，分2次服。

❹提肛（缩肛）锻炼，每日50次或更多。

❺"凯格尔操"疗法，这是目前国外流行的一种加强控制盆底肌群的训练方法。该操通过提高尿道口周围区域的肌肉张力而达到治疗尿失禁的目的。训练方法是：每天只需安排2次各10分钟的收缩（憋尿动作）训练。一般在开始训练时，收缩时间可适当短些，如可收缩3秒后放松3秒，以后逐渐延长收缩时间，直到收缩10秒放松10秒钟为止。然后再练习快速短促地抽动耻骨尾骨肌，尽可能快地反复收缩放松该肌肉，要持续数分钟，以每天收缩300次为宜。

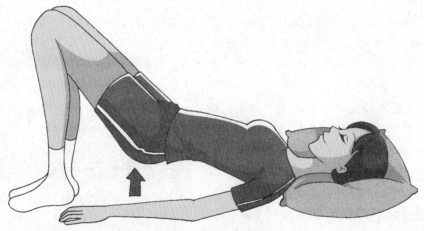

 产后性生活与运动饮食

性生活可以使夫妻之间彼此恩爱、信任，让人愉快，是夫妻关系的润滑剂。产后女性做爱还能使血液中的催产素含量增高，有助于子宫收缩和乳汁的分泌。因此，正常的性生活能促进产妇的身心健康。正常情况下，女性的子宫、宫颈、阴道在产后需经过6～8周的时间才能逐渐复原。在此之前，性生活是绝对要禁止的。此时，子宫内膜上还留有胎盘剥离后形成的创面，子宫颈口是开着的，会阴和阴道的伤口尚未愈合，性生活可能会将细菌带入产道，引起产褥感染甚至败血症。所以，只有在产后6～8周以后，经过产后健康检查，医生确定妇女生殖系统完全恢复正常后，才能恢复夫妻性生活。当然，在生殖系统及伤口完全恢复后，是否马上恢复性生活，也需要根据自己的体力情况而定。如果产妇因阴道干燥而疼痛，或因有过伤口缝合而不舒服，阴道润滑剂可以提供帮助。另外，需要注意的是：产后首次性生活时，丈夫动作要轻柔；性生活次数不宜过频；尽管此时绝大多数妇女月经还没有复潮，但也会有排卵，所以，从恢复性生活起就要采取可靠的避孕措施；性生活前后的清洁卫生非常重要；而剖宫产的产妇，则需要更长的时间来进行恢复，一般需在产后3个月再开始房事。除了性生活外，产后的运动、饮食等也是重要的生活内容与康复手段，因此，针对这些问题，我们就来进行一番探讨。

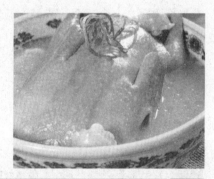

Q 产后未恢复月经时，性生活需避孕吗?

答 在产后避孕方面，很多人存在一个不正确的看法，即认为哺乳期如不来月经，就不可能怀孕。分娩后一段时间不来月经，是因为在哺乳期卵巢功能受到大脑垂体分泌的泌乳素的抑制，这属于正常的生理现象。此段时间因无排卵而发生停经。但现代医学证明，产后恢复排卵要比恢复月经时间早，产后3个月时卵巢功能就不再受婴儿吮乳反射的抑制，大多数可恢复排卵，在此后相继恢复月经。因此，排卵功能的恢复最迟不会超过产后4～6个月。如在产后卵巢第一次排卵时有性生活，则很有可能受孕，也就不会有产后月经的恢复。因此，哺乳期即使月经尚未恢复，仍应注意避孕。

✳ 温馨提示

产后月经和排卵的恢复，个人差异较大。一般不喂奶的产妇可在产后6～8周恢复月经，喂奶产妇月经恢复较晚，甚至整个哺乳期都不行经。第一次复经，月经量往往较多，且多为不排卵月经，来过三四次月经后，月经和排卵才恢复正常状态。

Q 哺乳期如何避孕？

答 哺乳期的妇女不宜口服避孕药，因为服用后不仅会减少乳汁分泌，而且避孕药物的某些成分还会通过乳汁进入婴儿体内，对婴儿造成不良影响。延长哺乳期和体外排精并不可靠，因此，产后一般选用工具或宫内节育器进行避孕。避孕工具有男用阴茎套、女用阴道隔膜和宫内节育器等。

阴茎套使用方法比较简单，效果比较可靠，只要坚持正确使用，避孕成功率高于其他方法。

使用阴道隔膜虽然没有异物感，但使用技术要求比较高，须先请医生指导，根据阴道大小选配合适的型号。

宫内节育器的效果也很理想，具有高效、长期的特点，使用方便，不影响性快感，是目前最受欢迎的女用避孕工具。产后3个月或剖宫产术后6个月就可以放置宫内节育器。

如果不想再生育，可以采取绝育措施，做输卵管或输精管结扎手术。男方结扎后还得避孕一段时间，待精液检查确实未见精子时，才能不避孕。

Q 妇女产后为何会发生性冷淡？

答 相当多的妇女在产后会发生不同程度的性冷淡，其原因目前尚不清楚，但有以下学说：

❶ 中枢兴奋优势灶转移

新婚阶段，中枢神经兴奋优势灶与性生活密切关联，但随着怀孕、分娩、哺育婴儿等生理、生活情况的变化，中枢神经兴奋优势灶发生转移，或原来与性活动相关的优势灶被淡化，由此引起性要求减退。

❷ 性激素干扰

研究发现，雌激素对女性性欲的促进作用强于孕激素。在妊娠期间，孕激素作用占主要地位。而在产后，体内的高量孕激素状态仍要维持相当长一段时间后才逐渐恢复正常，相对而言，雌激素减少，由此诱发产后性冷淡。

等，均可导致不同程度的性冷淡。

③ 移情作用

产后妇女的感情与兴趣都会不同程度地向婴儿转移，丈夫一方会遭受冷遇。

④ 生理、病理性因素

产后某些因素，如会阴切口瘢痕影响性交、产后阴道与盆底组织松弛、阴道分泌物减少，或产后身体虚弱、精神抑郁

知识拓展

中枢神经兴奋优势灶

人类的生理活动有一个极为重要的现象，即中枢神经兴奋优势灶现象。中枢神经系统处于兴奋的部分可以吸收其他各个部位的兴奋冲动，从而巩固和加强自己的兴奋——即综合兴奋的功能。

 ## 产后性冷淡怎么办?

答 产后性冷淡是女性性功能障碍的一种表现，但绝大多数尚属于生理性变化，一般不必过度忧虑，也不必急于药物治疗，通常可采取以下措施加以改善:

❶丈夫应避免粗暴、强制的性行为。应尊重产后妻子向婴儿的情感转移，多注意主动承担起照料婴儿和料理家务的任务，甚至在某些方面比妻子料理得更为仔

细、周到，由此可以激发起妻子对夫妻性生活的新兴趣。

❷注重房事前的性诱导、性嬉娱和性刺激。利用视、听、吻、触等多种感觉器官的刺激和行为及语言上的爱抚、挑逗，激发性兴奋。

❸适当改变性交体位、地点和时间，以增进性兴趣。

 ## 恢复体形有哪些方法?

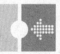

答 孕妇产后恢复体形的对策重点是控制营养与增加运动。控制营养应从产前做起，妇女怀孕后，随着胎儿的生长发育，营养量确实需要增加，但不等于要大鱼大肉地乱吃一通，应该有所选择，学会细水长流地逐步补充，科学地安排食谱，避免短期内拼命增加营养，这样才不至于

发胖。

孕妇适当地增加运动是有利无害的。可以开展一些不增加腹压或挤压腹部的运动。例如散步、打太极拳、做徒手操等，有助于增进食欲，减少难产和促进胎儿生长发育，也可以防止产前体内脂肪的积聚。产后，为了促进子宫复旧，以及避免

"肉肚子"、粗腰、臀大等现象的发生，应练习产后保健操。

❋ 温馨提示

产后性生活，最早应在分娩2个月以后。由于分娩时，阴道黏膜被撑大变得非常薄，很容易受伤或感染，而且这时子宫口恢复得也不好，关闭不严。如果过早进行性生活，会导致细菌侵入，引起妇科疾病，有时会造成出血。分娩8周以后，如果产妇身体恢复得很好，可以过性生活。但应避免激烈的动作，并控制其次数，以每月3～5次为宜。

Q 怎样恢复孕前体重？

答 至于具体需要多久才能恢复孕前的体重，这主要由在妊娠期间体重增加多少而定。增加11千克或更少的妇女，在没有节食的情况下，可在产后第二个月恢复孕前状态。至于那些体重增加11千克以上的妇女，在产后则会发现：妊娠期间因饮食过度致使大腿和臀部所横生出来的赘肉，并没有因为生产而奇迹般地消失。

如果产后哺喂母乳，则必须采取缓慢而稳定的减重方式。不喂母乳者，在产后6周便可以进行良好而均衡的减重饮食计划。哺喂母乳，如果本身已积存有相当的过量脂肪，便可酌情减少热量的摄取，而不影响乳汁的分泌与体重的降低，通常在断奶时即可减去过量的体重。

Q 产后运动应注意什么？

答 由于受"坐月子"传统习惯的影响，许多人认为，产妇在月子里不应主动进行身体锻炼。其实，这种观念和做法有不科学的一面。因为整日卧床休息，会使产妇食欲减退、精神不振，不利于子宫的恢复（复旧）和恶露的顺畅排出，易导致日后子宫后位和腰酸不适。

另外，产妇还常发生产后便秘，而经常便秘常导致腹压增大，易使盆底组织松弛和子宫脱垂。当然，产妇由于气血骤虚，确实需要充分的休息和充足的营养，但仅是注意健康和保养显然不够，应在此基础上主动安排一些适当的身体运动，才能更好地促进产后恢复。

对正常经阴道分娩的产妇，一般经产后1～2天的充分卧床休息后，即可起床大小便和稍微坐、站、行。在产后2周左右，可做些轻便的家务和进行产褥保健操。产后40~50天，如体力恢复过程无异常，可恢复到如常人一样进行日常活动。

需要注意的是，在整个产褥期间，不能过多地从事体力劳动，更不能经常挑、搬、抬、举重物，也不宜长时间站立或下蹲，以免引起盆底组织松弛和子宫脱垂。

Q 何时做产褥保健体操？

答 正常分娩的健康产妇，产后第二天可以下床活动，同时可开始做产褥操。体力衰弱、产程长、手术分娩的产妇，则应根据产妇的体质和恢复情况，安排做产褥操的时间及运动量。

产后发热、大出血、严重心血管病、肾脏疾病、会阴严重裂伤等产妇不适于做产褥操。如产妇在做操时出现明显心慌、气短、头晕现象，就要暂时停止锻炼，再慢慢地从轻微活动开始，逐渐增加到产妇能适应的程度，不要强求。

Q 产妇如何做产后第一体操？

答 产妇第一体操，适用于产后第一天做。第一体操可以在分娩后8小时开始做。这个体操对于子宫恢复到正确的位置很有效。其方法如下：

❶头离开枕头，俯卧，脸朝一侧。这个动作持续10分钟左右，习惯后可持续20分钟。早晚各做一次。

❷如果按上述要求，却做得辛苦的话，可以在前胸抱住枕头垫着胸部，两膝向两侧张开，手交叉放在下巴下，这时会感觉舒服些。

Q 产妇如何做产后第二体操？

答 第二体操适合于产后第二天做。分娩24小时后可进行第二体操。第二体操主要是恢复因分娩而变松弛的局部肌肉，预防尿失禁或尿闭塞。其方法如下：

❶首先，应完成第一体操。

❷将身体翻过来，直直地仰卧，两手掌紧贴身体伸直，平静地呼吸；两手掌张开，手臂水平地伸开呈十字形状；用力呼吸，两手臂伸到头上，两手掌合并，身体呈一直线姿势；屏住气，然后呼气，手臂又恢复到水平状态。

❸用腹肌做几次腹式呼吸。

❹在阴道和肛门处用力，一收一放，做收缩动作。这个动作可以单独地做几次。

做上述动作之前都是以深呼吸为主的上体运动。

产妇如何做产后第三体操?

 第三体操在产后第五天以后做。这组体操动作主要是进行肌肉锻炼，算是运动量较大的动作。需要注意的是：如果做这个体操动作时，用手撑住床来帮助腿的上举，那么效果就不太好了。在产后5~10天，应坚持做这个体操。其方法如下：

❶先做第一、第二体操。

❷仰卧，一条腿笔直地向上慢慢地运动到和身体成直角，然后慢慢放下，腿不能弯曲，反复几次；接着换另一条腿重复上面的动作，反复做几次。

❸和上面中的动作要领相同，这次两条腿同时上举后放下。这个动作难度较大，开始做时，可以稍微离开床。慢慢练习举得更高。

产妇如何做产后第四体操?

 第四体操适合在产后第10天以后做。这组体操动作是为了矫正子宫的位置，通过上身的活动，增加肌肉的活力，是运动量较大的动作，产妇应根据自己身体状况来进行。其方法如下：

❶先做第一、第二、第三体操。

❷胸朝下，腰抬高，两膝距离30厘米宽左右，胸伏床上。

❸在床上进行四肢爬行。

❹仰卧，两手臂放在头顶伸直；手伸直，上身抬起，手接着伸向脚尖方向；抱住脚尖和脚踝不动。过一会儿，手向上举，回到开始的姿势；反复上述动作，多做几次。

产妇如何做产后第五体操?

答 第五体操适宜在产后1个月以后做。其方法如下：

❶立正姿势，上身向前并向下弯曲5次左右，腿不能弯曲。

❷上半身躺在床上，膝弯曲，左右运动5次左右。

❸立正姿势，提起脚后跟12次左右，脚尖着地。

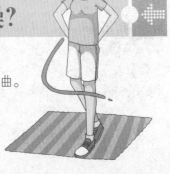

Q 产妇为何不宜滥用中药?

答 产妇产后服用某些中药,可以达到补正祛瘀的作用,如产后保健汤,包括以下草药:当归、川芎、桃仁、红花、坤草、炙甘草、连翘、败酱草、枳壳、厚朴、生地黄、玄参、麦冬等,均可以滋阴养血、活血化瘀、清热解毒、理气通下,可以改善微循环,增强体质,促进子宫收缩,促进肠胃功能恢复及预防产褥感染。但是,如果产妇一切正常,最好不要用中药。需吃中药时,应在医生指导下进行。

产后用药的一个关键问题是要注意不影响乳汁的分泌,以免影响哺乳,对婴儿不利。产后一定要忌用中药大黄,大黄不仅会引起盆腔充血、阴道出血增加,还会进入乳汁中,使乳汁变黄。另外,炒麦芽、逍遥散、薄荷有回奶作用,所以乳母忌用。

Q 月子里吃得越多越好吗?

答 一般人都知道在"坐月子"期间应该增强营养,以恢复分娩时消耗的体力,并且要为宝宝提供高质量的乳汁,所以把好吃的东西统统拿出来,每顿都是蹄膀汤、鱼汤或大鱼大肉。其实,这个时期吃东西是很有学问的,并非吃得越多越好,应以补充充足的热量、高含量的蛋白质、适量的脂肪、丰富的无机盐、多样的维生素,以及充足的水分为原则。

热量是保证泌乳量的前提,热量不足将导致泌乳量减少40%～50%,食物应以奶制品、蛋类、肉类、豆制品、谷类、蔬菜为主,配合适量的油脂、糖、水果。食物应清淡、易于消化,烹调时应少用油炸油煎的方法,每餐应干稀搭配、荤素结合,少吃或不吃生冷或凉拌的食物,以免损伤脾胃,影响消化功能。产后虽不要忌口,但要注意不食辛辣之物,如辣椒、大蒜、酒、茴香等,以免引起便秘或痔疮发作。

Q 适合产妇食用的食物有哪些?

答 产妇在月子里的食物,应有以下几种:

❶ 炖汤类

如鸡汤、排骨汤、牛肉汤、猪蹄汤、肘子汤等,但要轮换着吃。猪蹄炖黄豆汤是传统的下奶食品，营养丰富，易消化吸收，可以促进食欲及乳汁的分泌，帮助产妇恢复身体。猪蹄能补血通乳，可治疗产后缺乳症。莲藕排骨汤可治疗月子期间的贫血症状，莲藕具有缓和神经紧张的作用。

② 鸡蛋

鸡蛋中蛋白质、氨基酸、矿物质含量比较高，消化吸收率高，蛋黄中的铁质对产妇贫血有疗效。鸡蛋可以做成煮鸡蛋、蛋花汤、蒸蛋羹或打在面汤里等。传统习俗中，产妇坐月子时，每天至少要吃8～10个鸡蛋，其实2～3个鸡蛋已完全可以满足营养需求，吃得太多人体也无法吸收。

③ 小米粥

小米富含B族维生素、膳食纤维和铁。可单煮小米或将其与粳米合煮，有很好的滋补效果。

④ 红糖、红枣、红小豆等食品

这些食品富含铁、钙等，可提高血红蛋白，帮助产妇补血、祛寒。但要注意红糖是粗制糖，杂质较多，应将其煮沸再食用。

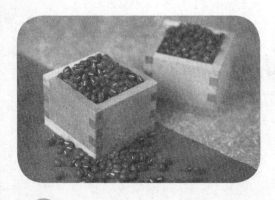

⑤ 鱼

鱼类营养丰富，通脉催乳，味道鲜美。其中鲫鱼和鲤鱼是首选，可清蒸、红烧或炖汤，汤肉一起吃。

⑥ 芝麻

芝麻富含蛋白质、铁、钙、磷等营养成分，滋补身体。多吃可预防产后钙质流失及便秘，非常适合产妇食用。

⑦ 花生

花生能养血止血，可治疗贫血、出血症，具有滋养作用。

⑧ 蔬菜

蔬菜中含有丰富的维生素C和各种矿物质，有助于消化和排泄，增进食欲。西芹纤维素含量很高，多吃可预防产妇便秘。胡萝卜含丰富的维生素A、维生素C和B族维生素，是产妇的最佳菜肴。

⑨ 水果

各类水果都可以吃，但由于此时产妇的消化系统功能尚未完全恢复，不要吃得过多。冬天如果觉得水果太凉，可以先在暖气上放一会儿或用热水烫一下再吃。

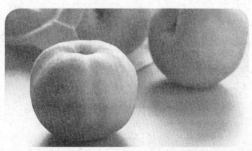

哪些蔬菜适合产妇食用?

答 产妇在产褥期的食物应是多种多样的,除多吃些肉、蛋、鱼等食品外,还要多吃一些蔬菜。据研究,产妇最好多吃莲藕、黄花菜、黄豆芽、海带、莴苣等,有利母子健康。

❶ 莲 藕

莲藕中含有大量的淀粉、维生素和矿物质,营养丰富,清淡爽口,健脾益胃,润燥养阴,行血化淤,清热生乳,是祛淤生新的佳蔬良品。产妇多吃莲藕,能及早清除腹内积存的淤血,增进食欲,帮助消化,促使乳汁分泌,有助于对新生儿的喂养。

❷ 黄花菜

黄花菜中含有蛋白质及矿物质磷、铁、维生素A、维生素C及类固醇化合物,营养丰富,味道鲜美,尤其适合做汤用。中医书籍记载,黄花菜有消肿、利尿、解热、止痛、补血、健脑的作用,产褥期产妇容易腹部疼痛、小便不利、面色苍白、睡眠不安,多吃黄花菜可改善以上症状。

❸ 黄豆芽

黄豆芽中含有大量蛋白质、维生素C、纤维素等。蛋白质是组织细胞的主要原料,能修复生孩子时损伤的组织;维生素C能增加血管壁的弹性和韧性,防止产后出血;纤维素能润肠通便,防止产妇发生便秘。

❹ 海 带

海带中富含碘和铁。碘是合成甲状腺素的主要原料,铁是制造血细胞的主要原料,产妇多吃这种蔬菜,能增加乳汁中碘和铁的含量,有利于新生儿的生长发育,防止发生呆小症。

❺ 莴 苣

莴苣(莴笋)是春季的主要蔬菜之一,含有多种营养成分,尤其富含钙、磷、铁,能助长骨骼,坚固牙齿。中医学认为,莴苣有清热、利尿、活血、通乳的作用,尤其适合产后少乳及无乳的产妇食用。

 产妇吃红糖有哪些利与弊?

答 按照我国大多数地区的风俗习惯,产妇分娩后总是要多饮红糖水或多吃红糖粥。这是什么道理呢?根据古代医书记载,红糖有活血化淤之功效,能使产后恶露排出通畅,促进产妇身体早日复原。从现代医学观点分析,红糖是未经提纯的糖类,与白糖相比,含有较多的“杂质”,正是这些“杂质”,使其性能优于白糖。

但是，如果产妇无限制地饮用红糖，对身体无益反而有害。要知道，产后第一天，子宫底的高度一般与肚脐平行，此后每日下降1～2厘米（约一横指），到产后10～12天，小腹部就摸不到子宫底了。产后经阴道流出的液体叫做恶露，其中含有血液、黏液、坏死的蜕膜组织、白细胞和细菌等。产后恶露不行，经血阻滞，吃红糖可收到活血化淤的功效。但目前多数初产妇的产后子宫收缩都较好，恶露的颜色和量一般比较正常。因此，如果食用红糖时间太长，例如大量连续服用半个月至1个月以上，使阴道排出的液体多为鲜红血液，反而使产妇处在一个慢性失血的过程中，造成失血性贫血，并且影响子宫复旧，不利于产妇的康复。

因此建议，产妇食用红糖的时间最好在产后不超过半个月，以后则应多吃营养丰富、多种多样的食物。

Q 产妇的饮食原则与催乳饮食有哪些？

答 产后的饮食非常重要，但不应无限度地加强营养，而是要注意科学搭配，原则是富有营养、易于消化、少食多餐、粗细夹杂、荤素搭配、多样变化。

产后最初几天应吃些清淡、易消化、营养丰富的食物。要多喝些汤类，如鸡汤、鱼汤、排骨汤、猪蹄汤、牛肉汤等，既味道鲜美，又可以促进食欲和乳汁分泌。哺乳的产妇还要多吃富含钙的食品或服用钙剂。每日热量的供给为11302～12558焦耳，其中主食400克，牛奶250克，肉类150克，豆制品100克，蔬菜和水果400～500克。番茄、黄瓜、油菜、白菜、茄子、胡萝卜、冬瓜、蘑菇、芸豆、扁豆、海带等蔬菜要多吃。新鲜水果如苹果、香蕉、桃子、柑橘、西瓜、梨等色鲜味美，不仅可以促进食欲，还可以帮助消化和排泄，补充人体需要的维生素。

产妇的饮食要均衡，一定不要偏食，应根据医生的要求进食，多吃几天流质或半流质饮食，不要多吃油腻味重的食品，以免加重胃肠负担，引起腹胀、腹泻等症状。

乳汁的分泌量与乳母的营养有关。为使乳汁分泌充足，哺乳期的母亲不仅在月子里要重视营养，而且补充营养要贯穿在整个哺乳期。饮食应多样化，并多吃些奶类食物，不要忌口。经验证明，乳母在哺乳期经常进食鸡、鸭、鱼（鲫鱼）、肉、虾、猪蹄、排骨等汤水，可有效地起到促进乳汁分泌的作用。此外，以下几种饮食有较显著的催乳作用：

❶桃仁、花生仁碾碎，加适量红糖，配粳米煮稀饭食用。

❷花菜30克、黄豆50克、鸡肉150克，共煮烂后食用。

❸猪蹄1只，香菇50克，加水煮烂加调味品后食用。

❹酒酿煮鸡蛋，做点心食用。

PART 7

婴儿养护 有问必答

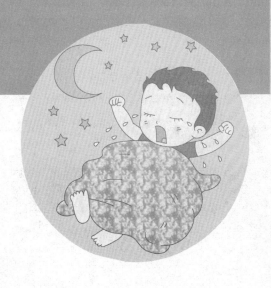

产后婴儿养护涉及方方面面，如何科学喂奶、喂奶应采取何种姿势、初乳喂养有什么好处、母乳喂养有什么好处等，均属于婴儿的喂哺问题。另外，如肝炎产妇能否母婴同室，并给婴儿喂奶等这样的问题，则属于喂养过程中的疑难问题。同时，产妇的乳房如何护理、如何增加产乳量、如何防治乳房病（如乳腺炎）等，均需要给予重视，并妥善解决。除此之外，婴儿的喂养不仅仅是喂哺的问题，还涉及如何抚养与早期教育、早期健康护理等问题，如要关注婴儿的视力发展、运动协调能力、认知能力等，还要重视婴儿的营养提供、注意其疾病预防等，所有这些问题均是产后婴儿养护这个大主题下的方方面面，都必须给予高度重视，并采取妥善、科学、有效的方式加以解决。那么，现在针对这些问题，我们就进行探讨。

做妈妈后的头四件事是什么？

答 头四件事分别为：

❶ 拥抱宝宝

小宝宝对最初抱自己的人，会毕生难忘。所以，在出生后2小时以内，拥抱小宝宝是十分重要的。

❷ 肌肤接触

当您和小宝宝在一起时，您最好让小宝宝不着衣物，躺在您的胸前，让他（她）能听到他（她）在您的腹内时已听惯了的心脏跳动的声音。因为这能缓和小宝宝的不安情绪。

❸ 吮吸乳头

虽然您可能还没有母乳，却要让小宝宝来吮吸您的乳头，以此让小宝宝记住您的体香。

❹ 注视小宝宝

小宝宝因为对您很感兴趣，所以，他（她）可能会注视您的脸。这时，您要把他（她）抱在离您15厘米的距离之内，以使他（她）能看清。同时，您也要充满爱意地注视他（她）的眼睛，这对小宝宝来说很重要，他（她）会感受到您的爱意。

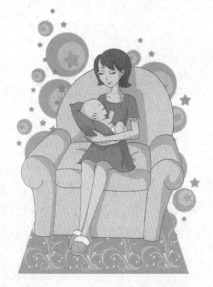

Q 母乳喂养重要吗?

答 母乳喂养的重要性及价值有如下几点:

① 母乳喂养的婴儿不容易得病

母乳喂养的婴儿很少有肠胃炎、胸部感染和麻疹的病例,这是由于婴儿直接接受了母体和母乳中抗体的缘故。在婴儿生活的头几天里,抗体可对肠道产生一种保护作用,并且由于抗体为血液所吸收,形成了身体保护作用的一部分,以抵御各种传染病。有些抗体,诸如抗脊髓灰质炎的抗体,是存在于母乳内的,因此,当用母乳喂养婴儿时,母亲能够自动地保护新生儿。

② 母乳比生奶更容易消化

母乳喂养的婴儿不会便秘,大便往往软而无臭,并且不含有通常会引起阿摩尼亚性皮肤炎的细菌,因此,婴儿是不易患尿布疹的。

③ 母乳喂养对母亲体形有好处

有关研究结果表明:如果采用母乳喂养,母体在妊娠期间所积聚起来的脂肪就会消除。在母乳喂养期间,母体内释放一种激素(荷尔蒙),名为"催产素",这种激素促进子宫恢复到原来的正常大小,骨盆更快地恢复正常,腰围亦然。母乳喂养也不会影响乳房的形状和大小。

④ 母乳喂养有利于母亲避孕

如果采用母乳喂养法的话,因婴儿吸吮刺激,使泌乳激素分泌增加,促进产乳量,同时抑制排卵,有避免怀孕的功效。

Q 喂奶应采取何种姿势?

答 母亲可以自行选择姿势喂哺婴儿,只要婴儿能够含住乳头、自己觉得舒服、轻松自如就可以了。可以通过实践各种方法,然后采用感觉最自然的一种。在一天以内要改换各种授乳姿势——这样做将会保证婴儿不会仅向乳晕的一个部位施加压力,并可尽量减少输乳管受阻塞的危险。如果坐着授乳,一定要位置舒服。必要时,用软垫或枕头支持双臂和背部。

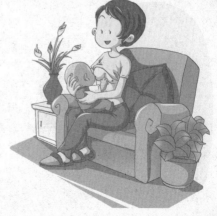

躺在床上喂乳也很好。特别是在头几周的晚上，母亲应采取侧睡姿势，如希望更舒服，则可垫上枕头，轻轻地将婴儿的头和身体紧靠在你的身旁。哺乳中可能需要把婴儿放在枕头上，使婴儿的位置高一点，以便吸吮乳头；但是较大的婴儿应该躺在床上并

靠在母亲身边，保证母亲臀部下侧的肌肉不受扭曲或拉得太紧，因为这样会使奶流减慢。另一种办法就是在母亲手臂下垫个枕头，把婴儿放在枕头上，让婴儿的双腿放在母亲后方，婴儿面向母亲的乳房，而母亲的手可以托住婴儿的头部。

温馨提示

母亲所选择的哺乳姿势可能受到分娩影响。例如，做过会阴切开术的话，就会觉得坐起来非常不舒服，因此侧卧哺乳更为适合。同样的，如果做过剖宫产手术，腹部太柔嫩，不宜让婴儿躺在上面，因此要把婴儿的脚放在臂下的位置，或把婴儿放在床上靠在自己身旁的位置哺乳。

初乳喂养有什么好处？

答 产妇在产后最初几天分泌的乳汁叫初乳，呈淡黄色。初乳的量很少，但与成熟乳汁相比，初乳中富含抗体，丰富的蛋白质、胡萝卜素，较低的脂肪及宝宝所需要的各种酶类、糖类等，这些都是其他任何食品都无法提供的。

新生儿可以从初乳中得到母体的免疫物质，其中的免疫球蛋白A，宝宝吃后可以黏附在胃肠道的黏膜上，能抵抗和杀死各种细菌，从而防止宝宝发生消化道、呼吸道的感染性疾病。此外，初乳中的巨噬细胞、T淋巴细胞和B淋巴细胞可吞噬有害细菌，具有杀菌和免疫作用，所以，初乳被人们称为第一次免疫，对宝宝的生长发育具有重要意义，是任何营养保健品所无法替代的。

初乳还有促进脂类排泄作用，可以减

少黄疸的发生。妈妈一定要珍惜自己的初乳，一旦错过，对孩子来说将是巨大的损失。早产儿妈妈的初乳中各种营养物质和氨基酸含量更多，能充分满足早产宝宝的营养需求，而且更利于早产宝宝的消化吸收，还能提高早产宝宝的免疫能力，对抗感染有很大作用，所以一定要喂给孩子吃。

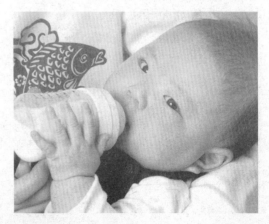

产后应如何护理乳房？

答 用植物油（橄榄油、麻油、豆油）或矿物油（石蜡油）涂敷乳头，清除乳头表面的积垢。每次喂奶前应先洗净双手，然后用温净水或2％硼酸水擦净乳头，挤掉几滴奶，以冲洗乳腺管。喂奶时应使婴儿含住整个乳头（包括几乎全部乳晕），尽量减少吸吮时对乳头皮肤的摩擦刺激。婴儿吸吮时间不宜过长，切不可让婴儿口含乳头入睡，这样可能会使乳头皮肤受到过度的浸润，易发生皮肤破裂。

乳汁淤积通常是发生乳腺炎的先决条件，而乳头皮肤细微裂伤则给细菌入侵提供了机会。因此，应在每次喂哺时，将乳汁吸尽，避免乳汁淤积。如果存有乳头皮肤裂伤，则应根据损伤的程度，减少喂哺次数或暂停喂哺，并积极加以治疗。应注意左右乳房交替轮换喂奶，防止婴儿偏吃。婴儿未能吃空的乳汁，应用吸吮器吸出余奶。

产妇乳头凹陷时怎样喂奶？

答 母亲如发现自己乳头凹陷，在孕晚期，也就是从孕32周后起就应在每日清洗乳房的同时，轻轻地牵拉乳头，并且可在乳头上涂抹一些润滑油，使乳头变得突起，且不易日后哺乳时被婴儿吸吮而致裂伤。只要每日坚持，乳头凹陷是可以纠正的，但一定要切记，如有阴道流血或先兆早产则不宜进行此法。

如婴儿出生后，乳头凹陷仍未纠正，喂奶的时候，可先用食指和拇指在乳头旁将乳头提起，尽量将乳头及乳晕一起送入婴儿的口中，直到婴儿吸住乳头后再松手。也可用吸奶器将乳汁吸出，再用奶瓶喂给婴儿，多次有效地吸吮及吸奶器负压的吸引，就会将内陷的乳头逐渐吸出，可以达到正常哺乳。

发生奶胀怎么办？

答 奶胀是由于乳房内血液、体液和乳汁积聚，这是由于不适当和不经常哺乳所致。通常在24～48小时内进行有效护理可减轻症状。奶胀时，在哺乳前先热湿敷乳房3～5分钟，随后柔和地按摩、拍打和

抖动乳房，起到疏通乳腺管作用，然后用手或奶泵挤出乳汁，使乳晕变软，以便婴儿能顺利地含吮乳头和大部分乳晕。每次哺乳要将乳汁排空，使乳腺管通畅，乳汁排空后，既可避免乳汁淤积，又可减轻乳

房胀痛。哺乳后，要佩戴胸罩，改善局部血液循环。

产妇乳头破裂时怎样喂奶？

答 乳头破裂多半是因为喂奶过程中哺喂姿势不正确引起的，哺喂时一定要将乳头和乳晕一起送入婴儿的口中，特别是乳头凹陷刚刚纠正的母亲，娇嫩的乳头表面被婴儿频繁地吸吮和湿润的口腔浸泡，很容易发生乳头破裂。一旦乳头裂伤，喂奶时疼痛难忍，甚至可能会出血。而且破裂的乳头会被细菌侵入，引起乳腺炎。这样一来，许多母亲就会丧失母乳喂养的信心。每次喂奶时可先喂没有破裂的乳房，后喂破裂的。也可将乳汁挤在消毒奶瓶中，再喂婴儿。每次哺乳前要作乳房按摩，用温开水清洗乳房，乳后可挤出一滴乳汁涂在破裂乳头的表面，或用熟的植物

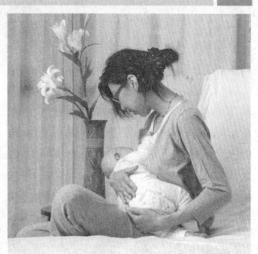

油涂抹（如将花生油烧开凉凉后置于干净的瓶内，用时以棉签涂抹乳头），即可使破裂乳头很快愈合。

怎样给婴儿科学喂奶？

答 母亲在喂奶前应做好下面的准备工作，如先给婴儿排小便，换好尿布，包好被盖，然后洗干净手，用温水擦洗奶头，挤出少许乳汁，取合适的姿势，便可开始喂奶了。

分娩后第1天，婴儿每天吸吮每侧乳房的时间约控制在5分钟；第2～3天可增加到7～10分钟；以后可逐步增加到每侧乳房喂乳15～20分钟。有研究显示，不论吃得快或吃得慢的婴儿，其吃奶的总量基本上是相同的。因此，不要让吃得慢的婴儿未吃

完时就停止喂乳。

每次喂奶应两侧乳房轮流喂哺，即先吃空一侧，再换另一侧。到下一次喂奶时，还按上一次喂的顺序。两侧乳房轮流喂哺的优点是避免乳汁淤积，促进乳汁分泌。

出生不久的婴儿，吃奶时容易睡着，此时应轻轻刺激婴儿（如揉捏耳垂或叩拍足底），将其弄醒，待其醒后再继续喂奶。有些婴儿吸吮时因过猛过急，容易连同空气一并吞入胃内，遇此情况，应在喂乳完毕后，将婴儿竖立抱起，使其趴在乳

母肩上（婴儿脸面朝后），或使其上身竖立坐在乳母大腿上，轻拍其背部，诱其打嗝而将胃内空气嗝出。通过这种处理可以防止婴儿吐奶。

 ## 哺乳期产妇感冒能否喂奶？

答 如果感冒但不发高热，就应多喝水，多吃清淡易消化的食物，服用感冒冲剂、板蓝根冲剂等药物，同时最好有人帮助照看孩子，使自己能有多点时间睡眠休息。此时仍可以喂哺孩子，但由于接触孩子太近，可在戴口罩的情况下喂奶。刚出生不久的孩子自身带有一定的免疫力，不用过分担心会将感冒传给孩子而不敢喂奶。

如果感冒后伴有高热，产妇不能很好地进食，十分不适时，应到医院治疗。医生常常会给输液，必要时会施用对乳汁影响不大的抗生素，同时服用板蓝根、感冒冲剂等药物。

高热期间可暂停母乳喂养1~2日，停止喂养期间，还要常把乳房乳汁吸出，以保证继续泌乳。产妇本人要多饮水或新鲜果汁，好好休息，就会很快好转。

 ## 判断母乳是否充足有哪些方法？

答 判断母乳是否充足的方法有如下几条：

① 观察孩子能否吃饱

如果婴儿吃饱了，会自动吐出奶头，并安静入睡3~4小时，每天大便2~3次，金黄色，稠粥样。如果婴儿睡了1小时左右，就醒来哭闹，喂奶后又入睡，反复多次，大便量少，甚至便秘，说明婴儿没吃饱。

② 换尿布次数

每天换尿布少于8次，大便次数少于1次，说明母乳不足。

③ 称宝宝体重

宝宝在出生后7~10天的时间内，尚处于生理性体重减轻阶段，10天以后宝宝体重就会增加。因此，10天以后要每周为宝宝称重一次，将增加的体重除以7，如果得到的数值在20克以下，则表明母乳不足。

④ 哺乳时间长短

如果哺乳时间超过20分钟，甚至超过30分钟，孩子吃奶时总是吃吃停停，而且吃到最后还不肯放奶头，则可断定奶水不足。

⑤ 哺乳间隔时间长短

婴儿出生2周后，如果哺乳间隔时间仍然很短，吃奶后才1小时左右又闹着要吃，则可断定母乳不足。

⑥ 乳房胀否

产后2周左右，乳房很胀，则表明母乳充足。

Q 乳母用药应注意什么？

 母亲服用的大多数药物成分都可以通过血液循环进入乳汁，进而影响乳儿。由于乳儿的肝脏解毒能力差，即使母体仅仅使用微小用药剂量，仍可使婴儿蓄积中毒，对早产儿更是危险。因此，产妇服用药物时，应考虑对婴儿的危害。下面列出的药物，哺乳期不能应用，如：

❶溴隐亭，可以抑制泌乳。

❷抗肿瘤药物，如环磷酰胺、多柔比星（阿霉素）、氨苯蝶啶等，可抑制骨髓造血，并有致癌作用。

❸抗精神病药物，可影响婴儿智力发育，使肝脏受损。

❹抗甲状腺药物，如甲巯咪唑（他巴唑）、甲苯磺丁脲（D860）等，可造成婴儿甲状腺功能低下，影响智力发育。

❺氯霉素，可使婴儿出现灰婴综合征，表现为腹泻、呕吐、呼吸功能不良、循环衰竭及皮肤发灰等，还可影响婴儿骨髓造血，引起贫血。

❻链霉素、卡那霉素、庆大霉素，可损伤听觉神经和肾脏，引起听力障碍和肾脏功能损害。

❼喹诺酮类抗生素药物，如诺氟沙星（氟哌酸）、氧氟沙星等，可影响婴儿骨髓发育。

❽四环素，可影响婴儿牙齿和骨骼发育，造成牙釉质发育不全，婴儿牙齿发黄。

❾磺胺药，可引起肝脏和肾脏功能的损害。

❿氯丙嗪和地西泮（安定），可引起婴儿黄疸。

知识拓展

药物对婴儿的影响

甲硝唑（灭滴灵），可使婴儿出现厌食、呕吐。利舍平（利血平），可使婴儿鼻塞、昏睡。抗凝药物，如阿司匹林、双嘧达莫（潘生丁）等，可引起小儿出血。还有一些影响乳汁分泌的药物，如大剂量的雌激素、雄性激素、麦芽、薄荷等均有回奶的作用，乳母不宜服用。对婴儿及乳汁有影响的药物有很多，这里要提醒产妇不要滥用药物。如果必须用药，应在医生指导下使用。乳母在服用任何药物之前，应了解此种药物是否对孩子有影响。如果确需服药，可暂停哺乳或断奶。

不宜母乳喂养的情况有哪些?

答 母乳是婴儿最理想的食品，但确有极特殊的情况是不能进行母乳喂养的，如不加以注意，会给婴儿带来不良后果。其特殊情况如下:

① 乳房疾病

严重的乳头皲裂、急性乳腺炎、乳房脓肿等，可暂时停止哺乳。

② 感染性疾病

患有上呼吸道感染伴发热，产褥感染病情较重者，或必须服用对孩子有影响的药物者。梅毒、结核病活动期也不宜哺乳。

③ 心脏病

心脏病心功能Ⅲ～Ⅳ级患者（即轻微活动后便出现心慌、胸闷、憋气等症状）或孕前有心力衰竭病史者。

④ 病毒感染

甲型肝炎病毒是经消化道传播的传染病，在急性期有较强的传染性，通过哺乳容易感染孩子，因此，在急性期应暂缓母乳喂养。可每日将乳汁吸出，以保持乳汁的持续分泌，待康复后开始哺乳。乙型肝炎表面抗原（HBsAg）阳性者不必禁止母乳喂养；但大三阳者，因传染力强，不应母乳喂养。如已确诊艾滋病病毒（HIV）感染，原则上也不宜母乳喂养。

⑤ 癫痫病

由于抗癫痫药对婴儿危害较大，故应禁止母乳喂养，但小发作或用药量少的，也可母乳喂养。

如果发生以上情形，产妇应尽量选取与母乳成分相似的专业婴儿配方奶粉。

Q 婴儿为何拒绝吃奶?

答 婴儿在哺乳时出现此问题，其中最常见的原因之一就是呼吸困难。必须注意乳房是否盖住了孩子的鼻孔。婴儿不能正常呼吸的另一个原因，是因其鼻塞或鼻子不通畅。对此，请医生开些滴鼻药，以便在每次哺乳前给其滴鼻，以畅通鼻道。

婴儿拒绝吸吮乳房的另一原因可能是烦躁不安。如果婴儿醒来时烦躁不安或动

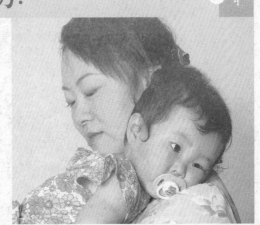

来动去，也许是由于太累而不吸吮乳房。在这种情况下，应把婴儿紧抱怀中，轻轻说话加以安慰，而不要试图授乳，直到婴儿安静下来。

Q 母体携带乙肝病毒能喂养婴儿吗？

答 乙肝病毒的母婴传播已为人们所重视，资料表明，母亲为乙肝病毒携带者，有10%的胎儿有宫内感染乙肝病毒的可能，当婴儿出生3个月后，婴儿的感染率可达30%，5年后则可能达80%以上。由此可见，宫内垂直传播乙肝病毒的概率并不像一般预测的危险度那么高，反而是出生后的水平传播概率很高。

要做好这方面的预防，基本措施应放在3个方面。一是给新生儿以乙肝疫苗或高效免疫球蛋白注射，增强新生儿抵抗乙肝病毒感染的能力。二是乙肝病毒携带者最好不要哺乳。报道表明，乙肝血清标志物呈阳性的母亲，其初乳中总排毒率达42%，而且初乳排毒率与传染性、感染率呈正相关，对新生儿威胁极大。所以，凡是母亲血清为乙型肝炎表面抗原（HBsAg）、乙型肝炎核心抗体（HBcAb）阳性者，最好以人工喂养为宜。三是要对婴儿采取适当的隔离措施，如乙肝携带者的母亲应与婴儿分床而睡，讲究卫生，衣物用品分开洗。

尽管从原则上讲，乙肝病毒携带的母亲不宜哺乳，但如能够确定母亲血清标志物水平仅抗体阳性而抗原阴性，以及乙型肝炎病毒-脱氧核糖核酸（HBV-DNA）阴性的话，则表明不存在传染性。这种情况可以母乳喂养，无须隔离，应注意的是要及时予以新生儿乙肝疫苗注射，提前预防。

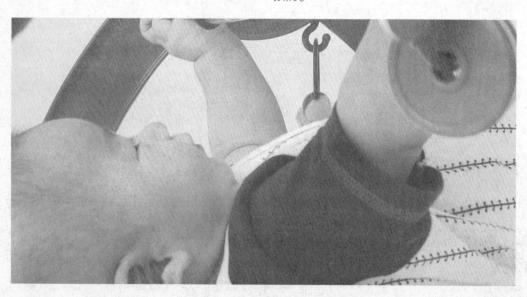

新生双胞胎喂养应注意什么？

 双胞胎儿的特点是早产多，据统计，大约有80％双胞胎儿是早产儿。双胞胎儿的器官尤其是消化系统功能不健全，生活能力差，但生长速度特别快，需要吸收大量的营养素。

由于双胞胎儿的上述特点，喂养双胞胎儿应采取特殊方法。母乳仍应是双胞胎儿最理想的营养品。双胞胎儿胃容量小，胃肠消化能力差，宜采取少量多餐的哺喂方法。一般说来，只要产妇有足够的营养和充分休息，她的乳汁是能够满足双胞胎儿需要的。如乳汁不足，应在保证两个婴儿都得到母乳的前提下，先喂体质较弱的孩子，再每人加喂牛奶或奶粉。万一产妇无乳汁，就要采取人工喂养。

由于双胞胎儿大多体重较轻，体内储备的营养素少，生长发育又特别快，奶量需要量大，否则双胞胎儿易发生缺铁性贫血、佝偻病等。

 # 产后有哪些回奶方法？

 因病或其他原因不能授乳或婴儿长至1岁左右需断奶者，就应回奶。回奶的方法很多，如果产后一开始就不需要喂奶，回奶宜早进行，尤其在乳房还没开始胀痛时进行，其效果更好。可选用下列方法回奶：

❶在饮食方面要适当控制汤类，不要再让孩子吸吮乳头或挤乳。

❷在乳汁尚未分泌之前，用芒硝250克，分2包用纱布包好，分别敷在乳房处，再行包扎。24小时更换1次，连用3天。

❸用生麦芽90克，水煎服，2天1剂，连服3天。

❹服用己烯雌酚5毫克，每日2次，连服5天，同时紧束双乳房，少进汤类。用药期间减少对乳房的刺激，不做乳房按摩，

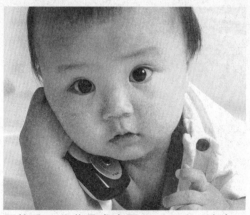

不挤乳。此药易发生恶心、呕吐、头疼、头晕等不良反应。

❺服用维生素$B_6$200毫克，每日3次。2天后改为100毫克，每日3次，共服3天。

❻服用溴隐亭0.25毫克，每日2次，口服，连用14天。这对已有大量乳汁分泌而需停止哺乳者，效果较为理想。

Q 产后怎样科学断奶？

答 婴儿长到12个月时就可以断奶。如果断奶时期正好赶上炎夏或寒冬季节，可以稍稍推迟一些，因为夏季断奶，婴儿易得肠胃病；严冬断奶，婴儿易着凉。断奶也不可太迟，否则，由于婴儿月龄较大，其所需的营养物质会不断增加，单纯依靠母乳就不能满足要求，势必妨碍婴儿的生长发育。

给婴儿断奶应该逐步进行，不可采取强硬的方法，以免造成婴儿心理上的痛苦和恐惧。若突然改变婴儿的饮食习惯，其肠胃不能适应，对婴儿健康有害。断奶的方法是逐渐增加辅食，逐渐减少哺乳量，慢慢地过渡到新的喂养方式。待孩子对新的饮食习惯以后，就可自然而然地把奶断了。

断奶以后，乳母应该少喝汤水，以利于减少乳汁分泌和较快回奶。若乳汁仍然很多，可用束胸布紧束乳房，或先用按摩的方法挤出乳汁后，再用布将乳房束紧。以后如果不感到乳房过胀，可不再挤奶，以免刺激乳房而分泌乳汁。

Q 怎样知道新生儿大便是否正常？

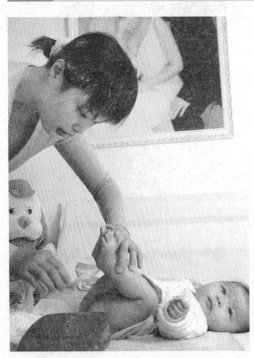

答 新生儿大多在生后12小时内开始排泄出墨绿色的黏稠大便，称为胎便。如果超过24小时仍无胎便排出，应到医院检查是否有先天性肛门闭锁症或先天性巨结肠症。开始喂奶后，一般2～4天胎便就可以排干净。由于喂奶，大便逐渐转为黄色糊状，一般每日3～5次。母乳喂养的新生儿通常大便次数较多，有的几乎每次喂奶后均有大便排出，而且很软，有时会出现黏液或者排出绿色大便。喂牛奶的宝宝则大便次数较少，有的甚至2～3天才排便1次，大便较干，颜色淡黄。只要新生儿吃奶好，体温不超过37.5℃，都属于正常。

Q 如何训练婴儿良好的睡眠习惯?

答 婴儿的睡眠时间比较长,特别是新出生的婴儿,除了吃奶、换尿布以外,其余大部分时间都是在睡眠中度过的,平均每天睡眠约20小时,随着月龄的增长,睡眠时间会逐渐缩短。因此,让婴儿养成良好的睡眠习惯,不仅有助于婴儿的健康成长,而且有利于父母休息。要培养婴儿良好的睡眠习惯,需要注意以下几点:

❶良好的习惯从出生后就应开始培养,如平时婴儿吃饱以后,尽量把孩子放在床上,让孩子自己睡觉;不要抱着孩子摇来晃去,边走边拍。

❷尽量让孩子单独睡小床。

❸不要让孩子养成含着乳头睡觉的习惯。

❹要定时睡觉,睡觉前不要让孩子太兴奋。

❺白天不要让孩子睡得太多,以免孩子昼夜颠倒。

❻卧室内应注意保持安静,光线不要太亮。

❼房间内要保持空气清新,但要避免吹穿堂风。

✳ 温馨提示

新生儿的体温调节中枢发育不完善,皮下脂肪薄,保温能力差,散热快,易受外界温度的影响,所以体温不稳定,应注意保暖。特别是在出生时,随着环境温度的降低,1小时内,婴儿体温可以下降2℃,以后逐渐回升,12~24小时内应稳定在36~37℃。

Q 如何给新生儿洗澡?

答 给新生儿洗浴的目的有三,即:第一,清洁皮肤,使婴儿感到舒适;第二,预防感染,做好新生儿皮肤和脐部的护理;第三,借新生儿洗浴的机会,可以观察婴儿全身情况,早期发现病症。给新生儿洗浴应按如下的程序进行,即:先倒凉水再倒热水,直至水深达10厘米为

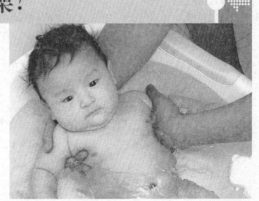

止。然后以温度计或肘部测水温，感觉温暖为合适。为宝宝脱去衣服，以一只手臂托住宝宝的头，手掌托住腋下；另一只手托着宝宝双足，轻轻放入盆中，注意先让臀部入水。先洗头发，把洗发水、沐浴液均匀地涂抹于宝宝的头上和身上，并轻轻揉搓，然后用海绵或纱布将头冲干净，再洗净全身。再用浴巾包裹婴儿，将爽身粉轻轻抹于宝宝的全身，尤其是颈下、两腋窝、两侧大腿内侧等有皱褶的地方，最后穿好衣服，换上新尿片。

✳ 温馨提示

　　新生儿洗浴前首先要做好如下必要的准备：关闭门窗，避免空气对流；要求室温最好在24～26℃，水温最好在38～40℃，如果没有温度计，可将水滴在前臂或手背上，以感觉水温不冷不热为宜；洗澡时间最好选择在婴儿吃完奶2小时左右，以减少吐奶；洗澡前要准备好用物，如浴巾、毛巾、纱布、棉棒、尿布、换洗的衣服、婴儿肥皂、浴液、爽身粉等；洗澡前还要清洗双手，清洁浴盆等。

　　注意洗澡时要紧抱宝宝，或者与宝宝谈话，给以微笑，让孩子有安全和轻松的感觉。新生儿的洗澡时间不要超过2～3分钟。浴后一手紧托其腋下，一手紧托下身，用双手小心紧抱宝宝离开浴盆，要小心手滑。

Q 新生儿衣着有哪些要求？

答 新生儿的衣着要求主要是保暖、方便换洗、质地柔软、不伤肌肤。最好选用纯棉制成的软棉布或薄绒布，这两种面料不仅质地柔软，还有容易洗涤、保湿性、吸湿性、通气性好的特点。颜色以浅

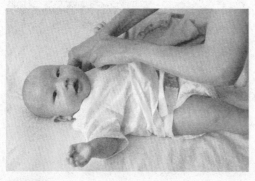

色为宜，衣缝要少，要将缝口朝外翻穿。式样要简单，衣袖宽大，易于穿脱，便于小儿活动。

　　内衣最好不要衣领，因为婴儿的脖子较短，而且骨骼较软，不能将身体伸展开，衣领会磨破婴儿下巴及颈部的皮肤。另外，新生儿的内衣开口要在前面，但不要用纽扣，以免被宝宝误解吞入，用布条做成带即可。

　　外衣要宽松，不要过紧，以免影响血液循环。新生儿不必穿裤子，因为经常尿湿，可以用尿布裤。穿的衣服一般比妈妈多一层就可以。如果婴儿的胸、背部起鸡

皮疙瘩，或者脸色发青、口唇发紫，说明衣服穿得过少；如果婴儿皮肤出汗，则是衣服穿多了。

 # 如何为新生儿选用床？

答 新生儿最好有个婴儿床，可以确保安全。采用木床、平板床为宜，不要睡弹簧床，以保证小儿脊柱、骨骼的正常发育。床的高度以便于父母照看为宜。一般床离地约76厘米、长约120厘米、宽约75厘米（可以用到5岁左右）。床的四周应有床栏，两侧可以放下，栏杆之间距离不宜过大，也不可过小，以防夹住孩子的头和脚。床栏的高度离床褥70厘米，小儿站立时肩部应在栏下。床的四周要求为圆角，无突出部分。

婴儿床可以紧挨着墙或者离墙50厘米左右的地方，以防止婴儿跌落后夹在墙壁和床之间而发生窒息。床的涂料中不要含铅，以防婴儿用嘴咬床栏后发生铅中毒。

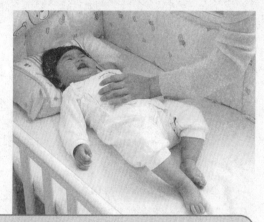

知识拓展

病原体传播途径

病原体的传播过程主要分两大途径传播给儿童。一种是母婴垂直传播，一种是水平传播。而重要传播主要指母婴传播，病原体（病毒、细菌等）从母亲直接传播给其新生子女。其传播方式有三：

❶病原体通过胎盘传播给胎儿。病原体从阴道通过子宫的细微破口进入羊水，再感染胎儿，这也称上行性感染。或者先发生子宫等邻近组织病变，随后病原侵及胎儿。其中通过胎盘传给胎儿的情况最为多见。可以经胎盘传给胎儿的主要病原体有：病毒如风疹病毒、巨细胞病毒、脊髓灰质炎病毒、柯萨奇病毒、麻疹病毒、EB病毒和水痘病毒等。此外，梅毒螺旋体、结核杆菌、疟原虫和弓形体等也可发生。上行性感染常见的有单纯疱疹病毒、乙型溶血性链球菌等。

❷出生时由产道传播。如巨细胞病毒、乙型肝炎病毒最常见。还可见到单纯疱疹病毒、沙眼衣原体、乙型溶血性链球菌和大肠杆菌等感染。

❸生后母乳感染。如巨细胞病毒、乙型肝炎病毒等可以通过母乳传给新生儿。此外，艾滋病病毒等也可以通过母乳传给婴儿。

Q 应怎样调节新生儿体温？

答 小儿出生后必须靠自身的体温调节来适应外界环境温度的变化。但是，这段时期新生儿的体温调节中枢的功能还不完善，功能较差，体温不易稳定。此外，新生儿的皮下脂肪也较薄，体表面积按体重计算相对也较大（约为成人的3倍），容易导致散热过多而发生体温过低。在寒冷的季节里，如不注意保暖，会全身冰冷，可引起皮肤冻伤，甚至可出现皮下脂肪变硬而发生硬肿症。但另一方面，由于新生儿的汗腺发育不全，其排汗、散热的功能较差，肾脏对水和盐的调节功能也较差，如环境温度过高、过分保暖或水分摄入过少，体温可上升很高，甚至可达40℃，也可因高体温而引起抽风，甚至可导致突然死亡。

因此，新生儿出生后，应注意保持周围环境空气温度的基本稳定，室温最好控制在20℃左右，衣、被要适当；高温季节要注意水分的摄入（母乳喂养儿可多吃母乳、人工喂养儿则应适当多喝一些水），以维持新生儿体温的稳定。

Q 婴儿的脐部应如何护理？

答 婴儿出生后，脐带被切断，几小时后脐带的残端变成棕色，逐渐干枯、发黑，至3～7天从脐根部自然脱落。脐带脱落后，根部往往潮乎乎的，这是正常现象，可以用消毒棉签蘸75％的酒精将脐根擦净，很快就会干。

在脐带未脱落以前，我们每天要注意观察脐部有无渗血、渗液。每天可用消毒棉签蘸75％的酒精，擦拭脐带根部，并轻轻擦去分泌物。每天1～2次即可，不必包裹纱布，更不要用厚塑料布盖上，再用脐布粘上，这样很容易滋生细菌，酿成脐炎乃至脐茸。一旦脐部有脓性分泌物，有臭味或脐带表面发红，甚至发热时，说明可能已发生脐炎，应及时去医院处理。

脐带脱落以后，脐部总是不干燥，要

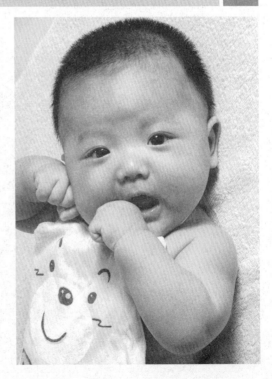

仔细观察，一般呈粉红色。如出现有绿豆大小的新生物，犹如葡萄串，表面常有渗液，甚至有脓液，这就是脐肉芽肿，又叫脐茸。这是由于脐处长期不干燥而受到细菌感染，有慢性炎症刺激的结果。如遇到这种情况，应当尽快请医生诊治。一般都需要清除肉芽，并用1%硝酸银溶液灼烧创面。用硝酸银处理时，注意勿烧伤周围皮肤。

 新生儿会出现哪些皮肤色斑?

答 根据临床研究表明，新生儿易患如下几种皮肤色斑:

❶ 青 斑

多见于骶尾部、臀部、手足、小腿等部位，呈蓝灰色，形状大小不一，不高出皮肤，无不适感。这是皮下色素细胞堆集的结果，又称胎斑或胎记，不需要治疗，多于5~6岁时自行消失。

❷ 红色斑

为云状红色痣，又称毛细血管瘤。常见于眼睑、前额以及颈后部，这是接近皮肤表面的微血管扩张所致，1岁左右可消失。

❸ 草莓状痣

表面似草莓状凹凸不平，医学上称其为草莓状血管瘤，至6个月时可以长得很大。但不要担心，因为颜色会渐渐变浅，有的3岁左右会消失，即使不消失也可以进行治疗。只是不主张在新生儿期便急于采用手术方式治疗，当然，特殊部位必须切除者除外。

❹ 牛奶咖啡斑

顾名思义即是呈牛奶咖啡色、大小不等的斑块。可在婴儿四肢或躯干见到。如数量较少，则对小儿健康无妨碍；但数量很多，则应请小儿神经科医生诊治。

图书在版编目（CIP）数据

孕产全程有问必答 / 陈诚编著. –– 北京：中国人
口出版社, 2016.1
　ISBN 978–7–5101–3711–2

　Ⅰ . ①孕… Ⅱ . ①陈… Ⅲ . ①孕妇 – 妇幼保健 – 问题
解答②产妇 – 妇幼保健 – 问题解答 Ⅳ . ①R715.3–44

中国版本图书馆CIP数据核字(2015)第231334号

孕产全程有问必答

—————————————————————— 陈诚　编著 ——————————————————————

出版发行：	中国人口出版社	
印　　刷：	北京柏玉景印刷制品有限公司	
开　　本：	710毫米×1000毫米　　1 / 16	
印　　张：	22	
字　　数：	280千字	
版　　次：	2016年1月第1版	
印　　次：	2016年1月第1次印刷	
书　　号：	ISBN 978–7–5101–3711–2	
定　　价：	29.80元	

社　　　长：	张晓林
网　　　址：	www.rkcbs.net
电 子 信 箱：	rkcbs@126.com
总编室电话：	(010)83519392
发行部电话：	(010)83514662
传　　　真：	(010)83515922
地　　　址：	北京市西城区广安门南街80号中加大厦
邮　　　编：	100054